# これからの
# 在宅看護論

島内 節／亀井 智子
［編著］

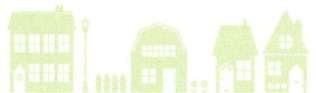

ミネルヴァ書房

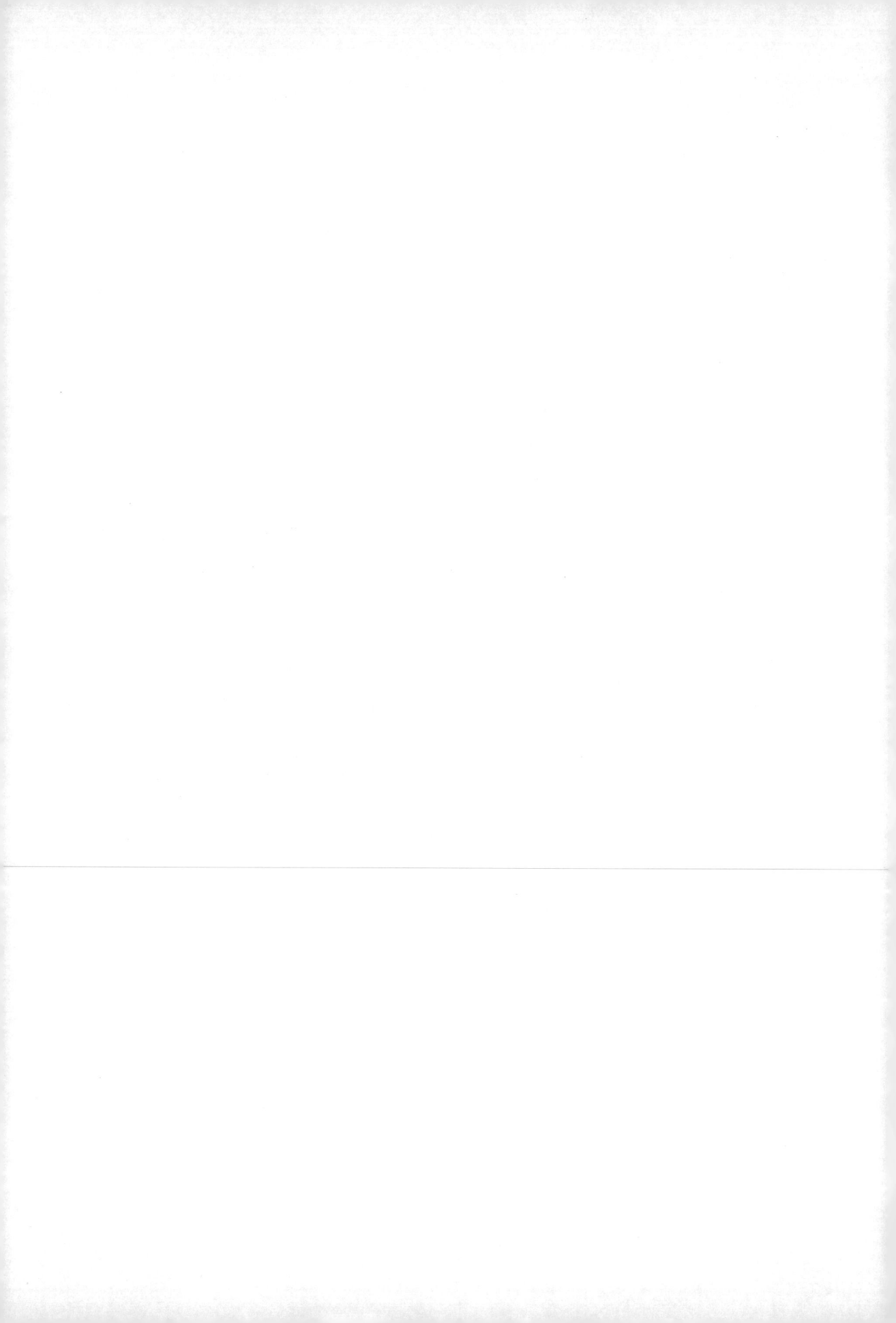

## はじめに

　わが国は世界一の高齢先進国となった。そのことは75歳以上の人口が多く要支援や要介護状態になりやすい，慢性性疾患を持つ人口が増加することでもある。若年者を含め年齢を問わず障害や病気をもつ人も，生活条件の向上と医療の進歩によって寿命は延長している。これらの理由から在宅ケアのニーズはさらに増大すると予測されている。そこでサービスの組み合わせや質管理，およびコストの両面に目を向けて，個々人・地域・わが国の在宅ケアのシステムをつくり，よりよいサービスを展開していく必要がある。

　わが国は先進国の中で，在宅ケアの法制化が大きく遅れてスタートした。1983年からの「訪問指導」は，1992年から「老人訪問看護ステーション」に，その後1994年から「訪問看護ステーション」に移行し，2000年からの介護保険法は，さまざまなサービスの種類と専門職の範囲を拡大し，その必要量を満たすことに取り組んできた。しかしケア内容やシステムの充実を図ること，およびアウトカムを含めたケアの質評価は十分なされているとはいえない現状である。

　わが国の在宅ケアはアジアでは高齢国モデルとして注目され，アジア版在宅ケアの先進的貢献が期待されている。わが国独特の制度や諸事情を中核に，アジア版在宅ケアであるとともに，社会変動や生活の多様化というグローバル化によって世界の良いものを取り入れ，わが国の在宅ケアの将来像を描き，よりよいものを構築すべき時代に入ったといえる。そこで本書は，急がれる在宅ケア充実への展望を含めて，国際的理念も視野に入れて出版した。

　本書ではQOL（生活の質：Quality of Life）とICF（国際生活機能分類：International Classification of Functioning, Disability and Health）の理念に基づいて人々の尊厳を守り，本人・家族の参加型ケアを重視し，生命・生活・人生の質向上ができる在宅ケアを意図して執筆した。

　在宅ケアを利用される方々の生活，価値観，自己実現，習慣，文化を担い創る主体者としてかけがえのない一人ひとりとの出会いを大切にし，在宅ケアの質を高めることをめざし，基礎的内容の充実を中心に新しい内容を含めた。

　本書をお読みいただきたいのは看護学生，在宅看護を始める，すでに在宅看護をされている，また介護職や他の保健医療福祉の専門職の方々である。本書が読者の皆様にとって，在宅ケアについて展望をもって社会貢献につなげられるヒントを得るなど，少しでもお役に立つことができれば幸甚である。

編著者代表　島内　節

# 目　次

はじめに

■第1章■　　在宅看護の理念・定義
　1　在宅ケアの理念・定義　2
　　　　在宅ケアとは　2　社会的背景　2　看護は制度を創出した原動力　4
　2　わが国の在宅ケアの特徴　4
　　　　公的な税金と個人負担の保険料を財源とする　4　行政と民間の対応　5　在宅ケアのシステム　6　アジアにおけるリーダーシップをとる立場　7

■第2章■　　在宅看護の役割と特徴
　1　在宅看護と施設看護，臨床看護とのちがい　10
　　　　利用者の主体性　10　生活の質の向上　10　家族の役割　11　チームアプローチ　11　時間的な制約　12　使用できる看護用具，治療機器や薬剤等物品資源の制約　12
　2　在宅看護の利用者・家族，および在宅看護の特徴　13
　　　　利用者・家族のライフサイクルの特徴　13　利用者の健康状態の特徴　13　在宅看護を支える家族　15　在宅看護の特徴　17
　3　退院支援と在宅看護　17
　　　　退院支援とは　17　在宅ケアとクリニカルパス　19

■第3章■　　在宅看護のためのアセスメント指標
　1　アセスメント指標はアウトカム評価として利用　24
　2　心身状態とその変化のアセスメント　25
　　　　要介護度のアセスメント　25　自立度のアセスメント　25　IADL・ADLのアセスメント　25　精神状態のアセスメント　26　介護者のアセスメント　29
　3　病状とその変化，環境とその変化　29
　　　　褥瘡のアセスメント　29　摂食・嚥下障害のアセスメント　29　栄養状態のアセスメント　30　環境と変化　31　アウトカム評価票　31

■第4章■　　在宅ケアを支える制度
　1　在宅ケアにおける介護保険制度とケアシステム　34
　　　　改正を繰り返す介護保険　34　介護保険サービスの利用手続きと相談窓口　34　介護保険制度のしくみ　35　介護保険サービスの種類　35
　2　在宅ケアにおける医療保険制度とケアシステム　39
　　　　公費負担制度　39　医療保険制度　40

## 目次

 *3* 在宅ケアにおける社会資源の種類と利用方法 44

  社会資源とは何か 44 ケアマネジメントの役割 44 利用者と家族の生活習慣や価値観にあわせた社会資源の利用方法 46 在宅ケアの関連機関との連携 46

 *4* 地域包括ケアシステム 47

  地域包括ケアとは 47 地域包括ケアのこれから 48 24時間対応定期巡回・随時対応サービス 48

## ■第5章■　在宅看護とケアマネジメント

 *1* 本人・家族のサービスへの移行と選択を重視 52

  療養者のニーズと社会資源 52 介護保険法における利用者本位の理念 52

 *2* ケアマネジメントの業務 53

  ケアマネジメントの定義 53 ケアマネジメントの方法 53 諸外国におけるケアマネジメント 55

 *3* 介護保険におけるケアマネジメント 56

  居宅介護支援とケアマネジメント 56 介護支援専門員の役割 57 介護支援専門員の実践能力 57 介護支援専門員の倫理 58 介護支援専門員における居宅介護支援の実際 58

 *4* 介護保険におけるケアプランの作成方法 60

  ケアプラン作成の原則 60 ケアプランの作成方法 60 ケアプラン作成の要点 60

 *5* 医療保険におけるケア計画と調整 63

  医療保険におけるケア計画の意義 63 医療保険における訪問看護 63 ケア計画の調整 63

 *6* 在宅看護における看護計画・看護の役割 66

  在宅看護における看護計画の特徴 66 計画立案 66 看護の役割 68

## ■第6章■　在宅における介護予防とリスク予防

 *1* 在宅ケアに含まれる予防（一次，二次，三次予防） 70

 *2* ICFに基づく自立と権利を重視した在宅ケアの展開 71

  ICFとは 71 ICFの視点での事例展開と居宅ケアプラン 72

 *3* 在宅看護におけるリスク予防 75

  リスクアセスメント 75 高齢者に多いヒヤリハット 76 訪問看護師が遭遇するリスク 77

 *4* 利用者・家族への支援 77

## 第7章　クオリティを高める生活支援

1. 食生活・嚥下とケア　80

    食べることの意義　80　摂食・嚥下障害へのアセスメント　80　経口摂取可能かどうかの判断　81　食事の工夫　81　食事介助　82

2. 排泄とケア　83

    排尿のしくみ（蓄尿と排尿）　83　排尿のアセスメント，排尿日誌　83　水分摂取の工夫　85　尿パッドの使用　85　骨盤底筋体操　85　残尿測定　86　排便について　86　自然排便をうながす　86　便秘薬の種類　87　摘便・浣腸　87　下痢の種類とケア　88

3. 睡眠・休息とケア　88

    睡眠・休息の意義と睡眠障害　88　朝の覚醒をうながす　89　日中の活動性を高める　89　入眠時の環境を整える　89

4. 呼吸とケア　90

    正常な呼吸　90　異常呼吸　90　呼吸困難の種類　90　一般的なケア　91

5. 清潔ケア　92

    皮膚の特性と清潔保持における注意事項　92　保湿剤の選択と皮膚の保護，保湿のための工夫　92　清潔保持の手段　93　入浴補助物品　93　口腔ケア　94

6. 環境ケア　95

    環境の種類　95　部屋の整理整頓　95　住宅改修と福祉用具　95　自宅以外のサービス利用　96　認知症と環境ケア　96

## 第8章　在宅における処方薬治療の継続と看護

1. 在宅でよくみられる内服薬　100

2. 服薬状況のアセスメントとケア　100

    服薬状況のアセスメント　100　服薬支援としてのケア　103

3. 服薬の効果および副作用の評価とチーム医療　104

    服薬の効果および副作用の評価　104　服薬支援のチーム医療　106

4. 服薬と日常生活管理　107

    市販薬についての注意　107　食品についての注意　107

5. 在宅ケアで使われる外用薬・消毒薬　108

## 第9章　リスクの高い利用者の予防とケア

### 1　廃用症候群のリスク予防とケア　112
在宅でおきやすい廃用症候群…112　廃用症候群の早期発見とアセスメント…112　廃用症候群の予防のための看護…112

### 2　脱水予防とケア　115
脱水とは…115　脱水の種類と症状…115　脱水予防のための水分摂取…115　脱水の早期発見…116　脱水状態への対処…116

### 3　低栄養予防，食欲不振予防，食材選択　116
高齢者の低栄養状態…117　高齢者における低栄養状態のリスクアセスメント…117　食事・栄養相談と個別の栄養ケア計画…117　低栄養状態の予防…117　食欲不振の予防…118

### 4　せん妄予防とケア　119
在宅におけるせん妄…119　せん妄の早期発見…119　せん妄の予防法と対応…119

### 5　急変（急性増悪）の予防とケア（訪問間隔に応じたリスク予防）　120
急変（急性増悪）がおこる理由…120　急変（急性増悪）を予測し早期発見するための基礎知識…120　意識障害…121　呼吸困難…121　胸痛…122　発熱…122　誤嚥性肺炎の予防…123　状態の緊急性に応じた訪問間隔の短縮化によるリスク予防…124

### 6　高齢者の独居・高齢者夫婦の孤立化によるリスクの予防とケア　124
独居・高齢者夫婦の孤立化によるリスク…124　独居・高齢者夫婦の孤立化の予防…125

### 7　単調な生活による意欲低下予防　126
単調な生活と意欲低下…126　単調な生活による意欲低下の予防…127　意欲低下時のケア…127

## 第10章　うつ・認知症の予防

### 1　うつ予防，その進行予防と看護　130
「うつ」には，どんな状態をイメージするか…130　「うつ」はなぜおきるか…130　早期発見のチェックポイント…132　「うつ」の予防とその進行予防7か条…132　うつ病予防にむけた対応…134　家族のかかわり方のポイント…136　うつ傾向の人に関わる専門職者のメンタルヘルス…136

### 2　認知症予防，その進行予防と看護　137
認知症予防・進行予防の重要性…137　認知症予防の要点…137　認知症の予防策：食事…138　認知症の予防策：運動…138　認知症の予防策：楽しく脳を使う…139　認知症進行予防策…139　ユニークな在宅ケアの取り組み…140　訪問看護での認知

症予防・進行予防のケア　141

## ■第 11 章■　在宅における医療処置の工夫点と留意点

1　衛生材料の入手と利用の工夫　146

衛生材料とは何か　146　利用者宅で用いる衛生材料の種類　146　処方とメンテナンス，調達方法　147　衛生材料利用の工夫　148

2　消毒用品の入手と利用の工夫　149

3　褥瘡のケア　151

褥瘡のアセスメント　151　褥瘡の予防　152　褥瘡の処置　152

4　経腸栄養法と胃瘻の管理　154

経腸栄養法とは　154　経腸栄養の利点とリスク　154　胃瘻とは　154　胃瘻からの経管栄養の手順　154　胃瘻の日常管理　157　胃瘻のトラブルとその対処　157

5　尿道留置カテーテルの管理　159

尿道留置カテーテルとは　159　おこりえる問題　159　尿道カテーテル留置中のケア　159

6　在宅酸素療法　162

在宅酸素療法とは　162　HOT 患者の生活　162　訪問看護開始（退院）前の退院支援　163　使用機器の準備　163　経済面のアセスメント　165　日常生活のアセスメントとセルフケア・自己効力感の把握　165　訪問看護開始期・安定療養期の看護　165　急性増悪期の看護　169

7　在宅人工呼吸管理　169

人工呼吸器の構造理解　169　人工呼吸器の作動原理の理解　171　安全作動　171　移動時のケア　173

8　気管カニューレ　174

気管カニューレとは　174　気管切開カニューレの分類　174

9　吸引　176

吸引とは　176　吸引の方法　176　介護職の吸引　177

10　嚥下障害，窒息予防と吸引　178

定義とメカニズム　178　嚥下プロセスの障害　178　嚥下障害によって生じる問題　179　アセスメント　179　窒息予防・吸引　180　嚥下機能の評価　180　口腔ケア　181　食事の援助と水分補給　181　嚥下リハビリテーション　181　経管栄養法の管理　182

11　HPN（在宅中心静脈栄養法）の管理　184

HPN（在宅中心静脈栄養法）の目的　184　対象者の特徴　184　アセスメントの具体的内容　184　必要物品と手順　185　利用者・家族への安全を留意した教育の

ポイント　186

*12*　在宅自己注射　188

在宅自己注射の対象と目的　188　在宅自己注射の実際：インターフェロンβ　188　在宅自己注射の実際：インスリン療法　191　インスリン自己注射の注意点　193　低血糖の対応方法　194　インスリン注射と管理　194　高齢者のインスリン注射とその管理　195　小児のインスリン注射とその管理　195　管理ノートの活用方法　195　災害時の対応方法　196　旅行時の注意点　197　強化インスリン療法　197

*13*　人工肛門　198

人工肛門とは　198　ストーマ装具交換　198　ストーマに関連したトラブルと主な対処方法　200　心理サポート　200　日常生活指導　200　社会福祉制度　202

*14*　疼痛管理　202

疼痛管理の目的　202　対象者の特徴　202　疼痛のアセスメント　203　疼痛管理（疼痛緩和）の方法——薬物療法　203　オピオイド・NSAIDs 以外の疼痛治療　203　その他の疼痛緩和療法　207

*15*　がん緩和ケア　208

背景　208　在宅におけるがん緩和ケアの特徴　208　在宅ターミナルケア　208　これからのがん緩和ケア　209

## ■第 12 章■　在宅療養者に多い疾患の進行予防とケア

*1*　脳血管障害者の進行予防とケア　216

脳血管障害とは　216　進行予防とケア　216　具体的な ADL 指導　218　うつ症状対策と生きがいさがし　219　家族介護者指導・ケア　219　事例紹介　220

*2*　運動器系疾患の進行予防とケア　220

整形外科的疾患　220　骨折　221　関節リウマチ　221

*3*　パーキンソン病の進行予防とケア　223

パーキンソン病とは　223　薬物療法　223　患者と家族に対する精神的ケア　224　転倒予防とリハビリテーション　224　脳深部刺激療法（DBS）　225　事例①在宅で好きなように過ごす　225　事例②家族介護者の負担軽減　225

*4*　呼吸器疾患（慢性閉塞性肺疾患：COPD）とケア　226

COPD とは　226　症状と治療　226　安定期の治療　226　増悪期の治療　227

*5*　慢性腎不全・人工透析の進行予防とケア　228

慢性腎不全とは　228　進行予防のための食事療法について　230　日常生活上の自己管理について　230

*6*　糖尿病の進行予防とケア　231

糖尿病とは　231　食事療法について　231　運動療法　232　薬物療法　232　感染

　　　　　や合併症の予防について　233
　　7　神経難病の進行予防とケア　233
　　　　　神経難病とは　233　医療処置の選択　234　発症からが緩和ケア　235
　　8　精神障害の予防とケア　236
　　　　　うつ病：病態像と治療　236　進行予防への看護ケア　237　統合失調症：病態像と治療　237　統合失調症：症状再燃を予防する看護ケア　238

■第13章■　　子どもの在宅看護

　　1　高まる小児在宅医療のニーズの背景　242
　　2　小児在宅医療の対象者と訪問看護の役割　242
　　　　　対象者の特性　242　子どもの在宅療養生活と子育て　243　小児在宅ケアの実際　244　在宅人工呼吸療法　244　気管切開の管理　245　経管栄養の実際　247　姿勢，遊び，コミュニケーション等の支援　247　訪問看護師の実際のかかわり　248
　　3　医療依存度の高い子どもの地域支援体制　249
　　　　　多職種連携と協働　249　コーディネート機能の重要性　250　小児在宅医療における社会資源　250
　　4　小児在宅看護の今後と課題　251
　　　　　子どもの在宅緩和ケア　251　介護支援ではなく子育て支援を　252

■第14章■　　在宅におけるエンド・オブ・ライフ・ケア（終末期ケア）

　　1　生命と生活の質，人生の価値を高めるエンド・オブ・ライフ・ケアの意味　256
　　　　　エンド・オブ・ライフ・ケアにおけるニーズ　256　ケアの実施　257　ケア評価　257
　　2　エンド・オブ・ライフ・ケアシステムのわが国の特徴と課題および国際的動向　257
　　　　　国際的な動向　257　わが国の特徴　258
　　3　在宅死がわが国で可能になる条件づくり　259
　　4　ケアの時期別区分とケア目標　260
　　5　がん事例のエンド・オブ・ライフ・ケアの展開方法　261
　　6　非がん事例のエンド・オブ・ライフ・ケアの展開方法　263
　　7　緊急ニーズとケア　265

■第15章■　　在宅ケアの効果的な運営管理

　　1　在宅ケア事業所の起業と発展の要点　268
　　　　　起業にあたっての心構え　268　訪問看護事業所は中小企業　269　起業時に必要な資金・人材・物品・場所の準備　269　発展の要点　270　運営のポイント　271

2 在宅ケアの質管理——データ管理に基づく方法　272

　　在宅ケアにおける質管理の目的　272　データ管理に基づく質管理　273　自己評価による構造評価　274　第三者評価による構造評価・プロセス評価・満足度評価　274　利用者満足による質評価　275　国際標準化機構（ISO9001）　275　介護報酬・診療報酬と質評価　275

3 在宅ケアにおける就労者管理手法　279

　　雇用管理　279　能力開発　279　賃金管理　280　作業条件管理　281　労働関連法規　281　労働基準法　281　従業員満足という考え方　282

4 記録物の内容・保存方法　283

　　開業申請，事業中止，事業所の変更等に必要な書類　284　訪問看護事業の運営に必要な書類　284　請求事務に必要な記録物　285　事業管理記録　285　定款，会計・経理，決算書や賃金台帳等経理・人事・総務に関する記録と保存　286

5 経営管理　286

## 第16章　在宅ケアにおける災害看護

1 大規模自然災害で発生する危機状況と在宅ケアニーズ　292

　　災害急性期・亜急性期のケアニーズ　292　中・長期的ケアニーズ　295

2 日常生活の崩壊にともなう在宅ケアのニーズ，諸問題と看護　295

　　災害看護と在宅ケア　295　要介護高齢者の在宅ケアニーズの特徴　296　難病者，障害児者の在宅ケアニーズの特徴　296　妊産婦・乳児の在宅ケアニーズの特徴　297

3 災害地における医療器具使用者の医療処置の問題と看護　297

　　電気医療器具の電源確保　298　医療器具の備えと看護　298

4 災害時における内服薬，他薬剤の問題と看護　300

　　休薬によるリスクが高い治療薬　300　薬剤の管理と看護　301

5 仮設住宅における健康と生活上のケアニーズと看護　301

　　仮設住宅のケアニーズ　301　仮設住宅居住者のケアニーズの把握　302　仮設住宅での看護支援　302

6 災害にともなう精神健康障害とこころのケア　304

　　災害後に生じやすい精神健康障害　304　災害時のこころのケアと注意点　305

おわりに　307

さくいん　309

# 第1章
# 在宅看護の理念・定義

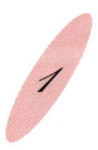 # 在宅ケアの理念・定義

## ◻ 在宅ケアとは

　生活や医療について援助が必要となったときに，住み慣れた住居とその**コミュニティ**での生活様式・文化の中で，援助が受けられることを望む人は多いと考えられる。生活の場所や条件が変化することは病弱者や障害者にとってはストレスフルである。**ストレス**が継続すると寝つきが悪い，眠りが浅い，不眠，食欲不振，気持ちが落ち着かない，不安等が発生しやすくなる。子どもや高齢者など環境変化への適応力が低い人々にとってはさらに負荷となり病状悪化や今までできていたことができなくなったりする。特に認知症高齢者の環境変化はせん妄や徘徊の引きがねになることがある。

　在宅ケアとは，「在宅生活者で健康問題や**生活障害**を有する，あるいはリスクが高い状態の人々に対して，セルフケア予防，健康回復，リハビリテーション，現状維持，安全や安楽，自立促進，自己実現，安らかな死を可能にするために**生活圏**を拠点にした保健医療福祉の総合的なケアを提供すること」をいう。

　上記のように在宅ケアは，通常の生活をそのまま続け，違和感なく健康の維持・回復・疾病や障害の進行予防を図り，地域生活者としての生活を送りながら，家庭や地域でできる役割を果たし，生き甲斐のある生活，人生を送れるようにする。近年では電子機器等を用いて仕事の継続も可能である。健康・障害・生活のよい状態維持のためにその人のニーズ・ケアの目的に合わせて必要なサービス専門職種を選びチームケアを行う。それぞれの専門職は専門知識と技術を用いてサービスを行う。

　サービスがばらばらにならずに目的を達成できるように，その人にとって最も合理的に統合され，効果的なケアとなるようにサービスを組み合わせ，目的を共有してそれぞれのサービスの質が保障し，多様なサービス（医療と福祉）が行われることで相乗効果，相互補完されるようにケアを行うことが必要である。

## ◻ 社会的背景

　在宅ケアが制度化した社会的背景には，以下のいくつかの条件があった。

---

◆ **コミュニティ**
（community）
　英語で「共同体」を意味する語に由来。同じ地域に居住して利害を共にし，政治・経済・風俗などにおいて深く結びついている人々の集まり（社会）のこと（地域共同体）。日本語では「地域共同体」が「地域社会」を形成している。

◆ **ストレス**
　種々の外部環境や対人関係の変化が生じさせる生理的・精神的負担。

◆ **生活障害**
　身体や精神の機能低下によって，基本的な日常生活，たとえば食事，排泄，歩行，入浴，清潔，金銭を計画的に使う等ができなくなる，人づきあいが下手になる等，自立した生活が困難になる状態を指す。

◆ **生活圏**
　人が社会的な存在として行動する範囲・地域を指し，日常生活とその延長（遠出しない市町村役場，買物余暇や娯楽など）を営む地域である。重要な要素として他人とのかかわりが含まれる。在宅ケアではこの生活圏を基盤としてサービスが提供される。

❶　感染病や母子保健が進み経済的に一定レベルの生活水準に達して病院や診療所の医療が充実して家庭訪問による医療が可能になった段階の社会状況であること。

❷　人口の高齢化割合が進み，慢性的な病気をもつ人々が増え，入院の必要はないが，家庭での医療と生活援助が必要な人口が増加したこと。

❸　独居者・高齢世帯が増加して，入院の必要はないがそのままでは医療や福祉の援助が得られにくく，訪問ケアの必要性が高くなり，それが各地に拡大し，このままでは放置できないと考える社会になったこと。

❹　在宅ケアのサービスを中止することがないような制度づくりとそれに伴う経済的しくみをつくり，継続可能であること。国民にとっての必要感と経済的配分バランスで，一定額が在宅ケアのために配分可能な条件があると，国策としての結論に至ったときに制度化するものである。

　以上の❶〜❹の条件がある国といえば，ある程度の先進国になる。社会・経済的に不安定で健康問題の中でも感染症や母子保健を最優先しなければならない国では，在宅ケアを行う余裕がないからである。したがって在宅ケアが確立してほぼ安定供給されている国は，イギリスおよびスウェーデン，フランス，デンマーク，フィンランドなどの北欧諸国，アメリカ合衆国，カナダ，オーストラリアなどである。これらの国では，わが国よりも制度的に早くスタートし，在宅ケアが定着し，安定期に入りコミュニティの中で市民になじみ深いものとして日常化している。

　日本ではその数十年後に在宅ケア制度のスタートの検討が始まった。日本では1992年に老人訪問看護ステーションが開設され，1994年に対象者の年齢を問わず看護ができる訪問看護ステーションができた。その数年後に韓国でスタートして，発展を模索している。特にスタートしてから10年から20年くらいはサービスの種類を増やし，従事者を増加させ，システムの見直しによる改定や，サービスの質を評価するしくみづくりなど，サービスを維持・発展させていかなければならない。

　増え続ける高齢者人口や，若くして病弱・障害をもっていても，医療の進歩と生活全般が豊かになることによって，長期的に在宅ケアを必要とする人口が増えていく。そこでサービスの職種や種類を増やすことのみでなく，各種類のものを量的にも多くして，サービスを整備しなければならない。そこでサービスが一定程度に整っても，経済的均衡の中で，社会的ニーズの変化と社会文化・価値観の変動に合わせ

> **高齢世帯**
> 65歳以上の高齢者のみの世帯。

て，いかにして質のよいサービスを維持していくかについて経済的基盤としくみをつくり続けていかなければならないことになる。

わが国では2000年に介護保険法によって多職種サービスの多様化（多種類）による在宅での本格的な制度がスタートした。またサービスを調整するケアマネジャーによるケアマネジメント制度を，確立した。しかしまだその歴史は浅く，安定したサービス供給体制が十分整っているわけではない。一方で高齢化の進行は速く，ニーズに対して必要な内容のサービスの提供に至っていない。現状のサービスの種類とケア技術・サービス頻度は，不十分な部分を抱えている。

### ▢ 看護は制度を創出した原動力

在宅ケアの本質は生活と医療を整えて心身の健康を守ることである。そのため，生活援助にも医療にも対応できる看護職がまず手をつけて，制度化への道を開いた国々が多い。

看護職はいろいろな専門職の中でもその占める人数割合が，他職種よりも多い。継続的なケアを実施するには，まずその専門職人数がある程度いなければ不可能である。「数は力なり」の用語もあるように看護職はそれを担う時にケア内容としてまずできる範囲が広く，人々の生活と医療ニーズに対応するための人数を得られる見込みがあったといえる。

また様々な在宅ケアの制度がつくられる前に試行的に病院等で，訪問看護をスタートさせて，その実績があったという強みもあった。すなわち各国で看護職は，多様な職種の参加とサービスの種類を備えた在宅ケアとしての道を開く先導的役割を担ってきたといえる。

##  わが国の在宅ケアの特徴

### ▢ 公的な税金と個人負担の保険料を財源とする

わが国で在宅ケアに使用できる公的保険には，医療保険，介護保険があり，どちらも税金を財源の50％，保険料50％としている。訪問看護については，医療保険制度，介護保険制度に基づいて実施されている。

#### ❶ 医療保険

医療保険財政は，公費，保険料，その他（患者負担）によって成り立っている（図1-1）。財源割合は，国20.0％，都道府県17.5％，市

---

▶ 医療保険
わが国の5つの社会保険の中の一つである医療保険制度は，医療費の負担軽減のため現物給付している。1961年に国民のすべての人がいずれかの制度に加入する国民皆保険制度となった。

▶ 介護保険
わが国の社会保険には介護保険，医療保険，年金保険，労働者災害補償保険，雇用保険がある。介護保険制度は，1997年12月に介護保険法が成立し，2000年4月から介護費の負担軽減の目的で現物給付している。40歳から65歳未満の医療保険加入者は，第2号被保険者となる。

図1-1 医療保険制度の財源

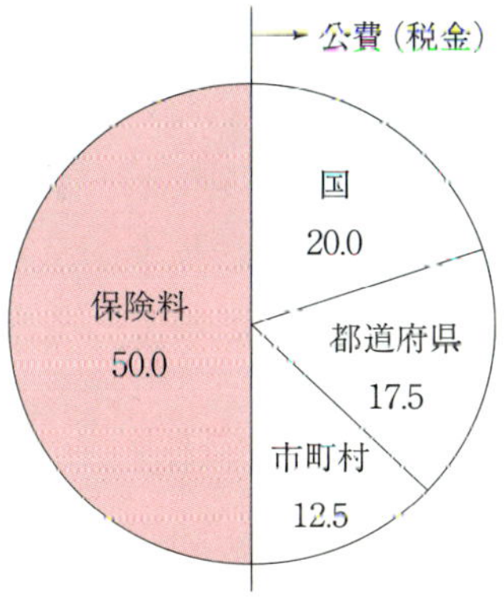

- 公費（税金）
- 保険料 50.0
- 国 20.0
- 都道府県 17.5
- 市町村 12.5

図1-2 介護保険制度の財源

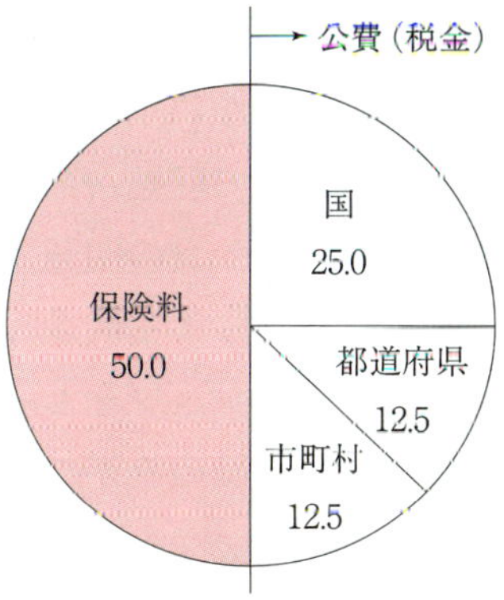

- 公費（税金）
- 保険料 50.0
- 国 25.0
- 都道府県 12.5
- 市町村 12.5

町村12.5％と，残りの50.0％は医療保険料から支払われている[1]。

このことは，国民医療費が高騰すると，国民が支払う税金も保険料もともに高くなることを意味している。

❷ 介護保険

介護保険財政は，公費，保険料，その他（利用者負担）によって成り立っている（**図1-2**）。給付費の財源割合は，国25.0％，都道府県12.5％，市町村12.5％の50％が公費で賄われ，残りの50.0％は介護保険料から支払われている[2]。

## ❑ 行政と民間の対応

❶ 区市町村が対応

介護保険において第1号被保険者（65歳以上），第2号被保険者（40歳から65歳未満の医療保険加入者）の介護サービスの利用手続きは，区市町村の窓口に行くことから始まる。その後，介護認定調査，主治医の意見書をもとに介護認定審査会で検討を経て要介護とその程度を認定される。介護サービスを受けるまでには，多職種が関連し，公的資金が使用されている。

このように公的な区市町村が介護認定を行っている考え方は，サービス対象を決めている北欧型（スウェーデン[3]，デンマーク[4]，フィンランド[5]）の考え方に似ている。北欧型では，サービス機関も公的機関であるが，日本のサービス機関は民間である点が異なる。

❷ 民間サービスの対応

日本では実際の介護サービスは民間であり，これはアメリカ方式を採用している。日本では，家族が介護を行っている点は，韓国と似ているが，他の先進国にはほとんどみられず，日本の在宅ケアの特徴である。日本の制度は，1983年老人保健法の施行により，老人訪問指導事業より対象を寝たきり高齢者から開始した点が欧米と異なる。また，

欧米では家に閉じこもりの段階から在宅ケア対象となる。

日本の在宅ケアの現状は，高齢者中心で母子や青壮年への対応の遅れ，外国には例をみない小規模スタッフ体制であるため経営的な持久力・拡大力・緊急時の問題がある。また，**ケアマネジャー**が多職種であるためによるケアの質の問題，小規模多機能型の拡大，民間での介護事業所の拡大などによる問題等もある。各国において，看護職はチームの中でリーダーシップをとっているが，日本でも訪問看護ステーションにおいて看護職のみが，管理者になれることが法制化された。

□ **在宅ケアのシステム**

デンマークなどの公務員が在宅サービスを行っている国では，サービス回数に制限がない（ニーズに応じて利用できる）など，利用者にとっては使いやすいシステムといえる。民間サービスを行っているアメリカでは在宅ケアの終末期には，最期まで人間として手厚いケアが受けられる。

日本において，訪問看護を行っているのは，**訪問看護ステーション**，病院・診療所である。しかし，病院の設置主体の割合は，減少傾向にある。訪問看護ステーションのスタッフは非常勤を含んで常勤換算2.5人以上で，小規模であるために夜間の緊急時の機動性が低くなりがちである。

わが国の訪問看護ステーションの特徴の一つは，外国には例をみない小規模スタッフ体制である。訪問看護のためには医師の指示書が必要であり，訪問回数の制限がある。また，同職場で多職種とチームを組むようになってはいないので，各事業所，診療所，病院などとサービス連携のために多大な時間を要し，連携協力がスムーズでないことも，わが国の課題である。

税金を財源に公的サービスを行っているイギリス[6]，スウェーデン，デンマーク，カナダ等[7]の国の所得税，消費税は，日本に比べてもちろん高い。しかし，ニーズに沿ったサービスが受けやすいシステムになっている。たとえば多職種で一つのチームが形成されている先進諸外国では，他職種との相談・連携がとりやすい環境にあり，迅速な対応もしやすい。

わが国では，これまでの訪問看護を行ってきた実績から，訪問看護の役割が評価され診療報酬改定，介護報酬改定[8]が行われている。夜間，深夜，早朝のサービスでは，介護報酬加算の夜間，深夜，早朝訪問が診療報酬にも適応され，ケアの体制が十分とはいえないが，24時間対応体制・24時間連絡体制加算があり，充実しつつある。

---

◘ ケアマネジャー
→45頁参照

◘ 訪問看護ステーション
都道府県の許可を受け，老人保健法，健康保険法，介護保険法の3法によって規定された訪問看護サービスを行う指定訪問看護事業所をいう。

終末期ケアにおいては，長時間ケアをする制度が必要である。また，継続して在宅ケアを利用可能なシステムにするための，最小限の予算で最大限の効果が得られるよう有効な財源の活用，さらに利用者の自立支援の強化，ケアマネジャーの質の向上，退院時のケアマネジメントの確立などの課題がある。さらに小規模ケア体制で全国各地に拠点ができた点はよいが，機動性・弾力性が弱く，人的安定性と経営的な持久力は不十分な状態である。一定の質のサービスを安心して継続的に受けられる在宅ケアには，課題があり改善が必要である。

### ◻ アジアにおけるリーダーシップをとる立場

　わが国はアジアの中で最も早く経済的に豊かになり，高齢化も進み医療や疾病予防のシステムがある程度確立していた。また，看護職や他職種の教育制度が整った。そのような中，入院期間短縮と高齢者の増加にともなう人々の継続的ニーズが高く，医療保険財源では限界に達し，2000年に介護保険制度がスタートした。

　現在，在宅ケアニーズは高まり，アジアの中では先んじて在宅ケアシステムの確立を図ったことによって，在宅ケアのリーダーシップを担う立場にある。

> **コラム**
> 日本の介護保険制度は，2000年に開始したが，同様の制度が韓国では遅れて2008年7月から老人長期療養保険制度の保険給付が実施されている。

## ● 注

(1) 厚生労働統計協会編（2012）：国民衛生の動向2012/2013, 59(9), 244-245.
(2) 同前書.
(3) 伊澤知法（2007）：スウェーデンの在宅ケア, 看護実践の科学, 32(6), 92-96.
(4) 田口繁夫（1999）：世界の社会福祉⑥デンマーク・ノルウェー, 218-226, 旬報社.
(5) 高橋睦子（1998）：世界の社会福祉①スウェーデン・フィンランド, 402-418, 旬報社.
(6) 橋本泰子，竹内孝仁，白澤政和監修（2000）：海外と日本のケアマネジメント, 92-106, 中央法規出版.
(7) 和田耕治，鹿熊律子，川越雅弘（2008）：カナダ東部の地域包括ケアシステムの現状と課題, 海外社会保障研究 Spring, 162, 67-75.
(8) 日本看護協会編（2012）：診療報酬・介護報酬　改定概要＋Q&A　平成24年度版, 48-65, 日本看護協会.
(9) 島内節（2002）：海外の訪問看護の実態──日本の将来展望のために, 看護研究, 35(1), 67-77.

# 第2章
# 在宅看護の役割と特徴

# 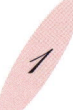 在宅看護と施設看護，臨床看護とのちがい

## ❏ 利用者の主体性

　在宅看護と施設看護のちがいの一つに，患者や利用者の主体性のちがいがあげられる。自宅や地域で展開される在宅看護では，ケアの主体は利用者である。主体とは，自分自身の意思で判断して行動あるいは行動しようとする態度をいい，自らの意思決定により主体性が発揮される。主体性がなければ，在宅療養を継続する上での治療や処置，服薬，食事療法等を自宅で自ら継続すること，すなわちセルフケアは困難となり，病状変化を引きおこしかねない。

　したがって，その人のそれまでの人生で培った人生観，生活スタイルを尊重し，利用者の主体性を引き出しながら，住み慣れた自宅や地域において，療養生活に積極的に取り組み，生活の質（QOL）を最大限引き上げられるよう看護を提供する必要がある。利用者はサービスの種類や利用回数の選択権をもっている。

　在宅看護は病院や施設内の看護とは異なり，看護を提供する場は利用者が暮す居宅等（自宅の他に，グループホームや特別養護老人ホームなどを含んでいる）である。訪問看護師は利用者からみれば「来客」である。その利用者のやり方や希望を最大限尊重しなければ，訪問看護を拒否される場合すら生じるであろう。訪問看護師は利用者との信頼関係を早期に築き，対象者の主体性を尊重しながら，本人や家族の意思決定を支える姿勢が必要である。

## ❏ 生活の質の向上

　生活の質とは，療養者や家族が自分らしく，満足した生活を送り，人生への幸福感や肯定感をもつことができるか，社会的生活の中での主観的な評価である。在宅看護では，療養者と家族の主体性や意思決定に基づいて，生活の質の向上を目指した看護，すなわち"生活を支える視点"による看護が不可欠である。また，利用者や家族が訪問看護の内容をよく理解し，積極的に訪問看護を利用できるようにするため，行うケアに関する十分な説明を行い，治療や看護の方法を選択できるようにすることが大切である。

---

▶生活の質
　人がどれだけ自分らしく生き，満足しているか，質的な状態を表す概念のこと。QOL（Quality of Life）ともいう。患者自身の生き方，自分らしい生活が意に反し，実現できていないような状態を「QOLが低下している」と表現する。

## ❏ 家族の役割

　家族とは，一般的に夫婦関係を中心とした親子，兄弟，近親者等，生計を共にする血縁等の集団をさしている。家族には，生活を維持し，それを保障するという生活保持機能がある。また，精神的な安らぎの場としての情緒機能ももっている。

　医療施設に入院している患者の家族の役割は，家族が本人の意思を代弁することや，説明に同意すること，本人の身の回りの世話などがあるが，在宅ケアを支える家族には，食事，排泄，移動，入浴など日常生活を維持する上で必要な介護に加え，インスリン注射や医療機器の使用，経管栄養の準備や実施，使用した物品の片づけや消毒など医療的な行為，服薬介助など多くの介護を家族が担わなければならない。それと同時に家族は家族自身の人生も送る存在であるため，家族の生活の質を維持することも重要である。核家族化が進み高齢者が高齢者を介護する，「老老介護」も多くなった今日では，配偶者以外に介護を手伝える家族の存在が少なくなっており，介護負担や介護による疲弊を生じやすい。介護が過重な負担とならないよう，社会資源を活用し，介護者の休息や楽しみの時間を確保する等，家族を単位としたケアを行うことにより，家族の生活の質も向上する支援が必要である。

## ❏ チームアプローチ

　在宅看護の中で，最も対象者へのケア提供時間が長いのは一般的に家族である。本人の病状が悪化した場合など，介護できる家族がなければ，在宅看護の継続は難しい。

　高齢者の在宅療養を支えるチームとは，本人と家族を中心におき，訪問看護師，介護支援専門員，医師，薬剤師，介護福祉士やホームヘルパー，理学療法士，栄養士，社会福祉士等で構成する学際的チーム（Interdisciplinary team）によるアプローチが望まれる（図 2-1）。在宅ケアはチーム医療であるが，特に高齢者の在宅ケアを支える上では，医療職のみではニーズに十分応えられるものではなく，保健医療福祉の多領域にわたる多職種連携による支援が不可欠である。

　訪問看護師ほか専門職は，在宅ケアチームの一員である。保健医療領域のチームには，学際的チームのほかに，救急治療の現場などでとられている，集学的チーム（Multidisciplinary team）や，専門職にとどまらず，多領域の者が参与する分野横断チーム（Transdisciplinary team）などがある。

　在宅ケアにおける学際的チームでは，各々の職種が各自の役割や互いの専門性と役割を認識し，情報の共有を行いながら連携・協働する。

図2-1 保健医療領域におけるチームのモデル

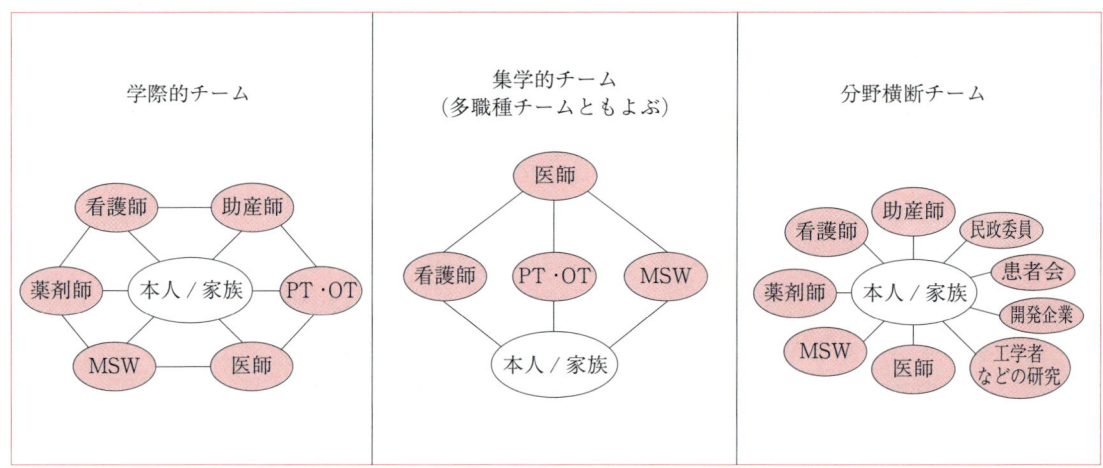

出所：亀井作成。

また，看護職と介護職が行う日常生活のケアなどオーバーラップする部分もあるといえる。在宅ケアを支える多職種チームは，機関が多岐にわたるため，情報交換や連絡調整等はたやすいことではない。そのため，多機関の多職種が連携・協働する上では，定期的なケアカンファレンスを行い，情報の共有化や意見交換を図り，本人の意思やケア方針の確認，定期的な評価，それに基づく計画の見直しを行う必要がある。

### ■ 時間的な制約

在宅看護は，24時間切れ間なく訪問看護師や医師などが患者宅に常駐しているものではなく，介護保険制度，医療保険制度とも30分，60分，90分といった訪問時間の制約が制度上存在している。限られた訪問時間の中で，必要なケアを最大限提供できるよう，計画的・効果的に看護を展開する必要がある。

### ■ 使用できる看護用具，治療機器や薬剤等物品資源の制約

医療機関では，処置のための物品や道具等の資源は豊富であるが，在宅看護では，利用者が購入した物品や，健康保険制度の診療報酬の中による限られた物品を用いて看護ケアが行われる。ガーゼやカテーテル等の滅菌用具やケア物品が十分に用意されているわけではないため，材料を大切に使用することが重要となる。

自宅の物品を工夫する必要もあるが，ケアの質の低下は避けなければならない。提供する看護の内容は，ガイドラインやプロトコルなどに従い，本人や家族にも行う内容や有効性等を十分に説明して，納得

■ プロトコル
あらかじめ定められている規定や，患者の状況に応じた，計画や手順，判断樹をともなった看護の手順のこと。

# 第2章 在宅看護の役割と特徴

を得たうえで行う必要がある。

## 2 在宅看護の利用者・家族，および在宅看護の特徴

### ■ 利用者・家族のライフサイクルの特徴

　在宅看護の対象者は新生児，乳児，幼児，学童，中学・高校生，青年，壮年，高齢者と全てのライフサイクルにある人である。人はライフサイクルに応じた発達課題をもち（**表2-1**），社会や家族の中での役割をもって生活している。家族もまた，同様のライフサイクルを歩みながら，発達を遂げる社会的な存在である。本人，家族それぞれの価値観を受け入れ，両者の権利を守るとともに，本人と家族の自己決定を支援する。

### ■ 利用者の健康状態の特徴

　介護保険制度による要支援・要介護に該当するサービス利用者の年齢を階級別にみると「80〜84歳」23.9％，「85〜89歳」22.8％で，80歳代で約半数を占める。性別では男性32.8％，女性67.2％と女性が多い。また，介護が必要となった主な原因は，要支援者では「関節疾患」19.4％が最も多く，次いで「高齢による衰弱」15.2％となっている。要介護者では「脳血管疾患（脳卒中）」24.1％が最も多く，次いで「認知症」20.5％となっている。[(1)]

　これら在宅看護の対象者は，生活習慣の改善や健康増進（一次予防）を必要とする人，疾病の早期発見・早期治療（二次予防）の段階の人，生活習慣病の悪化予防（三次予防）を必要とする人，リハビリテーション期にある人，疾患や症状が安定している人，疾患等が急激に悪化している人，終末期にある人等，介護予防から終末期の段階まで様々な健康状態にある。

　健康増進（一次予防）では，生活習慣の改善として，食生活，運動習慣，飲酒などの改善のための保健指導，禁煙など個人の生活習慣の改善，介護を要する状態となることの予防，また予防接種のすすめ，事故予防のための健康教育等が含まれる。疾病の早期発見・早期治療（二次予防）では，定期健康診断，健康診査をすすめ，そこで発見された疾患を早期に治療することにより疾患の進行を防ぐものである。

　疾病や生活習慣病の悪化予防，機能低下の予防，治療，リハビリテーション（三次予防）では，疾病への適切な治療を受け，悪化や合併

▶介護保険制度による要支援・要介護
　介護が必要になった高齢者を社会全体で支えるために2000年に施行された制度。40歳以上の国民が支払う保険料と税金とで運営され，保険者は市区町村等が行い，これを都道府県と国がサポートするしくみをとっている。
　介護保険を利用するためには，市町村の認定審査会で要介護認定を受ける必要があり，最も軽度の要支援1（1・2）から最も重度の要介護5（1〜5）まで，7段階の介護度が設けられている。

表 2-1　発達課題

| 発達段階 | 発達課題 |
|---|---|
| 乳幼児期 | 歩行の学習<br>固形食を食べる学習<br>話すことの学習<br>排泄の学習<br>生理的安定の達成<br>性差と性的慎み深さの学習<br>社会的・物理的現実についての単純な概念の形成<br>両親兄弟の人間関係の学習<br>善悪の区別，良心の学習 |
| 児童期 | 日常の遊びに必要な身体的技能の学習<br>生活体としての自己に対する健康な態度の形成<br>遊び友達を作って，うまく付き合う学習<br>男子・女子の区別の学習とその社会的役割の適切な認識<br>読み・書き・計算の基礎的学力の習得と発達<br>日常生活に必要な概念の発達<br>良心・道徳性・価値観の適応的な発達<br>個人的独立の段階的な達成・母子分離<br>社会集団や社会制度に対する態度の発達 |
| 青年期 | 両性の友人との交流と新しい成熟した人間関係を持つ対人関係スキルの習得<br>男性・女性としての社会的役割の達成<br>自分の身体的変化を受け入れ，身体を適切に有効に使うこと<br>両親や他の大人からの情緒的独立の達成<br>経済的独立の目安を立てる<br>職業選択とそれへの準備<br>結婚と家庭生活への準備<br>市民として必要な知的技能と概念の発達<br>社会人としての自覚と責任，それに基づいた適切な行動<br>行動を導く価値観や倫理体系の形成 |
| 壮年期 | 配偶者の選択<br>配偶者との生活の学習<br>第一子を家庭に加えること<br>育児の遂行<br>家庭の心理的・経済的・社会的な管理<br>職業に就くこと<br>市民的責任を負うこと<br>適した社会集団の選択 |
| 中年期 | 市民的・社会的責任の達成<br>経済力の確保と維持<br>十代の子どもの精神的な成長の援助<br>余暇を充実させること<br>配偶者と人間として信頼関係で結びつくこと<br>中年の生理的変化の受け入れと対応<br>年老いた両親の世話と適応 |
| 老年期 | 肉体的な力，健康の衰退への適応<br>引退と収入の減少への適応<br>同年代の人と明るい親密な関係を結ぶ事<br>社会的・市民的義務の引き受け<br>肉体的に満足な生活を送る為の準備<br>死の到来への準備と受容 |

出所：Havighurst, R. J., (1953) *Human Development and Education*, Oxford, England: Longmans, Green.

症を防ぐこと，またリハビリテーションにより，機能やQOLの低下を予防し，社会への復帰をめざすものである。

また，終末期にある者では，その経過や症状は疾患によってさまざまである。終末期に出現しやすい症状には，呼吸困難，疼痛，食事摂取量の低下，嚥下困難，るい痩，倦怠感，便秘，発熱，四肢冷感などがあり，患者の苦痛を除去する緩和ケアを行いながら，その人らしく尊厳をもった生き方ができるよう，最後まで支援する。看取りの時期は医師との連携のもと，看取りのための準備を家族とともに行い，安らかな看取りを行う。大切な家族を看取った家族には，悲嘆への支援や亡くなった現実を受け止められるよう，グリーフケアによって支援する。

### ◻ 在宅看護を支える家族

国民生活基礎調査（平成22年）によれば，介護保険制度による要支援，または要介護の者の世帯構造は「核家族世帯」31.4％が最も多く，次いで「単独世帯」26.1％，「三世代世帯」22.5％となっている。また，年次推移では，「単独世帯」の割合が上昇し，「三世代世帯」の割合は低下している（図2-2）。このように，家族の形態が変化し，核家族化や高齢者のみの単独世帯が増加しており，家族内に介護できる人が得られない場合も増えているといえる。

主な介護者と要介護者等との続柄は，同居の配偶者25.7％，同居の子20.9％，同居している子の配偶者15.2％が上位であるが，「事業者」13.3％，「別居の家族等」9.8％となっている（図2-3）。また，同居している介護者の性別は男性30.6％，女性69.4％で女性の方が多い。年齢階級別では男性「60～69歳」24.7％，女性31.3％と，介護者の高齢化が進んでいる（図2-4）。

同居している介護者の介護時間を要介護度別にみると，「要支援1」から「要介護2」までは「必要な時に手をかす程度」が多くなっているが，「要介護3」以上では「ほとんど終日」が最も多くなっている（図2-5）。

これらから，介護保険制度では「介護」を社会が担う社会保険方式を取り入れたが，すでに10年以上が経過した現在においても，介護する家族を支えるサービスはまだ十分とはいえない。要介護者を介護する家族は介護疲労や介護負担につながりやすい。介護負担感が強い介護者は，介護負担感が低い介護者よりも抑うつの割合が高いといわれているように，介護ストレスは介護上の課題となっている。また，仕事をもつ介護者では，社会的役割と長時間介護のバランスをいかにと

◧ グリーフケア
　大切な人を亡くし，大きな悲しみ（グリーフ）に襲われている人を支援すること。死別でおきる悲嘆の反応は人により様々（怒り，事実の否認，後悔や自責の念）で，不眠や食欲不振といった心身の不調が生じる場合もある。
　グリーフケアでは，対象者が現実を受け入れ，適応していくプロセスを支援する。

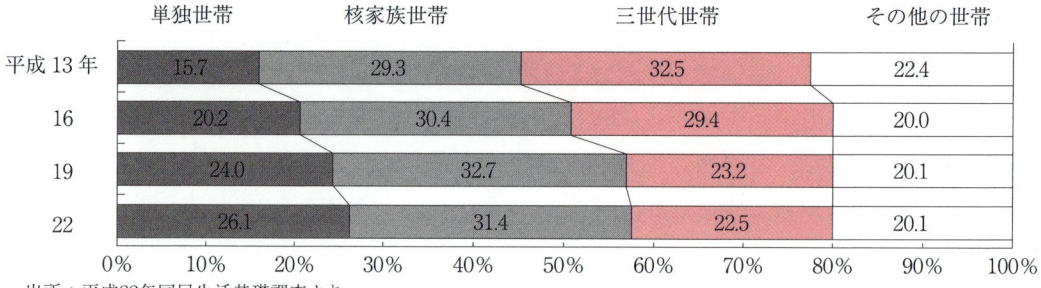

図2-2 世帯構造別にみた要介護者等のいる世帯の構成割合の年次推移

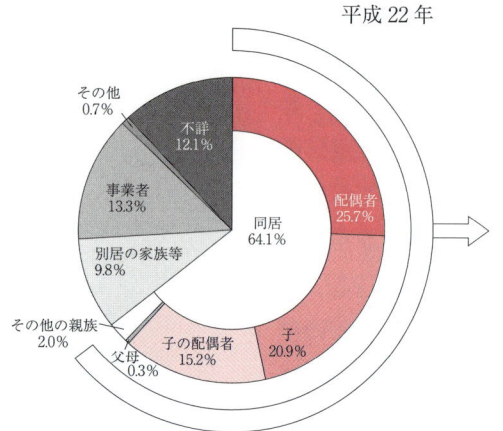

図2-3 介護者と要介護者の続柄

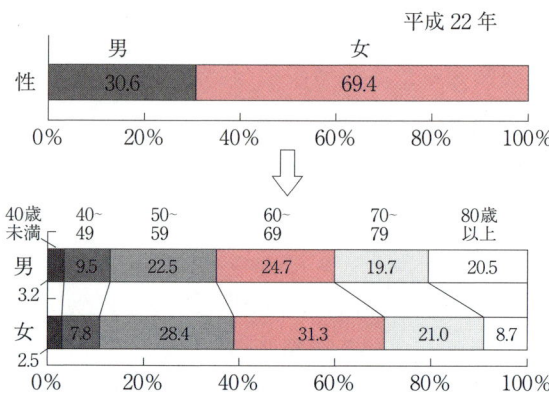

図2-4 性・年齢階級別にみた同居の主な介護者の構成割合

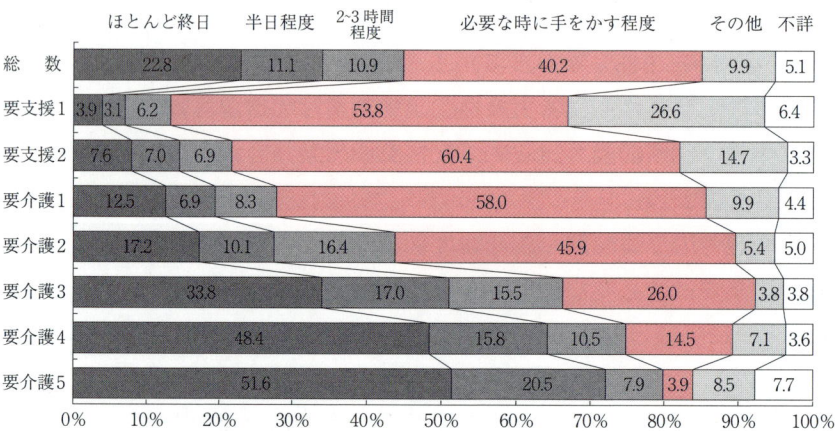

図2-5 要介護度別の介護時間

るかが課題となる。また，認知症者を介護する介護者では，本人の行動心理兆候（BPSD）と介護負担感の関連が報告されているため[3]，BPSDへの具体的な介護方法や介護のコツを伝えることで，介護がうまくいったという体験をもてるように支援する。

表2-2には，介護者が行っている日常的な介護の種類を列挙した。これらの介護内容を誰が担っているかを示したのが，図2-6である。「事業者のみ」の割合が最も多いのは「洗髪」63.4％で，次いで「入浴介助」63.1％，「身体の清拭」45.3％となっている。介護者のみの介護の割合は，「洗髪」「入浴介助」「身体の清拭」以外のすべての項目で最も多くなっている。また，「事業者と家族等介護者」による介護の割合は，「排泄介助」24.7％，「体位交換・起居」19.6％であり，家族が多くの介護を担っている現状がある。

### ◻ 在宅看護の特徴

在宅看護の場は対象者の家庭等である。訪問看護師の家庭訪問は，精神科訪問看護においては，複数の訪問看護師の同行訪問や精神保健福祉士との同行訪問が可能であるが，ほとんどの場合単独訪問である。そのため，訪問看護師には的確なアセスメント力と判断力，確かな看護実践力，そして，倫理観が不可欠である。療養者本人と家族の看護問題を明確化し，個別の看護計画を立案したうえで，利用者と家族が主体的に意思決定できるよう，看護を提供する必要がある。

## 3 退院支援と在宅看護

### ◻ 退院支援とは

高齢者人口の増加による受療率や慢性疾患の増加，1件当たりの診療報酬の増大などを背景に，わが国の国民医療費は増大を続けてきた。これへの対応として，医療費の定額支払い制度による**診断群分類別包括評価**（Diagnosis Procedure Combination：DPC）に基づいて，入院一日当たりの定額支払い制度が導入されるようになり，医療費の削減，在院日数の短縮化が図られている。そのため，急性期治療が終了した段階で，十分なリハビリテーションが行われる前に退院となるケースが多くなった。これに対し，看護師が中心となって，退院後にスムーズに療養生活を送ることができるための支援を退院調整，あるいは退院支援という。退院支援部署に専従の退院調整看護師を配置して，本

◻ **診断群分類別包括評価**

日本における医療費の定額支払い制度に使われる評価方法。DPC（Diagnosis Procedure Combination：診断群分類）に基づいて評価される入院1日あたりの定額支払い制度のこと。

入院患者の病名や症状をもとに診療行為の有無に応じて，厚生労働省から定められた1日あたりの医療費からなる定額部分と出来高部分（手術，麻酔，リハビリ，指導料など）を合算して計算する。1960年代に米国で始まり，英国やドイツなどでも広く浸透している。

表2-2 家族・介護者が担う在宅療養者への日常生活上の介護

| 家事全般 | 調理，食事の準備・片付け，掃除，洗濯，買い物など，日常生活を送る上で必要な家事全般 |
|---|---|
| 日常生活の介護 | 食事の介護，移動の介護，排泄の介護，入浴の介助，更衣の介護，睡眠の介護，BPSDへの介護 |
| 健康管理 | 心身の健康状態の観察，受診の同行，服薬等介助，医師や看護師への緊急連絡，療養ノートへの記載 |
| 医療的ケア | 吸引，経管栄養など医療的処置，準備，片付け，物品や機器の管理，購入の手配等 |
| 受診のための援助 | 医療機関への送迎，タクシーの利用 |

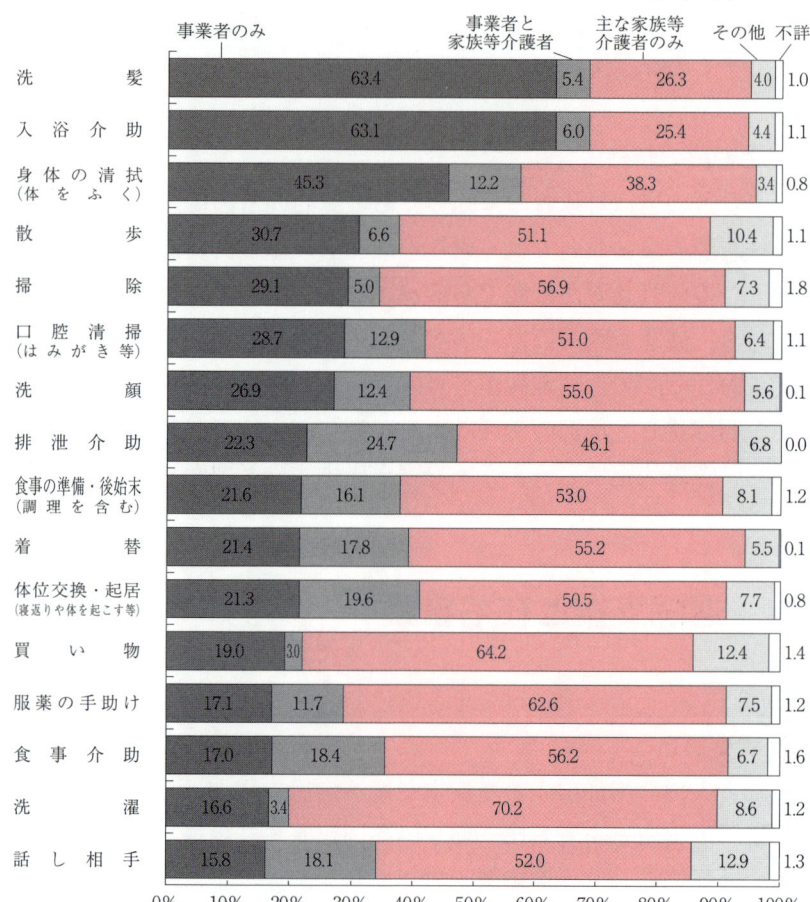

図2-6 介護内容別にみた介護者の組合わせの状況の構成割合

出所：平成22年国民生活基礎調査より。

人，家族，地域の保健医療福祉サービス機関とも連携して，退院支援を行う医療機関も増えている。

1969年ICN（国際看護師協会）は継続看護を「継続ケアはその人にとって最も適切な時期に，最も適切な場所で，最も適切な人によってケアされるシステムである。」と定義した。急性期治療から回復期，リハビリテーション期，安定療養期へとケアが移行する場合，その時期のニーズに応じて保健医療福祉介護の連携のもと，切れ目のない（シームレス）ケアを行わなければならない。そのために必要な支援として，退院調整や退院支援がある。

退院調整は患者の退院が決まってから開始するのではなく，患者が入院した時点で退院時になんらかの退院調整が必要となるかどうか，退院後の医療・日常生活・介護などに課題が生じる可能性があるのかをスクリーニングすることからはじまる。退院が困難な理由には，独居で介護できる家族がない，疾患に関するセルフケアが困難，入退院を繰り返すなど，本人の要因や，介護する家族の要因，退院後の地域のケアサービスが不足しているといった地域の要因等に大別される。

高齢者や子どもなど，在宅ケア対象者がスムーズに，不安なく退院でき，在宅療養へ移行できるよう，入院早期に退院調整が必要かスクリーニングを行い，在宅療養への準備を開始し，介護保険の申請，退院後の自宅療養環境の整備，介護と介護内容の調整，訪問看護・訪問介護の利用等社会資源利用の調整を行って，退院後の生活の質の向上をめざす。

> ◘ 退院調整のスクリーニング
> 入院した患者の中から，退院調整の必要性がある患者（高齢者，一人暮らしで介護力がない，医療依存度が高いほか）を予測して振り分けることをスクリーニングという。

## ❏ 在宅ケアとクリニカルパス

入院中の治療，検査，リハビリテーション，看護ケア等の計画を標準化した診療スケジュールであるクリニカルパスを使用する医療機関が多くなった。**資料2-1**には，在宅酸素療法を開始するためのクリニカルパスを示した。早期の退院と在宅ケアへのスムーズな移行に向けた患者と医療職間のコミュニケーションのためのツールにもなっている。

> ◘ クリニカルパス
> 入院患者等に必要な治療・検査やケアなど（縦軸），を時間軸（日付）に沿って示した，診療・ケアのスケジュール表のこと。患者にとっては治療やケアの計画を知ることができ，専門職にとっては，標準的なケアを実施するためのもので，患者と専門職間のコミュニケーションのためのツールである。在宅ケア用には，地域連携パスが作成され，入院医療から在宅ケアのシームレスなケアを確立するために利用されている。

## 資料2-1 HOT用クリニカルパスの例

| | パスウェイ | 在宅療養1〜7日目 | | | |
|---|---|---|---|---|---|
| | 訪問頻度 | 1〜2回／週 | | | |
| 評価項目 | | ケアの内容 | バリアンス | アウトカム | バリアンス |
| 看護職の行動目標 | | □在宅酸素療法になれるよう援助する<br>□安全に在宅酸素療法を実施できるよう援助する<br>□不安や問題を明らかにする<br>□在宅酸素供給器の取り扱いの理解度とトラブルの有無を確認する<br>□必要なサービス提供職種と訪問頻度が明確化する<br>□上気道感染予防教育を行う | _____ | □家庭生活に慣れる<br>□安全に生活できる<br>□不安や問題が表現できる<br>□的確に機器の取り扱いができる<br>□サービス計画ができる<br>□セルフケア行動を習得する<br>□問題が早急に対処される | _____ |
| 疾病経過 | | □全身状態観察<br>□呼吸状態観察<br>□合併症の状態観察<br>□上気道感染の兆候の有無観察 | _____ | □安定した慢性呼吸不全を維持できる<br>□合併症の増悪がない<br>□上気道感染の兆候がない | _____ |
| 薬剤治療 | | □各薬剤の理解を確認<br>□薬剤が正しく使用されているか確認<br>□効果的な吸入実施を確認<br>□薬剤使用後の症状を観察 | _____ | □薬剤の自己管理ができる | _____ |
| 処置(在宅酸素療法) | | □酸素吸入実施(処方時間＝24時間／睡眠時)確認<br>□酸素流量設定確認(処方流量＝安静時__ℓ／運動時__ℓ／睡眠時__ℓ)<br>□生活行動範囲に応じた(トイレ・浴室他)延長またはチューブの再設定<br>□機器作動確認<br>□外出時の酸素操作・酸素残量確認方法説明 | _____ | □安全に在宅酸素療法を実施できる<br>□酸素供給器管理ができる<br>□処方酸素流量・時間が守られる<br>□携帯用酸素の操作ができる | _____ |
| 検査 | | □酸素飽和度(SpO₂)測定(安静時・負荷時)<br>□ピークフロー測定<br>□呼吸数測定，呼気音聴取，呼吸状態，呼吸苦観察<br>□血圧測定<br>□脈拍測定<br>□体温測定<br>□痰の量，色，性状観察<br>□全身状態観察 | _____ | □SpO₂≧90%(安静時・負荷時とも)<br>□ピークフローの低下がない<br>□身体状況の評価ができる<br>□脈拍が医師の上限指示以下 | _____ |
| 理学療法 | | □肺理学療法(腹式呼吸，口すぼめ呼吸，パニック呼吸)<br>□排痰法(咳払い，ドレナージ，叩打法，振動法)確認<br>□運動療法(屋内運動)確認<br>□ピークフロー自己測定方法説明と実施指導 | _____ | □気道浄化(排痰)できる<br>□肺ラ音がない<br>□ADL／IADLを維持する<br>□ピークフローの低下がない | _____ |
| セルフケア | | □酸素供給器管理の実施の確認<br>□フィルター清掃の確認<br>□加湿器水交換実施の確認<br>□チューブ内結露除去の確認<br>□酸素吸入器作動状況の確認<br>□療養日誌記入確認<br>□症状観察<br>□息切れ・症状コントロール状況確認<br>□塩分制限の有無およびある場合は実施の確認<br>□禁煙確認<br>□うがいなど上気道感染予防の実施確認 | _____ | □在宅酸素機器管理が正しくできる<br>□療養日誌をつけ自己管理ができる<br>□上気道感染が生じない<br>□薄味に慣れる<br>□禁煙している<br>□心肺機能に負担をかけない日常生活動作を身につけている | _____ |
| コミュニケーション | | □在宅酸素療法開始後の様々な事柄を言語化できる<br>□家族内コミュニケーション状態観察 | _____ | □問題状況を述べることができる | _____ |
| 栄養 | | □食事内容，摂取量観察<br>□水分摂取量観察 | _____ | □必要栄養所要量を摂取する<br>□水分摂取量≧1200mℓ | _____ |
| 排泄 | | □排便回数観察<br>□排便時に強い怒責がないか確認<br>□排尿回数観察 | _____ | □便秘がない<br>□排便時怒責による息切れがない | _____ |
| 日常生活 | | □生活リズムを回復しているか観察<br>□睡眠状態と睡眠満足度観察<br>□趣味または生き甲斐への援助の必要性観察・判断 | _____ | □困難なく日常生活を送ることができる | _____ |
| 安全 | | □酸素吸入中の周囲の火気使用有無観察<br>□換気状態確認<br>□騒音・振動の問題の有無観察<br>□睡眠中のカニューラ外れの有無観察<br>□睡眠起床時の頭痛の有無確認<br>□携帯用酸素の置き場所確認 | _____ | □安全に在宅酸素療法を実施できる<br>□酸素供給器2m以内に火気がない<br>□起床時に頭痛がない | _____ |
| 清潔 | | □入浴(腰)方法指導／介助 | _____ | □入浴時息切れがない | _____ |
| 心理・社会 | | □不安・問題点の訴えを聞く<br>□心理状態の観察<br>□家庭内役割復帰へ動機づける<br>□家族の健康状態観察<br>□介護意欲・介護内容・介護方法の観察<br>□新しいボディイメージの獲得援助 | _____ | □拘束感・不安感を表現できる<br>□心理状態を表出できる<br>□役割を見いだすことができる<br>□家族／介護者が適切に介護できる<br>□自己のボディイメージについて表現できる | _____ |
| 社会資源 | | □必要なサービスの把握<br>□酸素業者連絡<br>□管轄消防署との連携 | _____ | □必要な社会資源を明確にする<br>□地域支援システム形成の準備が整う | _____ |

出所：島内節他編(2000)：在宅ケアクリニカルパスマニュアル，亀井智子，在宅酸素療法，19-31，中央法規出版．

## 注

(1) 厚生労働省（2010）：平成22年国民生活基礎調査の概況（http://www.mhlw.go.jp/toukei/saikin/hw/k-tyosa/k-tyosa10/）
(2) 山崎律子，鷲尾昌一，荒井由美子（2012）：在宅要介護高齢者を介護する家族の介護負担感，臨床と研究，89(2)：228-234．
(3) 梶原弘平，辰己俊見，山本洋子（2012）：認知症高齢者を在宅介護する介護者の介護負担問に影響する要因，老年精神医学雑誌，23(2)：221-226．

## 引用・参考文献

厚生労働省（2000）：今後5か年間の高齢者保健福祉施策の方向――ゴールドプラン21――（http://www1.mhlw.go.jp/houdou/1112/h1221-2_17.html）
厚生労働省（2005）：全国で行われている医療連携の事例について（http://www.mhlw.go.jp/shingi/2005/10/s1024-8c.html）
国立社会保障・人口問題研究所（2012）：日本の将来推計人口（平成24年1月推計）（http://www.ipss.go.jp/syoushika/tohkei/newest04/point.pdf）
厚生省健康政策局計画課監（1993）：ふみしめて50年保健婦活動の歴史，日本公衆衛生協会．

# 第3章
# 在宅看護のための アセスメント指標

## 1 アセスメント指標はアウトカム評価として利用

　アウトカム（outcome）とは，日本語では結果・成果と訳されており，ケアの質改善に使用される場合には，「2時点あるいはそれ以上の時点の間に生ずる利用者健康状態の変化」[1]と定義されている。変化を評価するには，その時点の対象の健康状態を査定する必要がある。それがアセスメントである。アセスメント（assessment）とは，査定する，評価すると訳される。

　在宅看護のアセスメントは，よいケアを提供するために利用者および家族を包括的にとらえることが基本になる。訪問時に全身の観察，フィジカルアセスメント，計測，客観的な評価尺度を使用して総合的に評価する。評価尺度の代表的なものにバーセルインデックス（Barthel Index：BI）がある。これは日常生活動作（ADL）における障害者や高齢者の機能的評価を示す尺度（ある事柄を測定するものさし）であり，評価は数値化されている。全項目が自立していると査定された場合は100点となり，逆に全項目全介助・不可能とアセスメントされた場合には0点になる。その尺度を使用して，たとえば，病院から自宅に戻ったときの得点は，50点であった者が，在宅看護を行って2か月後には100点となったとする。この場合，数字が高くなったので，「改善」と判定される。この2時点の変化を判定することがアウトカムである。したがって，アセスメント指標は，継続して活用していくと，その時点でのアウトカム評価が可能となる。

　アウトカム評価は，「改善」，「維持」，「悪化」と大きく判定される。そして，改善した要因，悪化の要因が探求される。この探求作業に再びアセスメントが必要となる。要因には大きく分けると，①利用者・家族自身の要因，②ケア・環境要因がある。たとえば，ADLが悪化した原因は，本人に急な原因不明の高熱が生じ（利用者要因），計画していた在宅でのリハビリテーションが中止となったため（ケア要因），食事の動作が改善したのは，家族と食事をする環境にしたため（環境要因）等，原因を探索しケアを改善していく。

## 2 心身状態とその変化のアセスメント

### ❏ 要介護度のアセスメント

在宅における利用者の心身の状態を理解するには，まずは介護保険制度における要介護状態のレベル（要支援，要介護）を把握する。

筆者は，介護保険制度の利用者がサービスを利用したことで自立となった者の調査を報告した。これによると，自立となった者は，要支援・要介護1の者，家族と同居している者，サービスを早期に導入した者で，特に自立に有効なサービスの組み合わせは，「訪問介護と福祉用具」等であったと述べている。[2] 要支援・要介護1の者は改善の可能性をもち，要介護2・3は悪化しやすく，要介護4・5は重度で入院しやすい特性をもつ。したがって，要介護度をアセスメントし，サービス導入のタイミングや効果的な組み合わせを考える必要がある。

### ❏ 自立度のアセスメント

わが国の在宅の場で使用されている自立度には，障害老人の日常生活自立度（寝たきり度）判定基準（**表3-1**）と認知症老人の日常生活自立度判定基準（**表3-2**）がある。これらは介護保険で要介護認定を受けた者は必要とされる情報であり，必要書類に記載されている。そのため，これらの変化により，利用者の心身状態が改善したか，維持のままか，悪化したのか，全国の在宅看護提供者が理解できるようになっている。

### ❏ IADL・ADL のアセスメント

ADL は日常生活動作であるが，ADL ではとらえられない高次の生活機能の水準を測定するものとして，手段的日常生活動作（IADL：instrumental activities of daily living）がある。在宅生活の可能性を検討する場合は，ADL の評価だけでは不十分であり，IADL が重要な指標になるとされている。IADL には電話をかける，家事をする，洗濯をする，買い物をする等，ADL よりもっと生活に必要な知的能力を含む生活行動が含まれる。そして，ADL に比べて，高次な行動ということもあり，IADL が低下してから ADL が低下するという順序性がある。したがって，在宅では，IADL の変化に注意しアセスメントすることが，生活動作悪化の早期発見につながる。

表3-1 障害老人の日常生活自立度（寝たきり度）判定基準

| 生活自立 | ランクJ | 何らかの障害を有するが，日常生活は自立しており独力で外出する<br>1. 交通機関等を利用して外出する<br>2. 隣近所へなら外出する |
|---|---|---|
| 準寝たきり | ランクA | 屋内での生活は概ね自立しているが，介助なしには外出しない<br>1. 介助により外出し，日中はほとんどベッドから離れて生活する<br>2. 外出の頻度は少なく，日中も寝たり起きたりの生活をしている |
| 寝たきり | ランクB | 屋内での生活は何らかの介助を要し，日中もベッド上での生活が主体であるが座位をたもつ<br>1. 車いすに移乗し，食事，排泄はベッドから離れて行う<br>2. 介助により車いすに移乗する |
| | ランクC | 一日中ベッド上で過ごし，排泄，食事，着替えにおいて介助を要す<br>1. 自力で寝返りをうつ<br>2. 自力では寝返りもうたない |

出所：老健第102-2号厚生省大臣官房老人保健福祉部長通知（平成3年11月18日）。

表3-2 認知症老人の日常生活自立度判定基準

| Ⅰ | 何らかの認知症を有するが，日常生活は家庭内および社会的にほぼ自立している |
|---|---|
| Ⅱ | 日常生活に支障をきたすような症状・行動や意思疎通の困難さが多少見られても誰かが注意していれば自立できる |
| Ⅱa | 家庭外でも上記Ⅱの状態がみられる |
| Ⅱb | 家庭内でも上記Ⅱの症状がみられる |
| Ⅲ | 日常生活に支障を来すような症状・行動や意思疎通の困難さがみられ介護を必要とする |
| Ⅲa | 日中を中心として上記Ⅲの状態がみられる |
| Ⅲb | 夜間を中心として上記Ⅲの症状がみられる |
| Ⅳ | 日常生活に支障を来すような症状・行動や意思疎通の困難さが頻繁にみられ常に介護を必要とする |
| M | 著しい精神症状や問題行動あるいは重篤な身体疾患がみられ，専門医療を要する |

出所：老健第135号厚生省老人保健福祉局長通知（平成5年10月26日）。

　IADLは世界的に使用されているLawton & Brody尺度，日本では，老研式活動能力指標（表3-3）が使用されている。なお，わが国の男性は家事をする習慣がない者が多い。したがって，男性はIADLの点数が低くなる傾向にある。アセスメントする際には，もともと家事をしていなかったのか，やっていたのか，昔の元気な頃の状態や，男女の差異を考慮する。

❑ 精神状態のアセスメント

　心の状態をアセスメントするのに有用な尺度に意欲の指標（Vitality Index）がある。これは起床，意思疎通，食事，排泄，リハビリ・活動の5領域で0から2点と配点され，全項目2点の場合，10

表3-3 老研式活動能力指標

| 毎日の生活についてうかがいます。以下の質問のそれぞれについて、「はい」、「いいえ」のいずれかに○をつけて、お答えください。質問が多くなっていますが、ご面倒でも全部の質問にお答えください。 |
|---|
| 1．バスや電車を使って一人で外出ができますか　　　　（　はい　　　いいえ　） |
| 2．日用品の買い物ができますか　　　　　　　　　　　　（　はい　　　いいえ　） |
| 3．自分で食事の用意ができますか　　　　　　　　　　　（　はい　　　いいえ　） |
| 4．請求書の支払いができますか　　　　　　　　　　　　（　はい　　　いいえ　） |
| 5．銀行預金，郵便貯金の出し入れが自分でできますか　　（　はい　　　いいえ　） |
| 6．年金などの書類が書けますか　　　　　　　　　　　　（　はい　　　いいえ　） |
| 7．新聞などを読んでいますか　　　　　　　　　　　　　（　はい　　　いいえ　） |
| 8．本や雑誌を読んでいますか　　　　　　　　　　　　　（　はい　　　いいえ　） |
| 9．健康についての記事や番組に関心がありますか　　　　（　はい　　　いいえ　） |
| 10．友達の家を訪ねることがありますか　　　　　　　　　（　はい　　　いいえ　） |
| 11．家族や友だちの相談にのることがありますか　　　　　（　はい　　　いいえ　） |
| 12．病人を見舞うことができますか　　　　　　　　　　　（　はい　　　いいえ　） |
| 13．若い人に自分から話しかけることがありますか　　　　（　はい　　　いいえ　） |

原典：古谷野亘ほか（1987）：地域老人における活動能力の測定——老研式活動能力指標の開発，日本公衆衛生雑誌，34：109-114．
出所：鳥羽研二監修（2008）：高齢者総合的機能評価ガイドライン，262，厚生科学研究所．

点となる。点数が多いほど意欲は高いとされる。

また、高齢者はうつ症状をもつことが多い。うつのアセスメントとしてGDS（Geriatric Depression in Scale）がある。

高齢化にともない増加している認知症については、認知機能をアセスメントする尺度がいくつか開発されている。その代表的なものがMMSE（Mini-Mental State Examination）（表3-4）である。諸外国でも使用され、わが国でも翻訳されたものが、認知症スクリーニングにも活用されている。見当識や記憶、計算、指示に従う度合い、文章記述等に関連した口答問題、紙を折る問題、文章や図形を描く問題から構成されており、総計11問で30点満点となっている。23から24点が正常と異常の境界値とされている。

わが国で開発された認知症尺度には、改訂長谷川式簡易知能評価スケール（HDS-R）がある。時間や場所の見当識、記銘、計算、語想起などの9項目からなり、すべて口答問題である。総計9問で30点満点、20点以下は認知症が疑われる。

尺度を活用しなくても、会話の中で、食欲不振や不眠がないか、外出の頻度は少なくなっていないか、また、自宅の整理整頓ができているか等注意することで、精神状態が把握できる。

表3-4 MMSE（Mini-Mental State Examination）

| | 質問内容 | 回答 |
|---|---|---|
| 1（5点） | 今年は何年ですか | 年 |
| | いまの季節は何ですか | |
| | 今日は何曜日ですか | 曜日 |
| | 今日は何月何日ですか | 月 |
| | | 日 |
| 2（5点） | ここはなに県ですか | 県 |
| | ここはなに市ですか | 市 |
| | ここはなに病院ですか | |
| | ここは何階ですか | 階 |
| | ここはなに地方ですか（例：関東地方） | |
| 3（3点） | 物品名3個(相互に無関係)<br>検査は物の名前を1秒間に1個ずつ言う，その後，被験者に繰り返させる<br>正答1個につき1点与える，3個すべて言うまで繰り返す（6回まで）<br>何回繰り返したかを記せ＿＿回 | |
| 4（5点） | 100から順に7を引く（5回まで） | |
| 5（3点） | 3で提示した物品名を再度復唱させる | |
| 6（2点） | （時計を見せながら）これは何ですか<br>（鉛筆を見せながら）これは何ですか | |
| 7（1点） | 次の文章を繰り返す<br>「みんなで，力を合わせて綱を引きます」 | |
| 8（3点） | （3段階の命令）<br>「右手にこの紙を持ってください」<br>「それを半分に折りたたんでください」<br>「机の上に置いてください」 | |
| 9（1点） | （次の文章を読んで，その指示に従ってください）<br>「眼を閉じなさい」 | |
| 10（1点） | （なにか文章を書いてください） | |
| 11（1点） | （次の図形を書いてください） | |
| | | 得点合計 |

原典：森悦郎ほか（1985）：神経疾患患者における日本語版 Mini-Mental State テストの重要性，神経心理学：2-10.
出所：鳥羽研二監修：高齢者総合的機能評価ガイドライン，73，厚生科学研究所.

## ❑ 介護者のアセスメント

在宅療養生活を維持するうえで，看護職にとって要介護者本人だけでなく，介護者の状態をアセスメントすることも重要なことである。Zarit介護負担尺度日本語版（J-ZBI）は，介護者自身の負担感を数量化するものとして活用される尺度である。22項目の質問項目に対して，介護者が回答し，思わない0点からいつも思う4点までの5段階評価となっており，合計88点満点となっている。

また，さらに短縮版（J-ZBI 8）も登場している。介護者のアセスメントは，まずはよく話を聞き，観察することである。心身や介護疲れ，経済的困窮，時間的余裕，サポートしてくれる人はいるか，趣味などをもっているか等，詳しくアセスメントする。

# 3 病状とその変化，環境とその変化

## ❑ 褥瘡のアセスメント

在宅看護を受けている利用者は，重度で褥瘡をもっていることも多い。褥瘡は，部位や大きさ，深さ，治癒の経過等で状態をアセスメントする。日本では2002年に日本褥瘡学会が分類提唱（DESIGN）し，深さ（Depth），滲出液（Exudates），大きさ（Size），炎症／感染（Inflammation/Infection），肉芽組織（Granulation tissue），壊死組織（Necrotic tissue），ポケット（Pocket）を経時的にアセスメントできるようにした。2008年にはDESIGN-Rが発表され，従来の分類（DESIGN）の下位項目は変更せず，配点のみを変更したが，唯一深さのみが改訂され，これまでD5であった「関節腔，体腔に至るまたは深さ判定が不能な場合」から「深さ判定が不能な場合」がU（unstageable）とした。DESIGN-Rでは，深さの点数は合計点に加えず，深さ以外の6項目（滲出液，大きさ，炎症／感染，肉芽組織，壊死組織，ポケット）の合計点（0点から66点）で評価される。

## ❑ 摂食・嚥下障害のアセスメント

嚥下造影検査（VF）や嚥下内視鏡検査（VE）の検査は嚥下障害の確定診断には必要であるが，在宅看護では困難な状況がある。そこで，質問紙によるアセスメントが有効となる（表3-5）。

❏ 褥瘡
　床ずれのことであり，同一部位に長時間圧迫，まさつ等が続くと皮膚の損傷がおこる。

❏ 嚥下造影検査
　レントゲン透視下のもとで，造影剤を含んだ水分，食物が気管に入らないかどうか嚥下の様子を評価する検査。

❏ 嚥下内視鏡検査（VE）
　内視鏡を使用し，そしゃくされた食物や唾液による流れ，嚥下の状態を評価する検査。

**表3-5　摂食・嚥下障害の質問紙**

嚥下(食べ物の飲み込み,食べものを口から運んで,胃まで運ぶこと)について,いくつかの質問をいたします。いずれも大切な症状ですので,よく読んでA,B,Cのいずれかに○を付けてください。
この2～3年の嚥下の状態についてお答えください。

| | |
|---|---|
| 1．肺炎と診断されたことがありますか？ | A．よくある　B．一度だけ　C．なし |
| 2．やせてきましたか？ | A．明らかに　B．わずかに　C．なし |
| 3．物が飲み込みにくいと感じることがありますか？ | A．よくある　B．ときどき　C．なし |
| 4．食事中にむせることがありますか？ | A．よくある　B．ときどき　C．なし |
| 5．お茶を飲むときにむせることがありますか？ | A．よくある　B．ときどき　C．なし |
| 6．食事中や食後,それ以外のときにのどがゴロゴロ(痰がからんだ感じ)することがありますか？ | A．よくある　B．ときどき　C．なし |
| 7．のどに食べものが残る感じがすることがありますか？ | A．よくある　B．ときどき　C．なし |
| 8．食べるのが遅くなりましたか？ | A．たいへん　B．わずかに　C．なし |
| 9．硬いものが食べにくくなりましたか？ | A．たいへん　B．わずかに　C．なし |
| 10．口から食べものがこぼれることがありますか？ | A．たいへん　B．わずかに　C．なし |
| 11．口の中に食べものが残ることがありますか？ | A．よくある　B．ときどき　C．なし |
| 12．食べものや酸っぱい液が胃からのどに戻ってくることがありますか？ | A．よくある　B．ときどき　C．なし |
| 13．胸に食べものが残ったり,つまった感じがすることがありますか？ | A．よくある　B．ときどき　C．なし |
| 14．夜,咳で寝られなかったり目覚めることがありますか？ | A．よくある　B．ときどき　C．なし |
| 15．声がかすれてきましたか？ | A．たいへん　B．わずかに　C．なし |

計：A．　／15　B．　／15　C．　／15

問診基準：A．実際に日常生活に支障がある　B．気になる程度　C．症状なし
判定：A．に一つでも回答があったもの→嚥下障害あり
　　　B．のみにいくつでも回答あり→嚥下障害疑い

出所：大熊るり他(2002)：摂食・嚥下障害スクリーニングのための質問紙の開発,日摂食嚥下リハ会誌,6(1)：3-8．

### 栄養状態のアセスメント

**❶ BMI**

身長と体重がわかればBMI(Body Mass Index)が算出される。これは身長の二乗に対する体重の比で,体格を表す指数として数値化できる。計算式は以下のとおりである。

BMI＝体重(kg)／身長(m)$^2$

このBMI値が男女とも22のときに高血圧,高脂血症,肝障害,耐糖能障害等の有病率が最も低くなるといわれる。BMI＝22は標準値であるが,高齢者では25から30である。25以上は肥満である。

**❷ 周囲計測**

上下肢を測定し,患者の測定値と基準値を比べ,脂肪の消耗状態や肥満度を判定する。

上腕周囲長(AC)では,まず利き腕の反対側の肘を90°曲げて,肩峰から肘の先端までの中点をマークする。腕を伸ばし,中点の位置で上腕の周囲長を測定する。

　　男性基準値：上腕周囲長(cm)＝27.23±－2.98
　　女性基準値：上腕周囲長(cm)＝25.28±－3.05

第3章 ■ 在宅看護のためのアセスメント指標

表3-6 認知症高齢者への環境支援のための指針（PEAP）の項目と内容

| Ⅰ．見当識への支援 | 「いつ，どこで，誰が」をわかりやすく支援。各部屋に表示を工夫，カレンダーや時計の文字を大きくする等。 |
|---|---|
| Ⅱ．機能的な能力への支援 | IADL，ADLについて自分でできることが増えるようにする。自助具や補助具の活用，家具や物品の配置の工夫をする等。 |
| Ⅲ．環境における刺激の質と調整 | ストレスや負担増加にならないように光や音，色，においを調整する等。 |
| Ⅳ．安全と安心への支援 | 転倒や火災など危険に遭わないように物品や配置を検討する等。 |
| Ⅴ．生活の継続性への支援 | 長年親しんだ物品や部屋の雰囲気を大切にする工夫をする等。 |
| Ⅵ．自己選択への支援 | 物品や家具の配置，壁紙など本人の意思が尊重され，選択できるように工夫する等。 |
| Ⅶ．プライバシーの確保 | 自分の居場所や一人になれる配慮，他者との交流ができる空間や場所を調整する等。 |
| Ⅷ．入居者とのふれあいの促進 | 入居者，家族，地域の人々との交流ができる場の設置や工夫をする等。 |

出所：「認知症高齢者への環境支援のための指針（PEAP）」日本語版の項目について内田が表を作成。

### ❸ 栄養評価

国際的に使用されている栄養状態の評価尺度にMini Nutritional Assessment（MNA）がある。これは65歳以上の高齢者の栄養状態を評価するものである。評価表のスクリーニング6項目をチェックして，得点が12点以上の場合は栄養状態に問題なしと判定される。得点が11点以下の場合はさらに12項目の評価を追加し，スクリーニングと評価の合計点を計算する。合計点数によって「低栄養のリスクあり」と「低栄養状態」に分けて判定される(4)。

## ❑ 環境と変化

環境のアセスメントには，PEAP（Professional Environmental Assessment Protocol：専門的環境支援指針）がある（**表3-6**）。これは認知症高齢者にとっての望ましい施設環境の指針を具体的に示したものである。認知症の周辺症状は環境に大きく影響される。PEAPは，認知症高齢者を取り巻く環境についての支援方法を提案するものであり，認知症高齢者のニーズと物理的環境に焦点を当てている。これは点数化が可能な評価尺度ではなく，ケアの現場で，どのような環境設定をすればよいのか考えたり，現状で足りないものは何か，検討する際の指針になるものである。

## ❑ アウトカム評価票

アセスメント評価尺度を継続使用すればアウトカムは明らかとなる。近年ではわが国でも在宅ケアのアウトカムを測定する評価票(5)や認知症ケアのアウトカム評価票(6)が開発されている。これはアセスメント番号

を第一回目,第二回目の欄に記入すればアウトカム判定できるしくみになっている。

## ○注

(1) 島内節,友安直子,内田陽子（2002）：在宅ケア――アウトカム評価と質改善の方法,15,医学書院.
(2) 内田陽子（2008）：介護保険サービスにより自立となった利用者の特性とサービス導入の検討,群馬保健学紀要,29：59-101.
(3) 飯坂真司,真田弘美（2009）：褥瘡の分類が変わった,エキスパートナース,25(12),18-20.
(4) 神田茂,葛谷雅文（2008）：低栄養の評価,鳥羽研二監修,高齢者総合的機能評価ガイドライン,220,厚生科学研究所.
(5) 島内節,友安直子,内田陽子（2002）：在宅ケア――アウトカム評価と質改善の方法,125-131,医学書院.
(6) 内田陽子（2011）：認知症ケアのアウトカム評価方法と質改善の手引書,第3版,19-22,松本印刷.

# 第4章
# 在宅ケアを支える制度

# 1 在宅ケアにおける介護保険制度とケアシステム

## 改正を繰り返す介護保険

2000年に施行された介護保険は**表4-1**のように法改正を繰り返しながら，今日に至っている。介護保険制度は，ほぼ3年ごとに見直される介護保険事業計画により，財政の均衡を図りながら推進されてきた。在宅ケアを担う訪問看護は，これまでの法改正や今後の制度改革および診療報酬の改定が，事業所の運営，ひいては利用者への看護内容につながるため，関心をもって見守る必要がある。また，必要に応じて専門家としての意見を発信できるように努めなければならない。

今日現在，介護保険制度は在宅ケアにおいても高齢者の療養と生活を支える中心的な制度として定着しつつある。

「社会保障」の法的根拠は日本国憲法第25条で，国が国民の生存権を保障する意義について明記されていることによる。その源は**世界人権宣言第1条**にある。社会保障の一環としての「介護保障」は日本の場合，介護保険という「社会保険方式」をとっている。

介護の他に「**社会保険方式**」をとっているものは，医療・年金・労災・雇用がある。一方，社会保険方式をとらない福祉施策には生活保護や児童福祉・障害者福祉などがある。その財源には租税があてられ，なんらかのハンディキャップをもった人が対象になる。

## 介護保険サービスの利用手続きと相談窓口

介護保険を利用するためには，「要介護状態」または「要支援状態」にあるかどうかの判断を行う要介護認定を受けなければならない。市町村の窓口や地域包括支援センターなどで**申請手続き**をし，「認定調査結果」と「医師の意見書」により介護度が決定される。介護度により，「介護給付」と「予防給付」に分かれ，「非該当」であっても今後，要介護・要支援になるおそれがあると判断されれば地域支援事業が受けられる。申請手続きの概要は**図4-1**に示す。

利用手続き等を相談する窓口の代表は，地域包括支援センターである。地域包括支援センターは，施行5年後の介護保険法改正で制定され，各区市町村に設置されていた在宅介護支援センターを束ねる形で誕生した。在宅ケアの相談窓口をはじめとして，介護予防マネジメント等を総合的に行う機能をもつが，住民への認知度の点で課題がある

---

**◘ 世界人権宣言第1条**

世界人権宣言（1948年）第1条で，「すべて人間は，生まれながら自由で，尊厳と権利とについて平等である」とされ，第22条で，何人も，社会の一員として，社会保障を受ける権利を有するとされている。また，社会保障の内容について，「何人も，衣食住，医療及び必要な社会的施設を含む自己及び家族の健康及び福祉のための充分な生活水準を享有する権利並びに失業，疾病，能力喪失，配偶者の喪失，老齢，又は不可抗力に基づく他の生活不能の場合に補償を受ける権利を有する」とされている。

**◘ 社会保険方式**

介護が必要になることやけがや病気になることをライフサイクル上の事故と考え，そのリスクに備えて，保険に加入するという方法で社会保障のしくみができている。これを社会保険方式という。わが国では，医療・介護の他に，年金・労災・雇用についても社会保険方式で行われている。

**◘ 申請手続き（介護保険）**

本人や家族が各区役所等の担当窓口に，被保険者証を添えて要介護認定等の申請書を提出する。第2号被保険者については，医療保険の被保険者証が必要。また，本人や家族が申請できない場合は，指定居宅介護支援事業者，介護保険施設等に申請を代行してもらうことができる。認定手続きを電子申請で行うこともできる。

新規申請は介護が必要になったとき。更新申請は有効期間満了日の60日前から満了日までに行う。区分変更申

表4-1 介護保険制度を巡るこれまでの経緯

| | | | |
|---|---|---|---|
| 第1期 | 1997年（平成9年） | 12月 | 介護保険法成立 |
| | 2000年（平成12年） | 4月 | 介護保険法施行 |
| 第2期 | 2003年（平成15年） | 4月 | 介護報酬改定（改訂率▲2.3%：在宅サービスの充実等） |
| | 2005年（平成17年） | 6月 | 介護保険法等の一部を改正する法律（※1）成立 |
| | | 10月 | 改正法（※1）の一部施行（施設給付の見直し） |
| 第3期 | 2006年（平成18年） | 4月 | 改正法（※1）の全面施行（予防給付，地域密着型サービス創設等）<br>介護報酬改定（改定率▲0.5%：予防重視型システムへの対応，地域密着型サービスの創設） |
| 第4期 | 2008年（平成20年） | 5月 | 介護保険法及び老人福祉法の一部を改正する法律（※2）成立 |
| | 2009年（平成21年） | 4月 | 介護報酬改定（改定率プラス3.0%：介護従事者の処遇改善等） |
| | | 5月 | 改正法（※2）の全面施行（業務管理の体制整備，サービス確保対策等） |
| | 2011年（平成23年） | 6月 | 介護サービスの基盤強化のための介護保険法等の一部を改正する法律（※3）成立・公布，一部施行（介護療養病床の転換期限の延長，介護福祉士資格取得法の見直しの延期等） |
| 第5期 | 2012年（平成24年） | 4月 | 改正法（※3）の全面施行（新サービスの創設，介護職員等によるたんの吸引等の実施，保険料の上昇緩和のための財政安定化基金の取崩し等）<br>介護報酬改定（改定率プラス1.2%：在宅プラス1%，施設0.2%） |

といわれている。

地域包括支援センターに対して，在宅ケアを支える機関として，どのような働きが求められているかについては本章4節で詳しく述べる。

## ❏ 介護保険制度のしくみ

介護保険制度のしくみを図4-2に示す。

保険者は市町村とし，保険料の徴収，要介護認定等を行う。被保険者は40歳以上の保険加入者が対象になり，40歳から64歳までを第2号被保険者，65歳以上を第1号被保険者という。それぞれ，保険料（市町村が決定）が異なる。またサービス受給要件も異なり第1号被保険者は，要介護（要支援）状態であること，また第2号被保険者は，医療保険加入者であり，要介護（要支援）状態であって，なお加齢にともなう疾病であって政令により定めるもの（特定疾病），としている。

介護保険制度の財源は，保険料が50％，税金が50％となっている。市町村，都道府県，国の各税金の負担割合については，図4-2に示す。

## ❏ 介護保険サービスの種類

介護保険で給付対象となるサービスの全体像は図4-3のとおりである。要介護者に対しては，在宅・施設両面にわたる「介護給付にお

請は心身の状態に変化があった時（介護保険法第27条から第39条）に行う。
▶ 特定疾病（介護保険制度）

介護保険における特定疾病とは，がん末期，関節リウマチ，筋委縮性側索硬化症，後縦靱帯骨化症，骨折をともなう骨粗鬆症，初老期における認知症，パーキンソン病関連疾患，脊髄小脳変性症，脊柱管狭窄症，早老症，多系統委縮症，糖尿病性神経障害，糖尿病性腎症及び糖尿病性網膜症，脳血管疾患，閉塞性動脈硬化症，慢性閉塞性肺疾患，両側の膝関節又は股関節に著しい変形を伴う変形性関節症の16疾病を指す。

なお，がん末期については，平成18年4月に特定疾病に追加されることとなり，40歳から64歳のがん末期により介護が必要となった場合，介護保険によるサービスの利用が可能となった。

第4章 ■ 在宅ケアを支える制度

## 図4-1 介護サービスの利用手続き

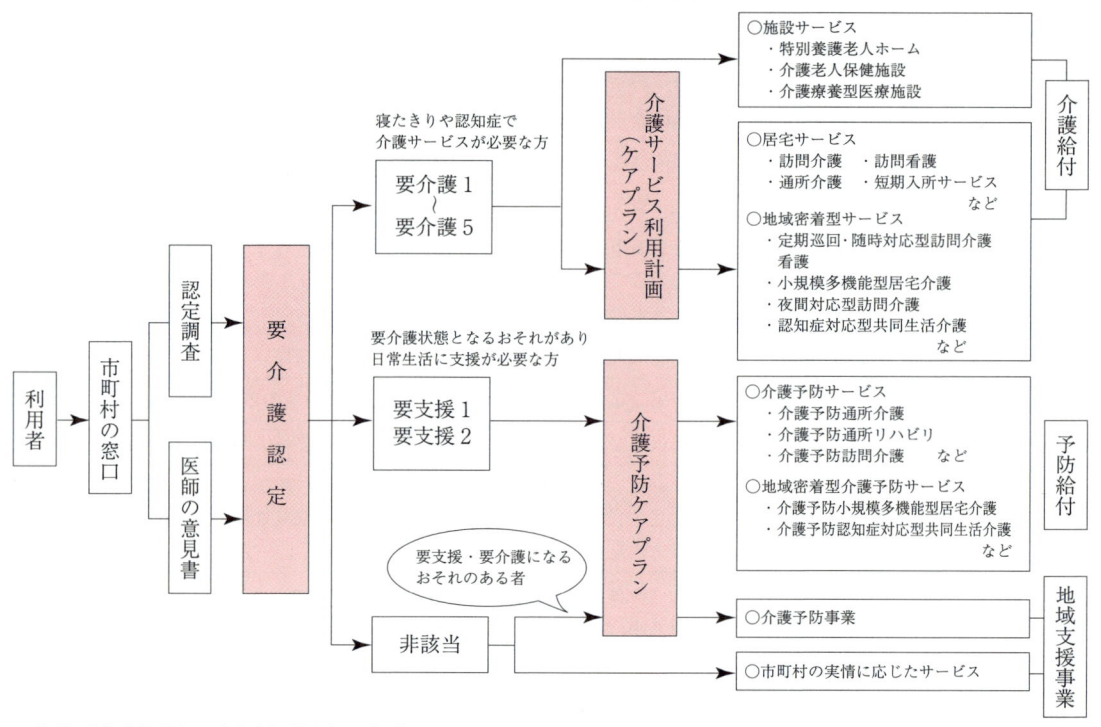

利用者 → 市町村の窓口 →（認定調査／医師の意見書）→ 要介護認定

- 寝たきりや認知症で介護サービスが必要な方 → 要介護1〜要介護5 → 介護サービス利用計画（ケアプラン）→
  - ○施設サービス
    - ・特別養護老人ホーム
    - ・介護老人保健施設
    - ・介護療養型医療施設
  - ○居宅サービス
    - ・訪問介護　・訪問看護
    - ・通所介護　・短期入所サービス　など
  - ○地域密着型サービス
    - ・定期巡回・随時対応型訪問介護看護
    - ・小規模多機能型居宅介護
    - ・夜間対応型訪問介護
    - ・認知症対応型共同生活介護　など
  - → 介護給付

- 要介護状態となるおそれがあり日常生活に支援が必要な方 → 要支援1・要支援2 → 介護予防ケアプラン →
  - ○介護予防サービス
    - ・介護予防通所介護
    - ・介護予防通所リハビリ
    - ・介護予防訪問介護　など
  - ○地域密着型介護予防サービス
    - ・介護予防小規模多機能型居宅介護
    - ・介護予防認知症対応型共同生活介護　など
  - → 予防給付

- 要支援・要介護になるおそれのある者／非該当 →
  - ○介護予防事業
  - ○市町村の実情に応じたサービス
  - → 地域支援事業

出所:「介護保険とは」（厚生労働省HP）（http://www.mhlw.go.jp/seisakunitsuite/bunya/hukushi_kaigo/kaigo_koureisha/gaiyo/dl/hoken.pdf：2013.12.3）

## 図4-2 介護保険制度のしくみ

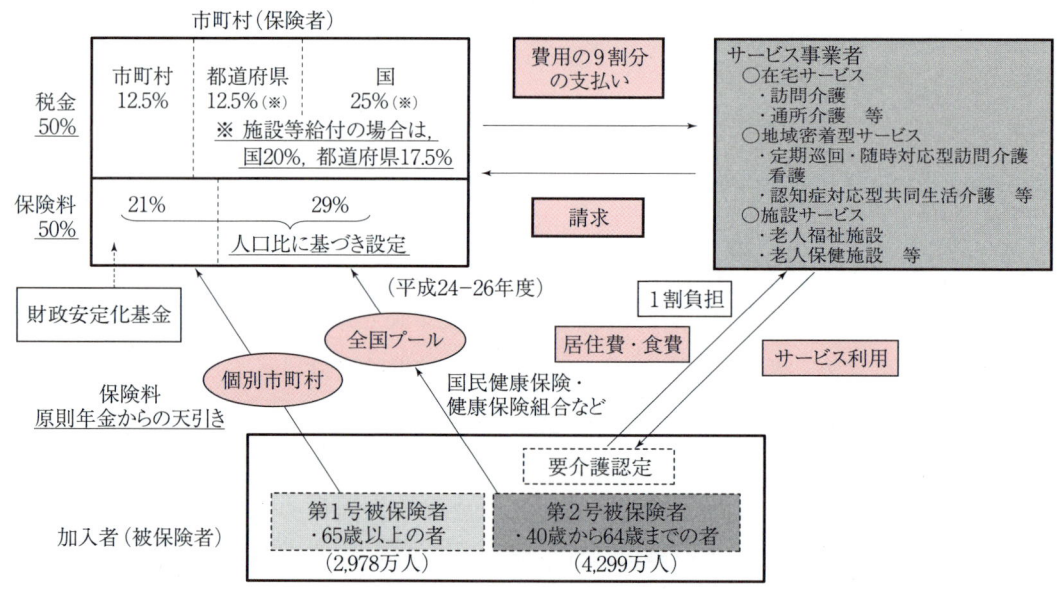

市町村（保険者）

税金50%:
- 市町村 12.5%
- 都道府県 12.5%（※）
- 国 25%（※）
- ※施設等給付の場合は、国20%, 都道府県17.5%

保険料50%:
- 21%　29%
- 人口比に基づき設定
- （平成24-26年度）

財政安定化基金

保険料　原則年金からの天引き

個別市町村／全国プール

国民健康保険・健康保険組合など

加入者（被保険者）:
- 第1号被保険者・65歳以上の者（2,978万人）
- 第2号被保険者・40歳から64歳までの者（4,299万人）

要介護認定

サービス事業者
- ○在宅サービス
  - ・訪問介護
  - ・通所介護　等
- ○地域密着型サービス
  - ・定期巡回・随時対応型訪問介護看護
  - ・認知症対応型共同生活介護　等
- ○施設サービス
  - ・老人福祉施設
  - ・老人保健施設　等

費用の9割分の支払い／請求／1割負担／居住費・食費／サービス利用

注：第1号被保険者の数は、「平成23年度介護保険事業状況報告年報（平成23年度末）」によるものであり、平成23年度現在の数である。
　　第2号被保険者の数は、社会保険診療報酬支払基金が介護給付費納付金額を確定するための医療保険者からの報告によるものであり、平成23年度内の月平均値である。
出所：図4-1と同じ。

第4章 在宅ケアを支える制度

図4-3 サービス等の種類

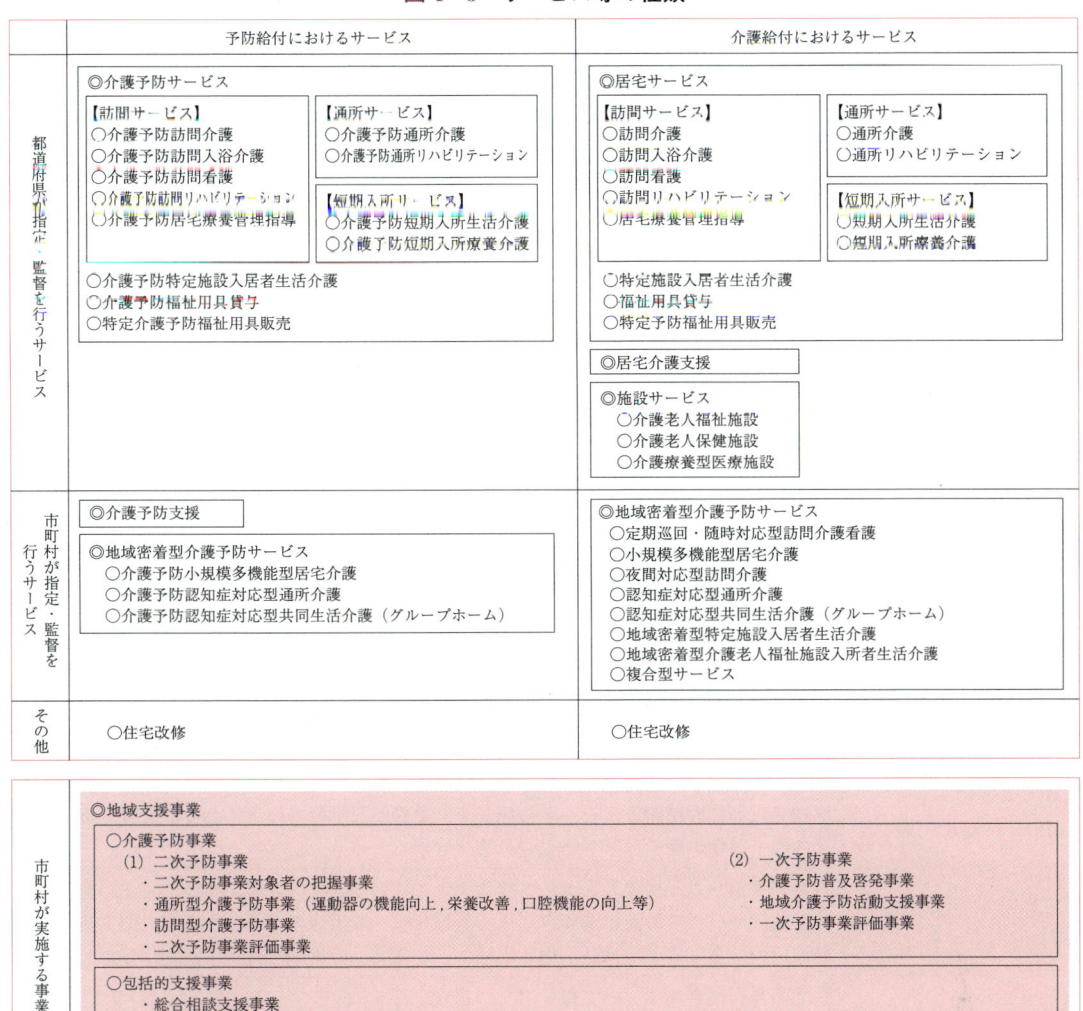

| | 予防給付におけるサービス | 介護給付におけるサービス |
|---|---|---|
| 都道府県が指定・監督を行うサービス | ◎介護予防サービス<br>【訪問サービス】<br>○介護予防訪問介護<br>○介護予防訪問入浴介護<br>○介護予防訪問看護<br>○介護予防訪問リハビリテーション<br>○介護予防居宅療養管理指導<br>【通所サービス】<br>○介護予防通所介護<br>○介護予防通所リハビリテーション<br>【短期入所サービス】<br>○介護予防短期入所生活介護<br>○介護予防短期入所療養介護<br><br>○介護予防特定施設入居者生活介護<br>○介護予防福祉用具貸与<br>○特定介護予防福祉用具販売 | ◎居宅サービス<br>【訪問サービス】<br>○訪問介護<br>○訪問入浴介護<br>○訪問看護<br>○訪問リハビリテーション<br>○居宅療養管理指導<br>【通所サービス】<br>○通所介護<br>○通所リハビリテーション<br>【短期入所サービス】<br>○短期入所生活介護<br>○短期入所療養介護<br><br>○特定施設入居者生活介護<br>○福祉用具貸与<br>○特定予防福祉用具販売<br><br>◎居宅介護支援<br><br>◎施設サービス<br>　○介護老人福祉施設<br>　○介護老人保健施設<br>　○介護療養型医療施設 |
| 市町村が指定・監督を行うサービス | ◎介護予防支援<br><br>◎地域密着型介護予防サービス<br>　○介護予防小規模多機能型居宅介護<br>　○介護予防認知症対応型通所介護<br>　○介護予防認知症対応型共同生活介護（グループホーム） | ◎地域密着型介護予防サービス<br>　○定期巡回・随時対応型訪問介護看護<br>　○小規模多機能型居宅介護<br>　○夜間対応型訪問介護<br>　○認知症対応型通所介護<br>　○認知症対応型共同生活介護（グループホーム）<br>　○地域密着型特定施設入居者生活介護<br>　○地域密着型介護老人福祉施設入所者生活介護<br>　○複合型サービス |
| その他 | ○住宅改修 | ○住宅改修 |
| 市町村が実施する事業 | ◎地域支援事業<br>　○介護予防事業<br>　　(1) 二次予防事業<br>　　　・二次予防事業対象者の把握事業<br>　　　・通所型介護予防事業（運動器の機能向上，栄養改善，口腔機能の向上等）<br>　　　・訪問型介護予防事業<br>　　　・二次予防事業評価事業<br>　　(2) 一次予防事業<br>　　　・介護予防普及啓発事業<br>　　　・地域介護予防活動支援事業<br>　　　・一次予防事業評価事業<br>　○包括的支援事業<br>　　・総合相談支援事業<br>　　・権利擁護事業<br>　　・包括的・継続的ケアマネジメント支援事業<br>　　・介護予防ケアマネジメント事業<br>　○任意事業 | |

出所：厚生労働統計協会（2012）：国民の福祉と介護の動向2012/2013，142，厚生労働協会．

ける」サービスを給付し，要支援者に対しては要介護状態の発生予防という観点から，「予防給付におけるサービス」を給付し，施設サービスは受給できない。

　介護保険におけるサービスは，①居宅サービス（**表4-2**），②地域密着型サービス（**表4-3**），③施設サービスに分かれ，訪問看護は居宅サービスに位置づけられる。病院から在宅への看護の継続の必要性から生まれ，その人にとって必要なケアをいつでもどこでも提供できる制度として推進されている。切れ目のない看護を提供するための連携システムが制度の鍵を握っている。

表 4-2　介護保険制度における居宅サービス等

| サービスの種類 | サービスの内容 |
|---|---|
| 訪問介護<br>（ホームヘルプサービス） | ホームヘルパーが要介護者の居宅を訪問して，入浴，排せつ，食事等の介護，調理・洗濯・掃除等の家事，生活等に関する相談，助言その他の必要な日常生活上の世話を行う |
| 訪問入浴介護 | 入浴車等により居宅を訪問して浴槽を提供して入浴の介護を行う |
| 訪問看護 | 訪問看護を要すると主治医等が認めた要介護者について，病院，診療所または訪問看護ステーションの看護師等が居宅を訪問して療養上の世話または必要な診療の補助を行う |
| 訪問リハビリテーション | 計画的な医学的管理の下におけるリハビリテーションを要すると主治医等が認めた要介護者等について，病院，診療所または介護老人保健施設の理学療法士または作業療法士が居宅を訪問して，心身の機能の維持回復を図り，日常生活の自立を助けるために必要なリハビリテーションを行う |
| 居宅療養管理指導 | 病院，診療所または薬局の医師，歯科医師，薬剤師等が，通院が困難な要介護者について，居宅を訪問して，心身の状況や環境等を把握し，それらを踏まえて療養上の管理および指導を行う |
| 通所介護<br>（デイサービス） | デイサービスセンター等において，入浴，排せつ，食事等の介護，生活等に関する相談，助言，健康状態の確認その他の必要な日常生活の世話および機能訓練を行う |
| 通所リハビリテーション<br>（デイ・ケア） | 計画的な医学的管理の下におけるリハビリテーションを要すると主治医等が認めた要介護者等について，介護老人保健施設，病院または診療所において，心身の機能の維持回復を図り，日常生活の自立を助けるために必要なリハビリテーションを行う |
| 短期入所生活介護<br>（ショートステイ） | 短期入所施設，特別養護老人ホーム等に短期間入所し，その施設で，入浴，排せつ，食事等の介護その他の日常生活上の世話および機能訓練を行う |
| 短期入所療養介護<br>（ショートステイ） | ショートステイを必要としている要介護者等について，介護老人保健施設，介護療養型医療施設等に短期間入所し，その施設で，看護，医学的管理下における介護，機能訓練その他必要な医療や日常生活上の世話を行う |
| 特定施設入居者生活介護<br>（有料老人ホーム） | 有料老人ホーム，軽費老人ホーム等に入所している要介護者等について，その施設で，特定施設サービス計画に基づき，入浴，排せつ，食事等の介護，生活等に関する相談，助言等の日常生活上の世話，機能訓練および療養上の世話を行う |
| 福祉用具貸与 | 在宅の要介護者等について福祉用具の貸与を行う |
| 特定福祉用具販売 | 福祉用具のうち，入浴や排せつのための福祉用具その他の厚生労働大臣が定める福祉用具の販売を行う |
| 居宅介護住宅改修費<br>（住宅改修） | 手すりの取り付けその他の厚生労働大臣が定める種類の住宅改修費の支給 |
| 居宅介護支援 | 在宅の要介護者等が在宅介護サービスを適切に利用できるよう，その者の依頼を受けて，その心身の状況，環境，本人および家族の希望等を勘案し，利用するサービス等の種類，内容，担当者，本人の健康上・生活上の問題点，解決すべき課題，在宅サービスの目標およびその達成時期等を定めた計画（居宅サービス計画）を作成し，その計画に基づくサービス提供が確保されるよう，事業者等との連絡調整等の便宜の提供を行う。介護保険施設に入所が必要な場合は，施設への紹介等を行う |

出所：図 4-3 と同じ，143.

表4-3 介護保険制度における地域密着型サービス

| サービスの種類 | サービスの内容 |
|---|---|
| 定期巡回・随時対応型訪問介護看護 | 重度者を始めとした要介護高齢者の在宅生活を支えるため，日中・夜間を通じて，訪問介護と訪問看護が密接に連携しながら，短時間の定期巡回型訪問と随時の対応を行う |
| 小規模多機能型居宅介護 | 要介護者に対し，居宅またはサービスの拠点において，家庭的な環境と地域住民との交流の下で，入浴，排せつ，食事等の介護その他の日常生活上の世話および機能訓練を行う |
| 夜間対応型訪問介護 | 居宅の要介護者に対し，夜間において，定期的な巡回訪問や通報により利用者の居宅を訪問し，排せつの介護，日常生活上の緊急時の対応を行う |
| 認知症対応型通所介護 | 居宅の認知症要介護者に，介護職員，看護職員等が特別養護老人ホームまたは老人デイサービスセンターにおいて，入浴，排せつ，食事等の介護その他の日常生活上の世話および機能訓練を行う |
| 認知症対応型共同生活介護（グループホーム） | 認知症の要介護者に対し，共同生活を営むべく住居において，家庭的な環境と地域住民との交流の下で，入浴，排せつ，食事等の介護その他の日常生活上の世話および機能訓練を行う |
| 地域密着型特定施設入居者生活介護 | 入所・入居を要する要介護者に対し，小規模型（定員30人未満）の施設において，地域密着型特定施設サービス計画に基づき，入浴，排せつ，食事等の介護その他の日常生活上の世話，機能訓練および療養上の世話を行う |
| 地域密着型介護老人福祉施設入所者生活介護 | 入所・入居を要する要介護者に対し，小規模型（定員30人未満）の施設において，地域密着施設サービス計画に基づき，可能な限り，居宅における生活への復帰を念頭に置いて，入浴，排せつ，食事等の介護その他の日常生活上の世話および機能訓練，健康管理，療養上の世話を行う |
| 複合型サービス | 小規模多機能型居宅介護と訪問看護など，複数の既存の在宅サービスを組み合わせて提供する |

出所：図4-3と同じ，143.

## 2 在宅ケアにおける医療保険制度とケアシステム

### ❏ 公費負担制度

　介護保険法の被保険者は「65歳以上の者」および「40歳以上65歳未満の医療保険加入者」である。

　しかし在宅看護の対象は「在宅におけるすべての療養者とその家族」である。また在宅看護の内容は疾病の予防からリハビリテーション，ターミナル（終末期）までのすべての健康レベルにおよぶ。そのため在宅看護の対象となった介護保険法における被保険者のみならず，介護保険の適用にならない40歳未満の療養者やその家族への訪問看護も提供している。

　介護保険法の対象外の者が訪問看護を利用する場合は，医療保険が

適用される（厚生労働大臣が定める疾病等〔医療保険〕）。40歳未満の療養者，障害者，小児などであるが，継続して訪問看護による在宅ケアを受ける場合は，なんらかの公費負担制度を利用し訪問看護サービスの経済的負担を軽減して，継続的なサービスが可能になるよう支援していくことが大切になる。

公費負担制度とは，以下の❶～❺の制度等である。

❶ 厚生労働大臣が定める疾病（がん末期や神経難病等）
❷ 原爆被爆者対策
❸ 生活保護制度
❹ 障害者施策　重度心身障害者医療
❺ 特定疾患治療研究事業（難病）

人口の高齢化にともない高齢者に対する施策が優先され，小児や若年者，40歳未満の成人期の人々が疾病をもって長期に療養を要するようになった場合，医療施設にも在宅にもその受け皿が用意されているとはいえない。在宅ケアに携わるものが専門的な立場から積極的に制度やしくみについての提言をしていかなければならない。

また，自宅以外の居住系サービスでも訪問看護が利用できるようになり，一定の要件（疾病や状態）のもとで施設利用者への訪問看護サービスが提供されている。

### 医療保険制度

わが国の医療制度は図4-4「医療保険制度の概要」に示すように，「医療保険制度」と「医療提供体制」からなる。その財源は国と地方自治体からの公費と各保険者からの保険料でまかなわれる。医療サービスの利用料は年齢区分により1割から3割である。病院や診療所等の医療を提供する体制の確保を医療法により規定している。また，医療行為等についてはそれぞれの医療従事者の各根拠法の中に明示されている。

表4-4に示す「在宅医療に係る医療機関の機能の整理」は現在，在宅医療を担う医療提供体制とその機能をまとめたものである。

次に図4-5「医療保険と介護保険の訪問看護」および表4-5「医療保険と介護保険の訪問看護のちがい」，図4-6「医療保険と介護保険の訪問回数のちがい」について述べる。訪問看護サービスを利用する際利用者の年齢や条件（疾患や病状）により保険の種類が決まる。その根拠はサービス利用にあたりより自己負担の少ない方を選択し，継続して訪問看護を利用するためである。訪問回数も医療保険の利用では原則週3回であるが，末期の悪性腫瘍などでは回数制限がなくな

---

**■厚生労働大臣が定める疾病等（医療保険）**

訪問看護は原則的には介護保険が適用されるが，「厚生労働大臣が定める疾病等」に該当した人の訪問看護については医療保険が優先される。以下の20の疾病と状態が給付対象となる。
①末期の悪性腫瘍，②多発性硬化症，③重症筋無力症，④スモン，⑤筋萎縮性側索硬化症，⑥脊髄小脳変性症，⑦ハンチントン病，⑧進行性筋ジストロフィー症，⑨パーキンソン病関連疾患（(a)進行性核上性麻痺　(b)大脳皮質基底核変性症　(c)パーキンソン病〔ホーエン・ヤールの重症度分類Ⅲ度以上かつ生活機能障害度がⅡ度またはⅢ度〕），⑩多系統萎縮症（(a)線条体黒質変性症　(b)オリーブ橋小脳萎縮症　(c)シャイ・ドレーガー症候群）⑪プリオン病，⑫亜急性硬化性全脳炎，⑬ライソゾーム病，⑭副腎白質ジストロフィー，⑮脊髄性筋萎縮症，⑯球脊髄性筋萎縮症，⑰慢性炎症性脱髄性多発神経炎，⑱後天性免疫不全症候群，⑲脊髄損傷，⑳人工呼吸器を使用している状態。

第4章 在宅ケアを支える制度

## 図4-4 医療制度の概要

- 75歳以上
  1割負担
  （現役並み所得者は3割負担）
- 70歳から74歳
  2割負担※
  （現役並み所得者は3割負担）
- 義務教育就学後から69歳
  3割負担
- 義務教育就学前
  2割負担
  ※平成20年4月から、1割に据え置く

患者（被保険者）
② 受診・窓口負担
③ 診療
① 保険料
⑤ 支払
④ 請求

【医療提供体制】
病院
診療所 　「医療法」

医師 　「医師法」
歯科医師 　「歯科医師法」
薬剤師 　「薬剤師法」
保健師
助産師 　「保健師助産
看護師 　　師看護師法」
その他の医療従事者
国家資格者については
各根拠法あり

【医療保険制度】

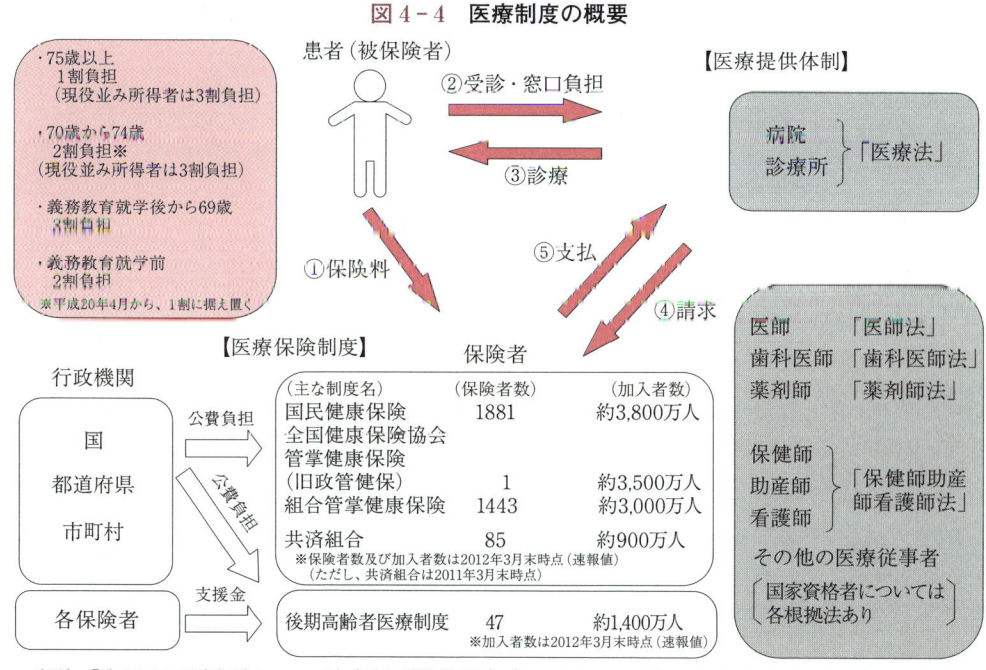

行政機関
国
都道府県
市町村
　→ 公費負担
　→ 公費負担
各保険者 → 支援金

保険者

| （主な制度名） | 保険者数 | 加入者数 |
|---|---|---|
| 国民健康保険 | 1881 | 約3,800万人 |
| 全国健康保険協会管掌健康保険（旧政管健保） | 1 | 約3,500万人 |
| 組合管掌健康保険 | 1443 | 約3,000万人 |
| 共済組合 | 85 | 約900万人 |
| 後期高齢者医療制度 | 47 | 約1,400万人 |

※保険者数及び加入者数は2012年3月末時点（速報値）
（ただし、共済組合は2011年3月末時点）
※加入者数は2012年3月末時点（速報値）

出所：「我が国の医療保険について」（厚生労働省HP）（http://www.mhlw.go.jp/seisakunitsuite/bunya/kenkou_iryou/iryouhoken01/images/index_img_01.gif）。

## 表4-4 在宅医療に係る医療機関の機能の整理

|  | 在宅療養支援診療所／病院<br>（診療報酬） | 在宅医療において積極的役割を担う医療機関<br>（医療計画）<br>※在宅療養支援病院／診療所の中から位置づけられることを想定 | 地域医療支援病院<br>（医療法） |
|---|---|---|---|
| 在宅医療提供に係る役割 | ・単独又は連携により、24時間体制で在宅医療を提供 | ・自ら24時間対応体制の在宅医療を提供<br>・夜間や急変時の対応等、他の医療機関の支援<br>・災害時に備えた体制構築 | ・自らの在宅医療提供は必須ではない |
| 在宅療養患者の入院に係る役割 | ・入院機能を有する場合には、緊急時に在宅での療養を行っている患者が入院できる病床を常に確保 | ・入院機能を有する場合には、急変時受け入れやレスパイトなどを行う | ・地域の医療機関において対応困難な重症例の受け入れ |
| 多職種連携に係る役割 |  | ・現場での多職種連携の支援<br>・在宅医療・介護提供者への研修の実施 | ※医療法では、在宅医療の提供の推進に関する支援として、<br>・在宅医療提供事業者の連携の緊密化のための支援<br>・患者や地域の医療提供施設への在宅医療提供事業者に関する情報提供 |

参考：在宅医療連携拠点
　・地域において多職種協働による包括的かつ継続的な在宅医療の提供体制の構築を担う。
　・地域の実情に応じて、市町村、地域医師会等、自ら在宅医療を提供しない主体も拠点となりうる。
　・標準的な規模の市町村の人口（7～10万人程度）につき1カ所程度を目途に設置されることを想定。
出所：「在宅医療の現状」（厚生労働省HP）2012年7月（http://www.mhlw.go.jp/seisakunitsuite/bunya/kenkou_iryou/iryou/zaitaku/dl/h24_0711_01-02.pdf）。

**コラム**

**医療保険にない介護保険の特徴**

　介護保険はその理念のちがいから，医療保険にない制度上の特徴をもっている。
　そのうち，給付に関するものは以下のようになる。

・医療保険の給付は疾病や傷病があれば誰でも受けられるが介護保険給付はたとえ介護が必要でも要介護認定を受けなければ給付を受けられない（フリーアクセスの制限）。
・医療保険ではかかった費用の全額が給付の対象となる原則があるが，介護保険では支給限度額を設けて保険給付の範囲を限定し，それを超えるサービスを全額自己負担としている。
・医療保険ではサービス提供のやり方は医師や看護師等専門職の判断に大きく委ねられているが，介護保険ではケアマネジャー（介護支援専門員）が介在し，利用者と合意したケアプランに基づき，サービスが提供されなければならない。
・医療保険では全国共通の基準によってサービス提供が定められているが，介護保険では市町村が独自に給付対象サービスを追加したり給付水準を引き上げる等，保険者の自由裁量権が大きい。

## 図4-5　医療保険と介護保険の訪問看護

○ 疾病又は負傷により居宅において継続して療養を受ける状態にある者に対し，その者の居宅において看護師等が行う療養上の世話又は必要な診療の補助をいう。
○ 介護保険の給付は医療保険の給付に優先することとしており，要介護被保険者等については，末期の悪性腫瘍，難病患者，急性増悪等による主治医の指示があった場合などに限り，医療保険の給付により訪問看護が行われる。

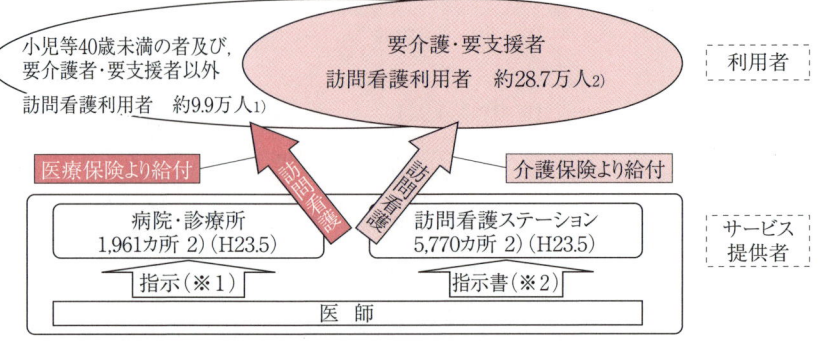

【利用者】
- 小児等40歳未満の者及び，要介護者・要支援者以外　訪問看護利用者　約9.9万人 1)
- 要介護・要支援者　訪問看護利用者　約28.7万人 2)

【サービス提供者】
- 医療保険より給付 ← 病院・診療所　1,961カ所 2)（H23.5）
- 介護保険より給付 ← 訪問看護ステーション　5,770カ所 2)（H23.5）
- 指示（※1）／指示書（※2）←　医師

注：※1　他医療機関への指示の場合　診療情報提供料250点（医療保険）を算定。
　　※2　訪問看護指示料300点（医療保険）を算定。
出所：「介護給付費実態調査」（平成23年5月審査分）保健局医療課調べ。

## 図4-6　医療保険と介護保険の訪問回数のちがい

【医療保険】
- 居宅において継続して療養を受ける状態にあり通院困難な患者
  - 原則週に3回
  - （40歳未満の者及び40歳以上の要支援者・要介護者でない者）
- 回数制限がない（週4日以上）

【介護保険】
- 居宅要介護者・要支援者
- 特定疾病の居宅要支援者・要介護者
  - （40歳以上65歳未満）
- 末期の悪性腫瘍等
  - 多発性硬化症，重症筋無力症，スモン，筋萎縮性側索硬化症，脊髄小脳変性症，頚髄損傷，人工呼吸器装着者　等
- 特別訪問看護指示書
  - 14日間を限度とし，月1回まで　病状の急性増悪等

月に2回まで可能な者　・気管カニューレを使用
　　　　　　　　　　　・真皮を越える褥瘡

出所：厚生労働省「医療保険・介護保険の訪問看護対象者」平成24年．

表4-5 医療保険と介護保険の訪問看護のちがい

|  | 医療保険による訪問看護 | 介護保険による訪問看護 |
|---|---|---|
| 利用対象者 | ①乳幼児を含む40歳未満の医療保険加入者<br>②40歳以上65歳未満で介護保険法で厚生労働大臣の定める16の特定疾病等以外の者<br>③65歳以上の者で要支援・要介護に該当しない者<br>④介護保険の要支援・要介護者で以下に該当する人で主治医の訪問看護指示書がある場合<br>・悪性腫瘍の末期の人<br>・厚生労働大臣が定める疾病等の人<br>・急性増悪期（14日以内）の人 | ①65歳以上で要介護認定により，要支援1～要介護5に認定された人<br>②40歳～65歳未満で介護保険法で厚生労働大臣の定める16の特定疾病が原因で要介護状態になり，要支援1～要介護5に認定された人 |
| 提供機関 | ①訪問看護ステーション<br>②訪問看護業務を行っている病院・診療所 | ①訪問看護ステーション<br>（介護保険法により，居宅サービス事業者，介護予防事業者の指定を受けたステーション） |
| 利用時間・回数 | ①1日に1回，1回の標準訪問時間は30分から1時間30分程度で2時間を超えない<br>②利用回数の上限は1週3回まで。<br>医療ニーズの高い人はそれ以上も認められる。 | ①介護報酬により決められた時間（20分未満，30分未満，30分以上1時間未満，1時間以上1時間30分まで）の単位（1単位＝10円）に基づいて計画・実施 |
| 利用料 | 〈訪問看護ステーション〉<br>・基本利用料<br>　後期高齢者医療受給者は1割負担<br>　（現役並み所得は3割負担）<br>　医療保険被保険者・被扶養者は3割負担（70歳～74歳は1割もしくは3割，3歳未満は2割負担）<br>・その他の利用料（交通費・おむつ代等）<br>〈病院・診療所〉<br>・診療報酬による自己負担 | 介護報酬に基づき算定された額の1割負担 |
| 支給方法 | 〈訪問看護ステーション〉<br>・訪問看護療養費による支給<br>〈病院・診療所〉<br>・診療報酬の規定による支給 | 介護報酬の規定による支給 |

ったり，特別訪問看護指示書（1回／月）があれば（主治医が必要に応じ書く）14日間を限度として訪問することができる。また，気管カニューレを使用していたり，真皮を越える褥瘡がある場合はその指示を月に2回出すことが可能になり，1カ月に最大14日間×2＝28日間訪問看護を利用することができる。

「公費負担医療制度」を利用することによって介護保険より自己負担割合の高い医療保険を使用して負担の軽減を図ることができる。

▶公費負担医療制度
　現在，公費医療制度には法律によるものと予算的措置によるものがある。法律によるものには①結核患者の医療・入院，Ⅰ類感染症の入院，②医療扶助（生活保護），③自立支援医療（障害者自立支援法），④結核児童の療養給付・小児慢性特定疾患治療研究事業による措置医療（児童福祉法），⑤認定疾患医療，一般医療（原子爆弾被爆者に対する援護に関する法律），⑥措置入院（精神保健及び精神障害者福祉に関す

る法律），⑦入院措置（麻薬及び向精神薬取締法），⑧養育医療（母子保健法）等がある。
　予算的措置によるものには，特定疾患治療研究事業（56疾患）がある。
　出所：『国民衛生の動向2012／2013』163, 228.

## 3 在宅ケアにおける社会資源の種類と利用方法

### ❑ 社会資源とは何か

　社会資源（social resources）とは社会的要求の充足や問題解決のために利用することができる制度，施設，資金，情報などの物的・人的資源の総称のことをいう。人が病気や障害をもっても自立して生活を送るためにはなんらかの手助けを必要とする。

　このような手助けを利用することを「社会資源を活用する」という。社会資源をその供給主体や資源の性質からフォーマル，インフォーマルに分ける。

　ただ，医療・看護・教育など，利用者に関わるさまざまな分野の中で，「資源」の概念がちがうので，協働するときは注意が必要である。

**❶　フォーマルな社会資源**

　行政や社会福祉法人，企業，地域の団体，NPO法人および各所での従事者，法律・制度，医療機関，ケア施設等。

**❷　インフォーマルな社会資源**

　家族や親戚，近隣，友人，ボランティア，NPOなどを指す。

　インフォーマルな社会資源は近隣の人々との地域的なつながりを特徴とし，利用者の心身のケアに大きな効果をもたらすことも多い。

　神戸や東日本の大震災の経験からもインフォーマルな社会資源は，画一的な行政サービスが不得手とするきめ細やかな心配りや制度の隙間を埋める役割を果たした。とりわけ被災者の心の緊急避難の役目も担い，平時には気づかなかった「人と人の絆」の存在を確認できるものとなった。「人は人によって癒される」，人間の存在の特徴を表している。インフォーマルな社会資源を活性化させ，それをいかに在宅ケアに取り入れケアの潤滑油にできるかが療養生活の質を左右する。

### ❑ ケアマネジメントの役割

　社会資源は，利用者の生活支援における一つの重要な要素である。そして，支援者には利用者の生活上のニーズに応えるために，迅速かつ効果的にその社会資源を活用することが求められる。

　また，支援者は，利用者の主体的な立場を尊重し，生活全体をとらえる的確なアセスメントとケア計画に基づいて社会資源を活用することが大切である。社会資源の活用とは，一人ひとりの利用者に対して，

第4章■在宅ケアを支える制度

必要な社会資源を紹介するとともに円滑に提供できるようにするための調整も含まれる。社会資源の活用はケアマネジメント機能の一つである。

ケアマネジメントには，生活支援の視点から，利用者のニーズと適切な社会資源とを結びつける働きがある。フォーマルな社会資源とインフォーマルな社会資源の適切な組み合わせが効果的な支援を可能にする。しかし，日本におけるケアマネジメントは，介護保険にみられるように提供するサービスが制度上のサービス，すなわちフォーマルな社会資源に焦点化されているため，十分に効果が発揮できていない。

そのような中，フォーマルとインフォーマルという供給主体による分類に焦点をあてた研究が進められてきている。特に白澤政和は，「ケアマネジメントではフォーマルな社会資源とインフォーマルな社会資源を合わせると，サービスの供給主体の数が増加し，利用者がそれらを組み合わせることにより，ニーズの多様化・高度化への対応ができる」と述べている。介護保険制度の施行前から，ケアマネジャーが利用者にフォーマルな社会資源を優先し，地域のインフォーマルな社会資源と利用者を結び付ける機能が十分に果たせないのではないかという危惧があった。

その理由の一つには，ケアマネジャーの役割がコストコントロールであると考えられているところにある。

もう一つは，居宅介護支援事業者が独立していないという問題がある。日本のケアマネジャーが所属する居宅介護支援事業者は，介護サービス事業者と同一法人で運営されるところが多い。そのため，ケアマネジャーはフォーマルなサービス提供を優先せざるをえない場合がある。

介護保険制度導入後の社会資源活用については，2002年に馬場純子が「介護支援専門員のケアマネジメント業務に関する調査」によって，情報収集からケアプランの見直しまでの各プロセスにおいてインフォーマルな社会資源が把握されていないという結果を報告している。また，2005年に実施された齊藤順子の「現任ケアマネジャーの自己評価に関する調査」でも，「公的介護保険以外の資源（公的・私的両方）は，ほとんど使っていない」と回答するケアマネジャーが多いことが指摘された。

インフォーマルな社会資源活用も含めた支援の展開は，利用者の個別支援を導くケアマネジメント実践につながるものである。さまざまな実践事例を重ねて，利用者が住み慣れた地域で生活し続けることができるケアマネジメント実践を進めていかなければならない。

■ケアマネジャー（介護支援専門員）
　2000年4月に施行された介護保険制度によって，新たに誕生した専門職で要支援・要介護認定を受けた人からの相談を受け，居宅サービス計画（ケアプラン）を作成し，他の介護サービス事業者との連絡，調整等をとりまとめる。サービス提供にともなうモニタリング・評価を行う。都道府県知事から与えられる公的資格であるが国家資格ではない。5年以上の経験をもつ医師，保健師，看護師等の医療・保健・福祉職が実務研修受講試験に合格し，介護支援専門員実務研修を終了しなければならない。

■コストコントロール
　経済用語で原価管理のこと。利益を確保するためには，経費を抑え，売上額を伸ばすことが必要であるとされる。売上額はさまざまな要因に左右されるが，経費は，マネジメントの内容によってコントロールすることが可能であるとしている。
　ケアマネジャーのコストコントロールとは介護保険サービス計画の作成が個々のサービスのコスト計算に終始しがちで，利用者の幅広いインフォーマルのサービスに目が行かないという問題を指している。

### ◻ 利用者と家族の生活習慣や価値観にあわせた社会資源の利用方法

　利用者と家族の生活習慣や価値観に合わせた社会資源を選択し，価値観にかなった方法で在宅ケアを進めていくことは，在宅ケアの継続の点からも重要である。

　介護を要する高齢者や障害を抱えた利用者にとって，耳慣れない制度やこれまで付き合いのなかった専門家とのやり取りは，大きな負担ともいえる。施設内療養（入院）であれば，治療という目的と退院というゴールに向けて自制ができても，生活の中で展開される在宅看護は日々，利用者やその家族のさまざまな価値観や生活習慣にさらされる。今，何を優先することが大事か，利用者・家族の当事者意識に寄り添ってケアを決定していかなければならない。

　そのためには，利用者のこれまでの生活歴，生き方，仕事の仕方，家事の仕方等について，ケア提供者は既存の情報を一度白紙に戻してその姿を映し出さなければならない。遠くの家族より，近隣の心を通わせる友人がその利用者にとって家族以上の存在であったり，地域の行事がかけがえのない価値をもたらすものかもしれない。利用者あるいは家族の言葉や行動の端々に現れる社会的ニーズの兆候を見逃してはならない。それらの見えないニーズを察知し，納得のいくケアや支援ができたとき，はじめてその関係に信頼が生まれ，社会資源の選択も適切にできるのである。

### ◻ 在宅ケアの関連機関との連携

　在宅で安心して療養を継続するためには，その療養を支援するさまざまな職種とさまざまな機関の働きが必要になる。そのためには，利用者の状況に合わせてケアをコーディネイト（ケア・コーディネーションという）する作業が求められるが，介護保険制度ではその役割をケアマネジャー（介護支援専門員）が担っている。訪問看護師はケアマネジャーから分担された役割を果たすばかりでなく，療養生活全般を見渡し今後必要となるサービスや予防のための介入の提言などを積極的に行って，ともに支援者として協働していく姿勢が大切である。

　在宅ケアにおける関連機関との連携は1拠点から1拠点のように点と点をつなぐようなものから，網の目のような連携が必要になる事例までさまざまである。

　また，多職種や他機関との連携が真にケアを高めていく連携になるためには，互いに「顔の見える関係」になることが，大切である。

　「関係機関に所属している関係職種」という認識から，「個人として顔がわかる」→「顔の向こう側のその人（人間）が見える」→「顔を

図4-7 満足度の高い多職種合同カンファレンスの条件

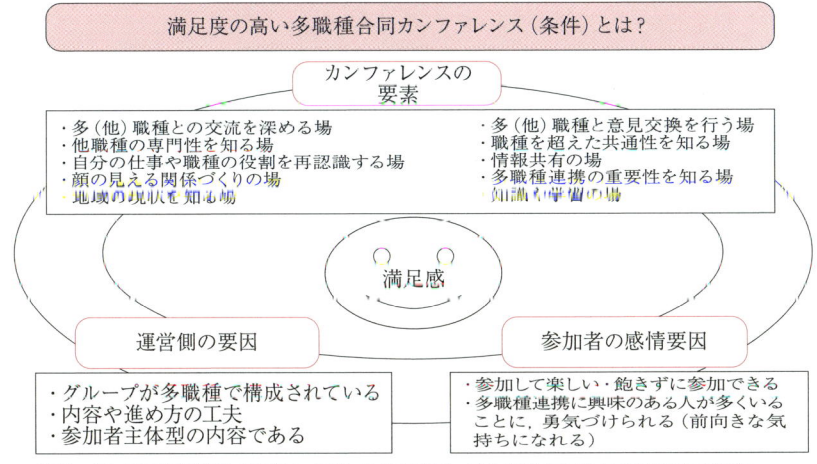

満足度の高い多職種合同カンファレンス（条件）とは？

カンファレンスの要素
- 多（他）職種との交流を深める場
- 他職種の専門性を知る場
- 自分の仕事や職種の役割を再認識する場
- 顔の見える関係づくりの場
- 地域の現状を知る場
- 多（他）職種と意見交換を行う場
- 職種を超えた共通性を知る場
- 情報共有の場
- 多職種連携の重要性を知る場
- 知識を学べる場

満足感

運営側の要因
- グループが多職種で構成されている
- 内容や進め方の工夫
- 参加者主体型の内容である

参加者の感情要因
- 参加して楽しい・飽きずに参加できる
- 多職種連携に興味のある人が多くいることに，勇気づけられる（前向きな気持ちになれる）

出所：「在宅医療連携拠点事業」（厚生労働省HP）厚生労働省医政局在宅医療推進室.

通り越してその人との信頼が生まれる」というように関係性が深まり，より価値観を共有した活動ができるという連携が生まれる。現在国が進めている「地域包括ケア」においても，携わる関係職種間とのよりよいパートナーシップが築けなければ「絵に描いた餅」になる。

質の高いケア提供のためには，実効性のある多職種連携の工夫が求められる。例として，多職種合同カンファレンスについてあげておく（**図4-7**）。

## 4 地域包括ケアシステム

### ◻地域包括ケアとは

高齢者ができる限り長く地域社会で生活が続けられることを目的に提唱された考え方である。地域包括ケアとは，「ニーズに応じた住宅が提供されることを基本とした上で，生活上の安全，安心，健康を確保するため，医療や介護・予防などが日常生活の場で適切に一体的に提供される生活支援サービスのこと」と定義されている。その際，地域包括ケアがより有効に機能するための圏域を「おおむね30分以内に駆けつけられる圏域」と想定し，中学校区を基本とすることが提唱されている。

地域包括ケアの「包括」は，①保健・医療，介護，住宅，予防，生活支援等の提供されるサービスが多面的であること，②自助，互助，公助等のケアが包括的に提供されること，③要介護・要支援高齢者を

対象にするだけでなく高齢者全体を対象に、ひいては地域の全住民を対象にするといった意味あいをもっている。

### 地域包括ケアのこれから

国は地域包括支援センターを拠点に地域包括ケア体制に期待をしているが、「地域の実情により柔軟に」としているように、都市化の進展や市町村の財政規模にも左右され、体制化には時間がかかると考えられる。

地域包括ケアシステムを保険・医療・福祉の連携・統合システムとして、施設ケアと在宅ケアとの連携も視野に入れた取り組みを医療機関を基点に行ってきた尾道市の御調町地域包括ケアシステムは、国の保健医療福祉のシステムや介護保険制度をけん引してきた。「地域包括ケアシステムの生みの親」である御調町の実践例は過疎の中山間地域に展開された。地域包括ケアシステムのハードが公立みつぎ総合病院、保健福祉総合施設（老健施設・特養等介護施設、リハビリテーションセンター等）および保健福祉センター、介護予防センター等であり、サービスは健康づくり、在宅ケア、リハビリテーション、寝たきりゼロ作戦（介護予防）、介護・福祉、住民参加等である。

### 24時間対応定期巡回・随時対応サービス

24時間対応定期巡回・随時対応サービスは、今後急増する中重度者や医療必要度が高い要介護者が自宅で過ごす「限界点」を引き上げるため、短時間の巡回ケアを中心に24時間体制で訪問介護と訪問看護の両方を提供するものである。国（厚生労働省）は定期巡回・随時対応サービスを地域包括ケアシステムを支える中心的なサービスとして位置づけた。図4-8に示すように、身体介護を中心に短時間のケアを1日数回行う「定期巡回」サービスと、利用者から通報を受けて駆けつける「随時対応」サービスからなる。

定期巡回・随時対応サービスは地域密着型サービスの一つとして創設されたため、事業者の指定は市町村が行う。

平成24年度介護報酬改定では、地域包括ケアシステムを具体的に進めるためのサービス提供体制として、24時間の定期巡回型のサービスが重点化項目にあがった。それを評価する報酬の導入もなされ、モデル事業に積極的に取り組む自治体が出てきている。

すでに1992年の北欧・スウェーデンは、エーデル改革が終わった後、施設から在宅へ、広域の政策から小さなコミューンへ政策の権限移譲、さらに介護士、看護師の権限拡大等変革の時期を迎えていた。

▶ **地域包括支援センター**

地域包括支援センターには、保健師、主任ケアマネジャー、社会福祉士が置かれ、専門性を生かして相互連携をしながら業務にあたっている。法律上は市町村事業である地域支援事業を行う機関であるが、外部への委託も可能である。要支援認定を受けた者の介護予防マネジメントを行う介護予防支援事業所としても機能する。24時間対応の相談機関として、行政機関（市町村）の直営の他に行政から地域支援事業の委託を受けて運営する施設併設型がある。

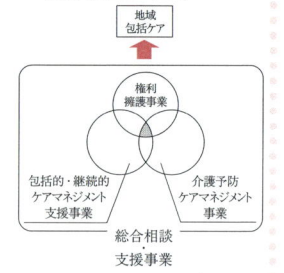

## 図4-8 24時間対応の定期巡回・随時対応サービスの創設（イメージ）

重度者を始めとした要介護高齢者の在宅生活を支えるため，日中・夜間を通じて，訪問介護と訪問看護が密接に連携しながら，短時間の定期巡回型訪問と随時の対応を行う「定期巡回・随時対応サービス」を創設する。

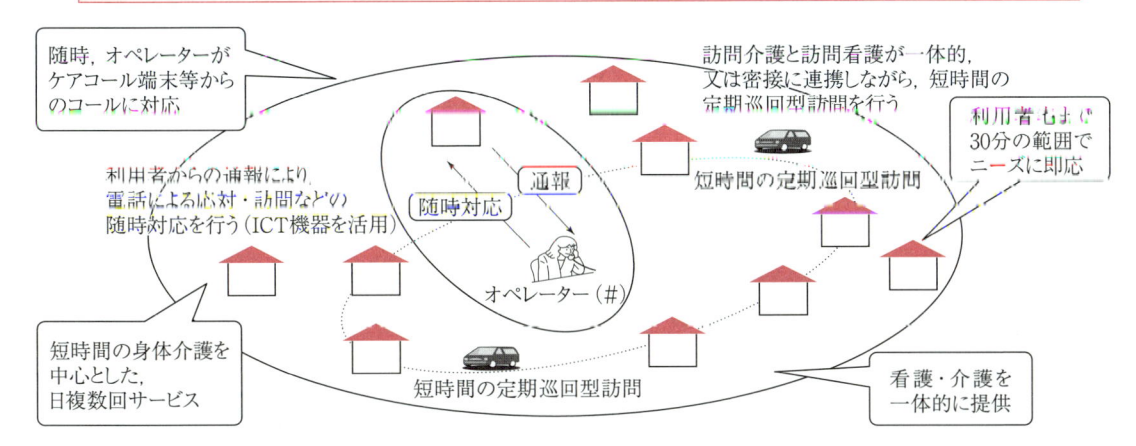

- 随時，オペレーターがケアコール端末等からのコールに対応
- 利用者からの通報により電話による応対・訪問などの随時対応を行う（ICT機器を活用）
- 短時間の身体介護を中心とした，1日複数回サービス
- 訪問介護と訪問看護が一体的，又は密接に連携しながら，短時間の定期巡回型訪問を行う
- 利用者もより30分の範囲でニーズに即応
- 看護・介護を一体的に提供
- 短時間の定期巡回型訪問
- 随時対応／通報／オペレーター（#）

※ 1つの事業所から訪問介護・訪問看護を一体的に提供する，又は，外部の訪問看護事業所と緊密な連携を図って訪問介護を実施するなど，訪問介護と訪問看護の密接な連携を図りつつ実施する。
※ 在宅療養支援診療所等，地域の医療機関との連携も重要となる。
※ 地域密着型サービスとして位置づけ，市町村（保険者）が主体となって，圏域ごとにサービスを整備できるようにする。
# オペレーターについては，単独事業所に駐在している場合のほか，複数の事業所について一括で対応する場合，24時間体制の既存施設と兼務する場合，単独事業所で携帯電話等を所持した職員が対応する場合等が考えられる。

出所：厚生労働省統計協会（2013）：国民の福祉と介護の動向2013／2014, 150. 厚生労働協会.

　日本においても，高齢化がピークを迎える2025年に向けて，サービスの随時対応，職種横断的なケア体制に向けて，北欧の取り組みを参考にしつつ柔軟な地域包括ケアの新システムの推進が望まれる。

## ○ 注

(1) 白澤政和（1998）：介護保険とケアマネジメント，94, 中央法規出版.
(2) 馬場純子（2002）：介護支援専門員のケアマネジメント業務内容の分析——介護支援専門員のケアマネジメント業務に関する調査研究（2），日本社会福祉学会　第50回大会.
(3) 齊藤順子（2005）：介護支援専門員の職務意識とその課題——利用者主導のケアマネジメントの実践に向けて，*the Journal of Policy Studies*, 19：105-123.

## ○ 引用・参考文献

福田健（2010）：地域包括支援センターの現状と課題，自治体チャンネル，116：18-21.
厚生労働統計協会（2012）：国民衛生の動向2012／2013.
厚生労働統計協会（2012）：国民の福祉と介護の動向2012／2013.
岡平美佐子他（1995）：喜び・自由・安心——北欧からのメッセージ，広島県国民健康保険連合会.
岡平美佐子他（1998）：実践事例集——スウェーデンに学ぶ高齢者対策，広島県国民健康保険連合会.

太田貞司（2008）：第1章地域包括支援センターの理念と現実，高橋紘士編，地域包括支援センター実務必携，42-43，オーム社．

藤谷久美子，島内節，佐藤美穂（1998）：全国の訪問看護ステーションにおける24時間ケア必要者のニーズの種類と構造，日本在宅ケア学会．

大夛賀政昭（2012）：地域包括ケアシステムにおける24時間定期巡回・随時対応型訪問サービスの位置付けと課題，保健医療科学，61(2)：139-147．

厚生労働省医政局指導課在宅医療推進室「在宅医療・介護あんしん2012」．

厚生労働省「人口動態調査統計（確定数）」（平成22年）．

厚生労働省「国民生活基礎調査」（平成22年）．

高齢者介護研究会報告書「2015年の高齢者介護〜高齢者の尊厳を支えるケアの確立に向けて」（平成15年）．

24時間在宅・訪問サービスに関する調査研究事業「24時間地域巡回型訪問サービスのあり方検討会」報告書（平成23年2月），三菱UFJリサーチ＆コンサルティング．

# 第5章
在宅看護とケアマネジメント

## 1 本人・家族のサービスへの移行と選択を重視

### ❏ 療養者のニーズと社会資源

　加齢や病気，障害によって介護が必要となっても，自分らしい生活を営みたいという希望は，誰もがもつ人として当然の願いである。そのためには低下した機能を補う支援や社会資源が必要となる。たとえば脳梗塞による麻痺が残っても，玄関の段差をなくし廊下や風呂場に手すりをつける住宅改修や，電動ベッドや車いすなどの福祉用具を借りることで自力での移動が可能となり，食事や洗濯など身のまわりの手助けをしてくれる人がいれば自宅での生活が実現する。

　ニーズとは，医療や介護の身体的課題のみではなく，療養者の社会的，経済的，心理的なすべての側面を統合した，生活上の課題を指している。在宅療養に携わる専門職は，同じ年齢や疾患であってもニーズには個別性があることを理解し，本人や家族が納得できるサービスを提供していくことが必要である。

### ❏ 介護保険法における利用者本位の理念

　介護保険法は，高齢化により急速に増大していく介護の社会資源の開発や分配を，国民の共同連帯において支えるしくみとして制定された。総則のキーワードには，被保険者がサービスを選択し，自己決定していく利用者本位の理念が読みとれる。

　まず，第1条の目的では，要介護状態となった者の「尊厳を保持」し，その有する能力に応じ「自立した日常生活」を営むことができるよう，「必要な保険給付」を行うことが謳われている。

　さらに第2条では，介護保険がそのために行う保険給付は，心身の状況や環境等に応じて「被保険者の選択」に基づき，適切なサービスが多様な事業者や施設から，総合的かつ効率的に提供されるよう配慮すべきとしている。すなわち，多くの社会資源の中から必要とするサービスを選択できるよう情報を提供し，利用者の尊厳と必要で十分な情報が与えられた上での自己選択（インフォームド・チョイス）と自己決定を支援するかかわりが重要である。

❏インフォームド・チョイス
　利用者が，専門家からフォーマル（制度上）やインフォーマルなサービスのメリットやデメリットの説明を十分に聞き，説明に同意し納得したうえで，自らの意思で選択することをいう。

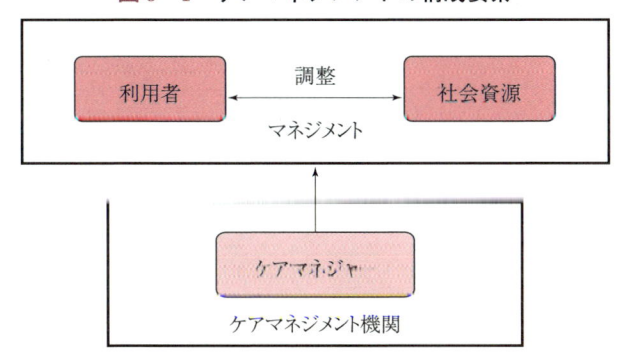

図5-1 ケアマネジメントの構成要素

## 2 ケアマネジメントの業務

### ☐ ケアマネジメントの定義

ケアマネジメントは，利用者が必要としているフォーマルとインフォーマルな社会資源をサービスとして統合し提供する。この職務を遂行する職種はケアマネジャーやケースマネジャーと呼ばれている。定義は多様であるが，基本的には利用者のニーズと社会資源をケアマネジャーが調整して結びつけることにより，地域での生活を継続的に支援していくことをいう（図5-1）。わが国ではケアマネジメントという用語が一般に用いられているが，この語源が誕生したアメリカでは現在もケースマネジメントが使われている。

ケアマネジメントの機能は単に利用者の社会資源を調整するだけではない。利用者の潜在能力を引き出していく支援や，地域に必要とされるあらたな社会資源を開拓すること，近隣の住民が力を合わせ相互扶助による意識を高めていくこと等により，地域ケアシステム全体の機能を活性化させていくことも含んでいる。

### ☐ ケアマネジメントの方法

#### ❶ ケアマネジメントの入口

ケアマネジメントには，決められた共通のプロセスがある（図5-2）。まず，ケアマネジメントの入口では，ケアを必要としている人を発見する。インテークによってケアマネジメントの対象者であることを伝え，援助の必要性やニーズの緊急性，必要な資源があるかを判断する。インテークは受理面接とも訳され，ケアマネジメントを開始する前に，自分が担当者であることの承認を受けることを意味している。

◘ ケアマネジメント
イギリスでは，1990年のコミュニティケア法の中でケースマネジメントのしくみを制度化したが，このとき初めて「ケアマネジメント」という用語が使われた。理由には，「ケース」という言葉には冷たい響きがあるが，「ケア」は温かいニュアンスをもっていること，もう1点は，管理（management）をするのはケースである事例や利用者はなく，利用しているサービスとしてのケアであることを尊重した概念からであったといわれている。

◘ ケースマネジメント
1970年代のアメリカでは，州立病院の2分の1を閉鎖する政策がとられ，退院を強いられた精神障害者のコミュニティケアを推進する必要があった。精神障害者のニーズは，受診，住居，就労など多岐にわたり，一つの窓口ですべてのニーズに合致するサービスを結びつける援助が理論として体系化された。この手法がケースマネジメントと呼ばれた。その後，アメリカ国内では長期ケアを必要とする高齢者・身体障害者・知的障害者，さらにはエイズ患者に拡大していった。ケースマネジメントの考え方や方法は，アメリカからイギリス，カナダ，オーストラリア，さらには日本へと導入され，世界の国々へ普及した。

図5-2 ケアマネジメントプロセス

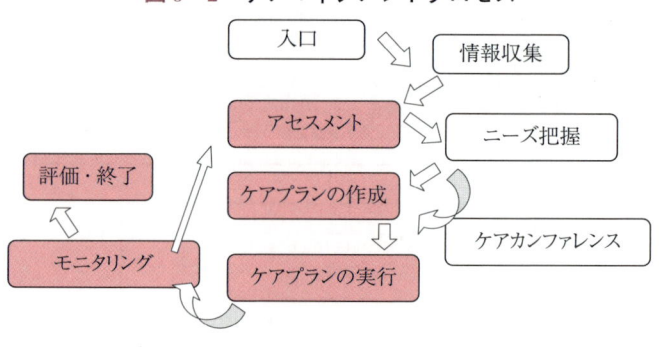

在宅療養の分野では対象者のプライバシーに関わる情報を扱うことが多く，最初に向き合う場面では援助者としての誠実でていねいな言動をとることが大切である。

❷ アセスメント

アセスメントでは現在の情報を把握して，対象者が抱えるニーズを判断していく。ニーズが多面的にもれなく第三者に導き出せるよう，ケアマネジメント用に開発された独自のアセスメント用紙が活用される。

❸ ケアプランの作成

アセスメントにより導き出したニーズを解決・改善するためには，まず援助目標である対象者の望ましい状態を考える。十分な情報提供と選択肢をそろえ，当事者や家族をまじえて同じ席で意見交換するケアカンファレンスを行い，サービス提供者と共にニーズや目標を共有する必要がある。カンファレンスの日程や参加者の調整，会場の確保など会議を効果的に運営するための準備は，ケアマネジャーの重要な業務である。

❹ ケアプランの実行

ケアプランの実行では，曜日や時間帯，1日や1週間単位のスケジュールで立案されたケアプランが，計画どおりに行われなければならない。サービスが開始されることで対象者の状況が変わっていくことが予想されるため，必要に応じてケアプランを修正する。

❺ モニタンリング

ケアプランに定められたとおりにサービスが提供されているかどうかを確認し，サービスの進行状況を見守り管理していくことがモニタリングである。一定期間を決めて定期的に行う場合と，必要時に適宜行う場合がある。利用者のニーズの変化やサービスへの苦情，サービス提供者の意見も積極的に収集するよう心がける。

❻ 再アセスメント

対象者の状況に応じてケアプランを見直す目的で再アセスメントを行う。ニーズの変化やサービスの効果をみるためにも，再アセスメントは有効である。目に見える変化がなくても，3か月や6か月ごとに定期的に行う場合もある。ニーズの改善が思わしくない場合，再アセスメントによりケアプランが合致していなかったことに気づくこともある。

❼ ケアマネジメントの評価

ケアマネジメントにおける評価は，対象者のアウトカムを見定め，援助目標の達成度をみる。さらには，実践したケアマネジメント全般を振り返り，情報収集の相手や方法，アセスメントの時期や方法，モニタリングの仕方等，各プロセスが適切であったかを分析し評価する。チーム形成や組織内での考え方，およびネットワーク形成に与えた効果等も評価に値する。

❽ ケアの終結

対象者の健康問題の改善や死亡，転居によりケアマネジメントが終了した場合，ケアは終結する。1事例が終結したときには必ず評価を行い記録に残しておく。この積み重ねの経験が，ケアマネジャーの力量形成につながる。

## ☐ 諸外国におけるケアマネジメント

諸外国で行われる一般的なケアマネジメントは，ハイリスクやハイコストのケアの質や効率を上げ，良質なアウトカムを出すことを目標としている。対象者は，臓器移植やがん，エイズ，未熟児や発達障害，精神疾患等，入院や入所を長引かせる健康課題をもつ子どもから高齢者までを含んでいる。

アメリカでは，ケアの継続性を保ち費用を抑制するために，医療機関や施設，保険会社でケースマネジャーを雇用している。

イギリスとカナダは，保健医療や福祉のケア体系が比較的日本と類似しており，ケアマネジャーの役割も近い。表5-1には文献を参考に各国のケアマネジメントの特徴をまとめた。いずれの国もケアマネジャーには専門化されたアセスメント技術とコーディネート能力が求められ，日本ほどケアマネジャーの職種は多様化していない。

表5-1 ケアマネジメントの国際比較

|  | 日本 | イギリス | カナダ |
|---|---|---|---|
| 医療制度と在宅ケア政策の根拠 | 「国民皆保険」が1961年に施行される。2000年より介護の利用者を対象に「介護保険法」が施行され，サービスの1割が自己負担となっている。 | 無料の公的扶助である「国民保健サービス（National Health Service：以下 NHS）」が1948年に施行される。これによる医療費抑制政策からNHSの荒廃を招き，「NHSおよびコミュニティケア法」が1993年に完全実施され，民間を含む多元的なサービス供給体制となった。 | 1984年の「カナダ保健法」により患者負担がない国民皆保険となっている。1994年改革で「The National Forum on Healthプロジェクト」によりヘルスケアサービスは公的予算内で運営されている。予算は連邦政府が各州に割り当て，州が独自に運用している。 |
| ケアマネジメントの対象者 | 介護保険制度のサービスを利用する者に限られており，65歳以上の高齢者と厚生労働省が認めた特定疾病を持つ40歳以上を対象とする。 | 在宅ケアサービスが必要な虐待児，障害児の子どもから高齢者，精神障害者まで，健康課題を有する者を対象とする。 |  |
| ケアマネジャーの職種 | 厚生労働省令で定める実務経験を有する者で厚生労働省令により行う「介護支援専門員実務研修受講試験」に合格し，かつ「介護支援専門員実務研修」の課程を修了しており，都道府県知事の登録を受けている者をいう。 | ソーシャルワーク，看護学，作業療法学の学士や修士号を有する者が中心となっている。 | 修士号を有する看護職・ソーシャルワーカーや老人専門医師が中心となっている。 |
| ケアマネジャーの所属と業務 | 介護保険法に定めた居宅介護支援事業所に所属し介護保険利用者の居宅介護支援計画を作成する。 | NHSの対象者については自治体職員であるケアマネジャーが主として担当する。地方保健局に在籍し主に福祉関係の家事サービスなどをマネジメントする。 | 各州ごとのコミュニティ・アクセスセンターではジェネラルケアマネジャーがおり，利用者の年代と課題に応じ，各種専門ケアマネジャーにつなぐ。 |

## 3 介護保険におけるケアマネジメント

### ❏ 居宅介護支援とケアマネジメント

　ケアマネジメントは，地域で暮らす生活者が抱える困難を解決・改善する援助として行う，ソーシャルワークの一つの技法である。介護保険ではこのシステムの一部を導入し，わが国独自の呼び名としてケアマネジャーを介護支援専門員，ケアマネジメントは居宅介護支援として位置づけている。

　ケアマネジメントには，一定の決められた過程（プロセス）があり，その手順に従って業務が進められる。介護保険も同様に，介護支援専

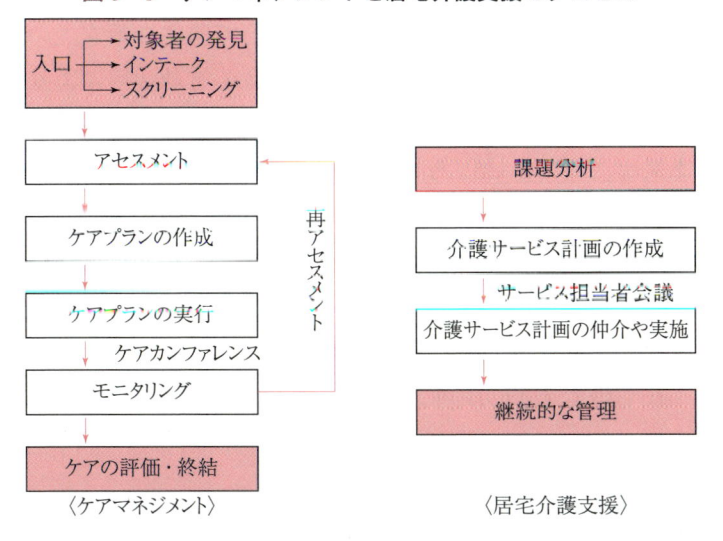

## 図5-3　ケアマネジメントと居宅介護支援のプロセス

〈ケアマネジメント〉

入口 → 対象者の発見／インテーク／スクリーニング
↓
アセスメント
↓
ケアプランの作成
↓
ケアプランの実行
↓
モニタリング（→ケアカンファレンス）
↓
ケアの評価・終結

（再アセスメント）

〈居宅介護支援〉

課題分析
↓
介護サービス計画の作成
↓（サービス担当者会議）
介護サービス計画の仲介や実施
↓
継続的な管理

---

門員が行う居宅介護支援のプロセスがある。図5-3に示すように、介護保険ではケアマネジメントの一部が居宅介護支援として制度で運用されている。

### ◻ 介護支援専門員の役割

　急性期を脱して症状が安定し、リハビリテーションが維持期に入ると、介護が継続的に必要な環境をどう調整していくかが課題となる。在宅で利用できる制度やサービスを知らないまま退院する要介護者の中には、再入院を繰り返す患者もいる。介護保険制度を知っていても、他人のお世話になることへの抵抗感をもっていたり、家族以外の自宅への訪問者を拒否したりする人もまれではない。

　そのためケアマネジメントの入口にあたる対象者の発見は、本人や家族からの自主的な相談が実現するよう、制度の広報や福祉の啓蒙等、地域ケアシステム全体での草の根的な啓発活動が必要である。介護支援専門員は、利用者からの意見や制度上の課題を、保険者である行政に対してフィードバックする役割を忘れてはならない。

　介護サービス計画の作成過程では、対象者自身が主体的にサービスを選択できるよう考慮し、自己決定を支える援助を心がける。介護サービスを利用しようとする人が最も信頼する意見は、先人となる利用者自身の声だからである。

### ◻ 介護支援専門員の実践能力

　介護保険では、利用者本位の理念を実現していくために、自己決定によるサービス体系が原則となる。この理念の実現には、事例を担当

▶急性期
　症状・徴候の発現が急激で、生命の危機状態の回避を最優先に対処すべき発症直後のことをいい、診断や検査・治療が優先される時期である。

▶介護サービス計画
　介護保険制度の利用者に策定されるケアプランのことをいう。大別すると、在宅療養者を対象とした「居宅サービス計画」（本章次節参照）と、施設入所者を対象とした「施設サービス計画」とがある。

する介護支援専門員一人ひとりの居宅介護支援の実践力が基盤となっていく。介護支援専門員は日々の職務を通して居宅介護支援のあり方を洞察し，研修会での自己研鑽や事例検討会の有効活用により，実践力を経験的に高めていく努力が必要である。

介護支援専門員は地域にある社会資源を熟知していないと，実現可能な介護サービス計画の立案はできない。地域に存在しているボランティアやソーシャルキャピタルといったインフォーマルな資源にも情報を張りめぐらせておく。そのため介護支援専門員同士の連携は，貴重な情報源となる。個人の資質と同様に，地域ケアシステムとしての連携が，在宅療養のQOL向上と良質のアウトカムをもたらす結果に反映される。

### ❏ 介護支援専門員の倫理

ケアマネジャーは利用者のサービスを中心に，チームをまとめるリーダー的役割を担っている。介護支援専門員においても同様に，ケアマネジャーとしての立場を理解し規範に基づく行動力を発揮しなければならない。中でも援助を受ける弱者としての利用者を理解し，限られた社会資源を有効に活用していくマネジメント本来の機能を忠実に実現するために，倫理における中立性（特定機関や人の利益に左右されない），権利擁護（生活の主体者として利用者の権利を守る），公平性（サービスの分配や無駄のない社会資源の利用）の役割が重視される。

### ❏ 介護支援専門員における居宅介護支援の実際

これまで述べてきた介護保険におけるケアマネジメントの特徴から，「サービスを拒否する脊髄損傷の利用者」の居宅介護支援の実際を紹介する。

訪問看護ステーションに勤務するYさんは，他施設のステーションを利用しているHさん66歳男性の介護支援専門員をしている。Hさんは工事現場からの落下で脊髄を損傷し下半身の運動生理機能を失った。日常生活では全介助による車いす中心の暮らしをしており，妻への介護への不満と暴言が絶えなかった。訪問看護師の療養上の指導や助言にも耳を貸すことがなく，清潔援助の拒否による身体の掻痒感や尿路感染による発熱を繰り返していた。Yさんは，数か月前に前任者と交替したばかりであったが，Hさんの事前情報から担当への抵抗感があった。

モニタリングを兼ねた何度目かの訪問で，YさんはHさんにあえて障害を負う前の暮らしやその頃の楽しみ方を聞くようにし

た。当初Hさんは無言で話題を避ける印象も感じられたが，次第に自分の内面に触れ，元気だった時はカラオケや盆踊りが好きで人前やにぎやかな場所によく出ていたことを話した。今はただひたすら人の世話になるだけの暮らしに我慢ができず，体に触れられると緊張し，妻にも申し訳なく，早くお迎えが来てほしいと話した。

利用者のニーズには目に見える障害や検査データから把握できるものばかりではなく，アセスメント用紙からも拾えないデマンド（要求・希望）としての生活上の課題もある。利用者自身が置かれている状況の中で，どうしたいのかといった欲求を秘めていることや，利用者自身にもどうすれば現状を改善できるのかがわからない場合がある。Hさんのデマンドを把握できていないと理解した介護支援専門員は，Hさんにそれが何かを教えてほしいことをあえて尋ね，伝えてもらう関係づくりを行っている。事例を続ける。

　　YさんはHさんのニーズが介護保険のサービスだけでは改善する課題ではないと判断した。Hさんが求めるものは今後の生き方そのものの目標を見失っていることであり，これからの生きる目標を見いだせないことにあった。そこで保健センターの保健師を訪ね，この地域に脊髄損傷の会がないかを相談した。さらにネット検索を行い，Hさんが自分の悔しい思いを素直に伝えられるピアグループへアクセスし，今の混沌とした気持ちから一歩前進することを援助目標とした。

　　生活援助の拒否や食事についてはかかりつけ医からの医療的説明が必要と判断し，訪問診療時に同席して医師のアセスメントをHさんに伝えてもらった。その場には訪問看護にも同席してもらい，再アセスメントによるサービス担当者会議を一緒に開催した。訪問看護は清潔援助のときにHさんが感じる緊張を最小限にするため，作業療法士によるリラクゼーションを目的とした訪問リハビリテーションの実施を提言した。修正した介護サービス計画によって，3か月後のHさんには以前よりも暴言が減り，妻のストレスは軽減する方向へと変化してきた。

事例からわかることは，介護保険で解決できないニーズをインフォーマルな社会資源であるインターネットを使ったサービスでつなぎ，さらに，医師による感染や栄養についての専門的な説明や，リハビリテーションによるケアをあらたに利用することで，HさんのQOLを高める支援をしている。行政機関に対しては，Hさんの事例を通して介護保険で対応できないサービスがあることを提言することで，ピア

■ ピアグループ
ピア（peer）とは仲間や同士など，対等という意味を含んでいる。医療や保健の領域では患者会に代表されるように，同じ健康課題をもったグループをピアグループという。

グループのようなネットワークづくりが必要であることを伝えている。この事例における介護支援専門員の行動は，利用者を含むチームの再編成へとつながり，Hさんや家族の現状が一歩改善された状況をつくり出している。

## 4 介護保険におけるケアプランの作成方法

### ❑ ケアプラン作成の原則

ケアプランは利用者に対してどのような方針で，どのようなサービスを提供するかを計画したもので，支援の土台となるものである。

ケアプラン作成においては，作成過程に利用者本人ないしは家族などの代理人が参加し，支援者と共同で作成することが重要である。また，利用者の医療・生活ニーズに応えるため，介護保険サービス等のフォーマル・サービスや，近隣・ボランティアなどのインフォーマル・サービスを活用する。さらに，介護保険制度の自己負担額に対する利用者と家族の事情や思いも意識して作成する。

### ❑ ケアプランの作成方法

ケアプランは，利用者および家族の在宅生活への意向や生活全般の課題に対して，利用者や家族，サービス提供者が共通の目標のもとで効果的なサービスが提供できるように作成する。また，介護保険の給付対象となるサービス費用の1割は利用者の負担となることから，ケアプランは利用者の経済的負担についても考慮して作成する必要がある。

介護保険法によるケアプランは，「居宅サービス計画」と「施設サービス計画」に大別され，国はそれぞれの様式を示している。居宅サービス計画書は，図5-4，5-5に示すように利用者および家族の生活に対する意向，総合的な援助の方針，生活全般の解決すべき課題（ニーズ），目標，援助内容等によって構成されている。以下にケアプラン作成の要点について述べる。

### ❑ ケアプラン作成の要点

❶ 利用者および家族の生活に対する意向と総合的な援助の方針

利用者および家族の生活に対する意向とは，利用者および家族がサービスを利用しながらどのような生活をしたいと考えているのかとい

図5-4 居宅サービス計画書(1)

| 第1表 | 居宅サービス計画書(1) | 作成年月日　年　月　日 |
|---|---|---|

初回・紹介・継続　　認定済・申請中

利用者名　　　殿　　生年月日　年　月　日　　住所
居宅サービス計画作成者氏名
居宅介護支援事業者・事業所名及び所在地
居宅サービス計画作成(変更)日　年　月　日　　初回居宅サービス計画作成日　年　月　日
認定日　年　月　日　　認定の有効期間　年　月　日～　年　月　日

| 要介護状態区分 | 要介護1　・　要介護2　・　要介護3　・　要介護4　・　要介護5 |
|---|---|
| 利用者及び家族の生活に対する意向 | |
| 介護認定審査会の意見及びサービスの種類の指定 | |
| 総合的な援助の方針 | |
| 生活援助中心型の算定理由 | 1. 一人暮らし　2. 家族等が障害、疾病等　3. その他(　　　) |

図5-5 居宅サービス計画書(2)

| 第2表 | | | 居宅サービス計画書(2) | | | | | 作成年月日　年　月　日 | | |
|---|---|---|---|---|---|---|---|---|---|---|
| 生活全般の解決すべき課題(ニーズ) | 目標 | | | | 援助内容 | | | | | |
| | 長期目標 | (期間) | 短期目標 | (期間) | サービス内容 | ※1 | サービス種別 | ※2 | 頻度 | 期間 |
| | | | | | | | | | | |

※1「保険給付の対象となるかどうかの区分」について、保険給付対象内サービスについては○印を付す。
※2「当該サービス提供を行う事業所」について記入する。

うことである。利用者の中には生活に対する意向をうまく表明できない者もあるが，その際には一緒に課題を分析しながら，時間をかけて確認する必要がある。記録においては，利用者や家族が意向として発した言葉で大事なことはそのまま記載しておく。また，利用者と家族の間で意向にちがいがあるときは，一方の意向のみが優先されないよう区別して記載しておくことが重要である。

総合的な援助の方針とは，各種のサービス担当者がどのようなチームケアを行おうとするのかを示すものであり，利用者や家族を含めた**サービス担当者会議**で決定される。援助方針は，利用者や家族にもわ

**表５－２　ケアプランの作成例**

| 生活全般の解決すべき課題（ニーズ） | 目標 | | | | 援助内容 | | | |
|---|---|---|---|---|---|---|---|---|
| | 長期目標 | 期間 | 短期目標 | 期間 | サービス内容 | サービス種別 | 頻度 | 期間 |
| 脳卒中になっても，以前のようにゲートボール会場まで行き，仲間と話ができるようになりたい。 | 家に閉じこもらず，自分で外に出かけて，近所の人や仲間と交流しながら生きがいのある毎日を送る。 | ○月○日～○月○日 | リハビリを行い，６か月後には車いすで外出できるようになる。 | ○月○日～○月○日 | 機能訓練 | 通所リハビリ | 週１回 | ６か月 |
| | | | | | 健康状態の観察 | 訪問看護 | 週１回 | ６か月 |
| | | | | | 座位での食事・排泄 | 家族・介護者 | 毎日 | ６か月 |
| | | | | | 他者との交流（訪問） | 学生ボランティア | 週１回 | ６か月 |

かりやすい表現を用いて記載する必要がある。

❷　生活全般の解決すべき課題

生活全般の解決すべき課題（以下，ニーズ）とは，利用者が生活していくうえで困っていること，さらにそれを解決してどうなりたいのかを示すものであり，利用者の身体的状況，精神・心理状況，社会環境状況のアセスメントによって導かれる。ニーズには，利用者がとらえるものと支援者がとらえるもの，また，顕在化しているものと潜在化しているものがあり，その特定には利用者とケアチームが協働でアセスメントすることが重要である。

利用者が訴える困りごとはニーズとしてとらえやすいが，それが必ずしも本当に解決すべきものではない場合もある（**コラム**参照）。

❸　目標の設定

目標は，「長期目標」と「短期目標」に分けられる。長期目標は，利用者の生活全般の課題をいつまでにどの程度まで解決するのかを示すもので，サービス提供者にとって共通の目標になる。短期目標は，長期目標のために踏むべき段階として設定するもので，実際に解決が可能と見込まれるものでなければならない。目標は，利用者や家族，ケアチームで協議して設定すること，また，開始時期と終了時期を明確にしておくことが重要である。

❹　サービス内容の決定

利用者および家族の生活全般の課題を解決するために必要なサービスを選定する。サービスは「短期目標」の達成に必要とされるもので，その種類にはフォーマル・サービスだけでなく，インフォーマル・サービスや利用者自身のセルフケアも含まれる。**表５－２**に脳卒中後遺

**サービス担当者会議**

介護保険制度において介護支援専門員が開催する会議である。質の高い居宅サービス計画とするため，介護支援専門員は，居宅サービス担当者等から利用者に関する情報や専門的見地からの意見を求めて調整を図る。原則として，ケアプラン作成・変更時，要介護認定更新時，要介護認定区分変更時，福祉用具を利用する場合には開催が義務付けられている。

コラム

**利用者の直接的な訴えがニーズではなかった事例**

脳卒中後遺症のＡさんは「食事ができない」と訴えたが，ニーズは「食事介助」ではなかった。Ａさんは「体が不自由ながらも自分一人で食事ができるようになりたい」と望んでいた。ニーズは，「○○ができるようになりたい」「○○したい」など利用者や家族の自立と意欲を含むポジティブなニーズに転換してとらえる必要がある。

症の事例について作成したケアプランの一例を示す。

## 5 医療保険におけるケア計画と調整

### ❏ 医療保険におけるケア計画の意義

2006年の医療法改正により，地域連携クリティカルパスの普及等を通じた切れ目のない医療の提供や早期に在宅生活へ復帰できるための在宅医療の推進が図られることとなった。その実現には入院時から退院後まで一貫した支援計画が必要である。ここでは，患者の医療に関わる看護職以外の専門職や関係者のかかわりを含めた支援計画を「ケア計画」として述べる。

### ❏ 医療保険における訪問看護

**❶ 医療保険における訪問看護の利用者**

医療保険による訪問看護の利用者は，疾病または負傷により居宅において継続して療養を受ける状態にあり，かかりつけの医師が訪問看護を必要と認めた者である。在宅の慢性疾患患者，難病患者，末期がん患者，精神疾患患者，重度な障害をもつ乳幼児等が対象となる。対象の年齢や条件は表5-3のとおりである。表中の「指定訪問看護に係る厚生労働大臣が定める疾病等」は表5-4のとおりである。

**❷ 訪問看護の流れ**

訪問看護の提供機関には，病院・診療所と訪問看護ステーションの2つがあり，その流れは概ね図5-6のとおりである。病院・診療所からの訪問看護は医師の指示を受けた医療機関内の看護師等によって提供される。訪問看護ステーションからの訪問看護は，主治医による診察，利用者からの申込み，主治医からの「訪問看護指示書」の発行とそれに基づく看護計画の立案，訪問看護の開始，報告という流れで提供される。医療保険による訪問看護の場合は，基本的に週3日を限度として実施される。

### ❏ ケア計画の調整

**❶ 入院時スクリーニングと退院支援計画**

入院患者のケア計画の作成は患者が入院したときから始まり，図5-7のような退院支援のプロセスを経て作成される。スクリーニングは，患者の社会的状況（独居，高齢者世帯，経済的問題等），疾病・障

---

**❏ 地域連携クリティカルパス**

患者が急性期病院から回復期病院を経て自宅に戻り，かかりつけ医にかかるまでの全体的な治療計画で，治療を受けるすべての医療機関が共有して用いるものである。診療にあたる複数の医療機関が役割分担や診療内容をあらかじめ患者に提示・説明することにより，患者が安心して医療を受けることができる。2006年に医療法が改正されたのにともない，2007年から導入された。

表5-3　医療保険で訪問看護を利用する場合

①乳幼児を含む40歳未満の医療保険加入者
②40歳以上65歳未満の者であって
　a．介護保険法で厚生労働大臣が定める16の特定疾病等以外の者
　b．介護保険法に定める16の特定疾病の該当者であっても，要支援・要介護に該当しない者
③65歳以上の者で要支援・要介護に該当しない者
④介護保険法に定める要支援・要介護認定者のうち
　a．末期の悪性腫瘍等，指定訪問看護に係る厚生労働大臣の定める疾病等の者
　b．急性増悪期等で特別訪問看護指示期間にある者

出所：中医協総3 在宅医療（厚生労働省資料）平成25年5月29日より作成。

表5-4　指定訪問看護に係る厚生労働大臣が定める疾病等

○末期の悪性腫瘍　○多発性硬化症　○重症筋無力症　○スモン　○筋萎縮性側索硬化症　○脊髄小脳変性症　○ハンチントン病　○進行性筋ジストロフィー症　○パーキンソン病関連疾患（進行性核上性麻痺，大脳皮質基底核変性症，パーキンソン病（ホーエン・ヤールの重症度分類がステージ3以上であって生活機能障害度がⅡ度又はⅢ度のものに限る））　○多系統萎縮症（線条体黒質変性症，オリーブ橋小脳萎縮症，シャイ・ドレーガー症候群）　○プリオン病　○亜急性硬化性全脳炎　○ライソゾーム病　○副腎白質ジストロフィー　○脊髄性筋萎縮症　○球脊髄性筋萎縮症　○慢性炎症性脱髄性多発神経炎　○後天性免疫不全症候群　○頸髄損傷　○人工呼吸器を使用している状態の者

出所：保発0305第3号厚生労働省保険局長通知（平成24年3月5日）。

図5-6　医療保険による訪問看護の流れ

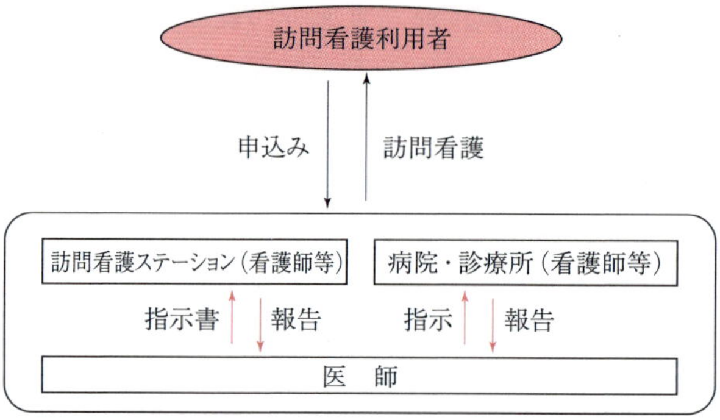

```
          訪問看護利用者
         ↓        ↑
       申込み    訪問看護
  ┌─────────────────────────────┐
  │訪問看護ステーション（看護師等） 病院・診療所（看護師等）│
  │   指示書 ↑ ↓ 報告    指示 ↑ ↓ 報告   │
  │            医　師              │
  └─────────────────────────────┘
```

出所：中医協総-1訪問介護とは（厚生労働省資料）平成23年11月11日より作成。

> **コラム**
> **在宅への移行を支えた事例**
>   肝臓がんで入院中のBさんは，医師からそれ以上の治療は困難であると告げられた。看護師は，Bさんの不安な気持ちに寄り添い支え続けた。その後，Bさんは次第に残りの人生について考えるようになり，最期の時間は，障害のある息子と一緒に自宅で過ごしたいと希望を語った。

害，医療処置の必要性，入退院の状況，家族・介護問題，不安の有無等の視点で行い，カンファレンスを経て退院支援計画を作成する。

　看護師等は，患者や家族が急性期から在宅へ移行するまでの気持ちを支え目標がもてるように関わる。**コラム**に在宅への移行を支援した事例を示す。

❷　退院前訪問指導とケア計画

　退院前訪問指導は，病院・診療所の看護師等が患者・家族に同行して自宅での様子を観察し，ケア計画を検討するものである。目的は，

図5-7 退院支援の流れ（例）

```
          入口
           ↓
       スクリーニング
           ↓
   ┌→ アセスメント/入院時カンファレンス
   │       ↓
   │   退院支援計画作成
   │       ↓
   │   退院前訪問指導（患家訪問）
   │       ↓
   │   退院時カンファレンス/ケア計画作成
   │       ↓
   │   退院支援指導（退院日，医療機関外）
   │       ↓
   │    サービスの実施
   │       ↓
   └──── 評価
           ↓
          終結
```

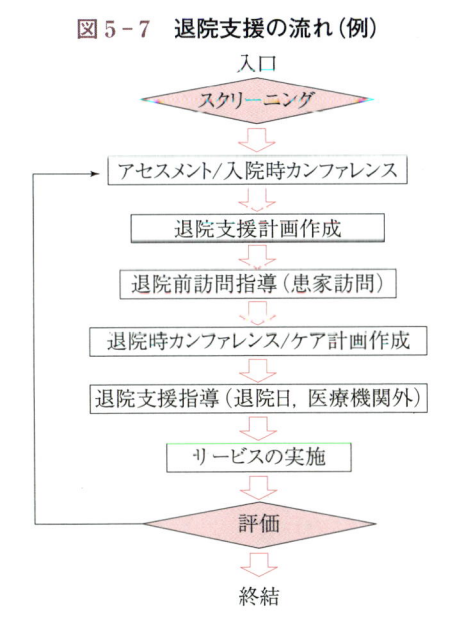

生活状況の共有，ADL/IADLの確認，福祉用具のフィッティング（適合），住宅改修の確認，医療機器の設定，介護技術の確認，サービス事業者との役割分担等である。

❸ 退院時カンファレンスとケア計画の作成

退院時カンファレンスは，複数の課題をもつ患者・家族に対し，多職種が共同でケア計画の目標や方法，役割分担を検討する会議である。参加者は，患者や家族，医師，看護師，地域連携部門スタッフ，かかりつけ医，訪問看護師，理学療法士，民生委員等である。カンファレンスでは，患者や家族が希望を表明し，退院後の療養体制をイメージできるよう支援する。**コラム**にその事例を示す。

❹ 退院当日の退院支援指導とケア計画の調整

退院当日の退院支援指導は，訪問看護ステーションの看護師等が，退院日に在宅療養に必要な指導を行うものである。退院直後のニーズを早期に発見し，ケア計画を調整することができる。

以上のような在宅移行支援については，報酬として「退院前訪問指導料」（診療報酬），退院時カンファレンスに対する「退院時共同指導料」（診療報酬）または「退院時共同指導加算」（訪問看護療養費），「退院支援指導加算」（訪問看護療養費）等がある。

---

**ADL**（Activities of Daily Living/Life）
日常生活動作：人間が自立して生活するために行う基本的な動作で，食事，排泄，移動動作，更衣，清潔，コミュニケーション能力等がある。

**IADL**（Instrumental ADL）
手段的日常生活動作：基本的セルフケアにおけるよりも複雑な能力で，料理，買い物，電話，金銭管理等がある。

**コラム**
退院時カンファレンスでケア計画を調整した事例
胃がん術後のCさんの退院時カンファレンスには，妻，医師，看護師，かかりつけ医，訪問看護師など総勢10名が参加した。しかし，Cさんは場の雰囲気に圧倒され，思いを全く述べることができなかった。様子に気づいた支援者は，カンファレンス後に個別に面談し，ケア計画を調整した。

**診療報酬**
病院などの医療機関が，行った医療サービスに対する対価として受け取る報酬。

**訪問看護療養費**
訪問看護ステーションが提供した訪問看護に対して払われる費用。

## 6 在宅看護における看護計画・看護の役割

### ◻ 在宅看護における看護計画の特徴

　在宅看護の対象は，急性期の治療を終えた者，慢性疾患や老化による不可逆的な機能障害をもつ者等である。在宅看護の計画は，療養者の生活意欲や残存機能の維持・向上，療養者と家族が望む生活の継続を目指して作成される。

　訪問看護ステーションからの訪問看護は，主治医が作成する「訪問看護指示書」「特別訪問看護指示書」に基づいて行われる。指示書の有効期限は最長6か月である。指示を受けた訪問看護ステーションは，毎月1回，図5-8，図5-9の「訪問看護計画書」，「訪問看護報告書」を主治医に提出することが義務づけられている。

> ▶特別訪問看護指示書
> 　急激に病状が変化した時やターミナル期等，週4回以上の訪問が必要であると主治医が判断した場合に作成される。

### ◻ 計画立案

#### ❶ アセスメント

　在宅における看護計画のアセスメントは，一般的に，療養者の基礎情報，家族の情報（介護力を含む），社会資源の利用状況，生活や介護の状況，療養者・家族の思い等を視点として行われる。アセスメントにおいては，利用者の弱みの部分だけでなく，今ある意欲や能力，社会資源などの強み（ストレングス）の部分についても把握することが重要である。

#### ❷ 看護目標

　在宅看護の目標には，長期目標と短期目標がある。長期目標は，療養者と家族の生活の質の向上をめざして設定されるものであり，一般的に数か月から数年で達成できるものとする。短期目標は，長期目標の達成に必要な近い将来の目標であり，数週間から数か月で達成できるものとする。

#### ❸ 看護計画

　看護計画の作成において重要な点の一つは，問題の優先順位を考慮することである。i　生命に影響する緊急性の高い問題（病状の悪化，虐待等），ii　家族や周囲にも影響をおよぼす重大な問題（感染症等），iii　複雑で家族による解決が困難な問題，は優先順位が高い。

　次に，さまざまな社会資源を活用した看護計画を作成することが重要である。療養者と家族の希望を実現させるためには，専門的な看護

図5-8　訪問看護計画書

**訪問看護計画書**

| 患者氏名 | | 生年月日　明・大・昭・平　　年　月　日（　　歳） |
|---|---|---|
| 要介護認定の状況 | 自立　要支援(1　2)　要介護(1　2　3　4　5) | |
| 住所 | | |

看護・リハビリテーションの目標

| 年月日 | 問題点・解決策 | 評価 |
|---|---|---|
| | | |

備考

上記の訪問看護計画書に基づき指定訪問看護または看護サービスの提供を実施いたします。

平成　年　月　日
　　　　　　　　　　事業所名
　　　　　　　　　　管理者氏名　　　　　印

　　　　　殿

図5-9　訪問看護報告書

**訪問看護報告書**

| 患者氏名 | | 生年月日　明・大・昭・平　年　月　日（　歳） |
|---|---|---|
| 要介護認定の状況 | 自立　要支援(1　2)　要介護(1　2　3　4　5) | |
| 住所 | | |
| 訪問日 | 平成　年　月<br>1　2　3　4　5　6　7<br>8　9　10　11　12　13　14<br>15　16　17　18　19　20　21<br>22　23　24　25　26　27　28<br>29　30　31 | 平成　年　月<br>1　2　3　4　5　6　7<br>8　9　10　11　12　13　14<br>15　16　17　18　19　20　21<br>22　23　24　25　26　27　28<br>29　30　31 |
| | 訪問日を○で囲むこと。1日に2回以上訪問した日は◎で,長時間訪問看護加算を算定した日を□で囲むこと。<br>なお,右表は訪問日が2月にわたる場合使用すること。 | |
| 病状の経過 | | |
| 看護・リハビリテーションの内容 | | |
| 家庭での介護の状況 | | |
| 特記すべき事項(頻回に訪問看護が必要な理由を含む) | | |

上記のとおり、指定訪問看護の実施について報告いたします。
平成　年　月　日
　　　　　　　　　　事業所名
　　　　　　　　　　管理者氏名　　　　　印

　　　　　殿

ケアだけでなく，療養者や家族のセルフケア，近隣やボランティアの援助等も活用する必要がある。

さらに，看護計画は療養者の急な病状悪化や自然災害といった不測の事態にも家族が自ら適切に対処できるよう，予防的な視点をもって作成することが重要である。

### 看護の役割

療養者に対して看護は，医師の指示に基づいた医療行為，看護ケア，療養に必要な知識や技術を確実に提供することによって，療養者の自己決定やセルフケアを支えるという役割がある。家族に対しては，生活の質の維持・向上のために介護負担を軽減し，心理・社会的孤立や虐待の発生を予防する役割がある。

また，看護は地域の関係者と連携・協力しながらケアチームの一員として機能する。特に健康面に関してはケアチームの中で中心的な役割を果たす。

さらに，看護には地域の特性を把握し，社会資源を開発するという役割がある。今日，わが国では，認知症高齢者や一人暮らし高齢者等が増加しているが，それらの人々を24時間支えるには地域の支援が不可欠である。訪問看護によって把握した個別の社会資源情報を逐次整備していくことや，地域に資源が不足している場合には新たな資源を開発していくことも看護の重要な役割である。

### 引用・参考文献

白澤政和（1998）：「ケアマネジメント」の考え方，日本在宅ケア学会誌，1(1)，29-35.
橋本泰子，竹内孝仁，白澤政和（2000）：海外と日本のケアマネジメント，中央法規出版.
島内節（2002）：海外の訪問看護の実態，看護研究，35(1)，67-77.
島内節，栗盛須雅子（2000）：クリティカルパスと在宅ケア──カナダにおける高齢者の退院マネジメント，看護学雑誌，64(11)，1041-1046.
岡田進一（2011）：ケアマネジメント原論，ワールドプランニング.
佐藤信人（2011）：ケアプラン作成の基本的考え方，中央法規出版.

# 第6章
# 在宅における介護予防とリスク予防

# 1 在宅ケアに含まれる予防（一次，二次，三次予防）

　予防やリハビリテーションは障害のある者，高齢者だけに必要と思われがちであるが，すべての地域住民，つまり，健康人，虚弱な者，要支援・要介護者等を含む全員に必要なものである。
　**表6-1**は介護予防の段階を示したものである。
　介護予防は，介護を必要とする状態になることを予防することである。介護を必要とする状態（要介護状態）は介護保険制度では要介護1から5と判定された者とされる。その前の段階の要支援1・2の者は介護状態になる可能性の高い者である。介護予防の対象は主に要支援者に焦点が当てられる。しかし，誰しも加齢にともない生活機能は低下する。したがって，将来，要介護者にならないためには虚弱老人ばかりでなく健康老人，さらに中年期の段階から介護予防活動を行う必要がある。
　一次予防は，生活機能の維持・向上をめざす。そのためには地域高齢者が介護予防に向けた取り組みを高齢者自身が実施できるようにすることを目的とする。具体的な手法としては，地域の公民館や老人クラブが開催する健康教室や趣味の会，自治体が主催する介護予防講演会，介護予防リーダー養成などがある。具体的な介護予防には，エビデンス（根拠）が明確になっている運動機能の向上，口腔機能の向上，栄養状態の改善のほか，認知症予防，うつ予防，閉じこもり予防，尿失禁予防活動等がある。
　二次予防は，生活機能低下の早期発見，対応をめざす。これは，生活機能低下が疑われる高齢者を早期に把握し，介護予防事業への参加をうながすものである。地域包括支援センターを中心に，介護予防ケアマネジメントを行い，介護予防プログラムを実施している。生活機能低下の高齢者を早期に発見するために厚生労働省が作成した基本チェックリスト（**表6-2**）があり，広く使われている。
　三次予防は，要介護状態の改善・重度化予防を図る。介護保険制度

**表6-1　介護予防の段階**

| 活動的な状態 | 一次予防 | 生活機能の維持・向上 |
|---|---|---|
| 虚弱な状態 | 二次予防 | 生活機能低下の早期発見・対応 |
| 要支援・要介護状態 | 三次予防 | 要介護状態の改善・重度化の予防 |

表6-2 基本チェックリスト

| No. | 質問項目 | 回答（いずれかに○をお付けください） | |
|---|---|---|---|
| 1 | バスや電車で1人で外出していますか | 0.はい | 1.いいえ |
| 2 | 日用品の買い物をしていますか | 0.はい | 1.いいえ |
| 3 | 預貯金の出し入れをしていますか | 0.はい | 1.いいえ |
| 4 | 友人の家を訪ねていますか | 0.はい | 1.いいえ |
| 5 | 家族や友人の相談にのっていますか | 0.はい | 1.いいえ |
| 6 | 階段を手すりや壁をつたわらずに昇っていますか | 0.はい | 1.いいえ |
| 7 | 椅子に座った状態から何もつかまらずに立ち上がっていますか | 0.はい | 1.いいえ |
| 8 | 15分位続けて歩いていますか | 0.はい | 1.いいえ |
| 9 | この1年間に転んだことがありますか | 1.はい | 0.いいえ |
| 10 | 転倒に対する不安は大きいですか | 1.はい | 0.いいえ |
| 11 | 6ヶ月間で2～3kg以上の体重減少がありましたか | 1.はい | 0.いいえ |
| 12 | 身長　　cm，体重　　kg　（BMI＝　　）（注） | | |
| 13 | 半年前に比べて固いものが食べにくくなりましたか | 1.はい | 0.いいえ |
| 14 | お茶や汁物等でむせることがありますか | 1.はい | 0.いいえ |
| 15 | 口の渇きが気になりますか | 1.はい | 0.いいえ |
| 16 | 週に1日以上は外出していますか | 0.はい | 1.いいえ |
| 17 | 昨年と比べて外出の回数が減っていますか | 1.はい | 0.いいえ |
| 18 | 周りの人から「いつも同じ事を聞く」などの物忘れがあると言われますか | 1.はい | 0.いいえ |
| 19 | 自分で電話番号を調べて、電話をかけることをしていますか | 0.はい | 1.いいえ |
| 20 | 今日が何月何日かわからない時がありますか | 1.はい | 0.いいえ |
| 21 | （ここ2週間）毎日の生活に充実感がない | 1.はい | 0.いいえ |
| 22 | （ここ2週間）これまで楽しんでやれていたことが楽しめなくなった | 1.はい | 0.いいえ |
| 23 | （ここ2週間）以前は楽にできていたことが今ではおっくうに感じられる | 1.はい | 0.いいえ |
| 24 | （ここ2週間）自分が役に立つ人間だと思えない | 1.はい | 0.いいえ |
| 25 | （ここ2週間）わけもなく疲れたような感じがする | 1.はい | 0.いいえ |

注：BMI（＝体重（kg）÷身長（m）÷身長（m））が18.5未満の場合に該当とする。
出所：「地域支援事業実施要綱」平成22年8月6日，厚生労働省老健局長通知より抜粋。

による予防給付および介護給付等の利用で，寝たきりにならないよう維持・改善をめざすものである。

# 2 ICFに基づく自立と権利を重視した在宅ケアの展開

## ❑ ICFとは

　ICFとは，国際生活機能分類のことで，International Classification of Functioning, Disability and Healthの略である。2001年に世界保健機関WHO総会で承認され，国際的に用いられるようになってきた

図 6-1 ICF の構成要素間の相互作用

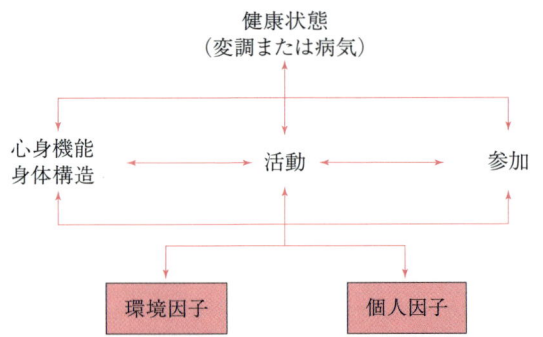

健康状態
(変調または病気)

心身機能
身体構造 ← → 活動 ← → 参加

環境因子　個人因子

出所：障害者福祉研究会編（2003）：ICF 国際生活機能分類――国際機能分類改訂版，17，中央法規出版．

（図 6-1）。今までの障害は「機能障害・能力障害・社会的不利」にとらえていたが，図を見ると，生活機能とは心身機能・身体構造，活動，参加のすべてを含む包括用語であり，個人要因だけでなく，環境因子にも影響を受けているというより幅広い視点でとらえている。

本頁で示した事例のように，本人の表面上から得られる情報の解析によるケアだけではなく，できるところ，できないところを見極め，意欲等の強みを引き出すアセスメントができることを知っておくべきである。

## ❏ ICF の視点での事例展開と居宅ケアプラン

### ① 事例の概要

W氏，69歳，男性，要介護 3。元大工の仕事をしていた。若い頃からお酒を飲むことが多く，55歳のとき，たまたま受けた健康診断で糖尿病を指摘されていたが放置していた。68歳のとき，右視床出血で意識障害，左片麻痺にて入院し，治療後，リハビリを受けていた。将来的なリハビリの見込みは，歩行は不可能で，ポータブルトイレや車いすへの移乗が自立できるほどの回復しか見込めないという医師の診断であり，1年後の退院となった。また，構音障害があり発語の聞き取りが難しいが，こちらの質問には容易に答える。家族状況は，妻とは約20年前に離婚。子どもは3人いるが離婚後交流はなし。「関わりたくない」と断言されている。住宅は木造平屋建て，築30年以上の平屋借家で段差がある。本人の要望をたずねると，「自宅で暮らしたい」「今の自分の体や家でも，ヘルパーさんに来てもらえば暮らせる」と言っている。

ICF の視点でアセスメントすると，「健康状態」は，脳出血の回復期・安定期であり，「心身機能・身体構造」は，左麻痺・左空間無視，構音障害，血糖値の変動がある。「活動」では，右手

### コラム
**ICF モデルを使用した事例**

アルツハイマー病のBさん，80歳，女性。訪問看護師がBさんの前でたまたまタオルハンカチを落としたところ，Bさんが拾ってタオルをたたんで渡してくれた。そのことにより，「ひょっとして，Bさんはもっといろいろなことができるかもしれない」と考え，ICF の分類にしたがってアセスメントしていくと，米をといだり，あえ物を混ぜたり，盛り付けしたりすることはできることがわかった。しかし，自宅では娘が家事や介護すべてを行っており，Bさんを参加させていなかった。そこで娘やホームヘルパーと協議し，以下のケアプランを立案した。①家事を行うときは，本人にも声をかけ，できるところ（かきまぜたり，あえたり，皿に盛り付ける等）は一緒に行う。②本人が気乗りしないときは無理に誘わない。③本人が手伝ってくれたら感謝の言葉をかける。

を使って食事ができる，右手足を使ってベッドから車いすやポータブルトイレへの移動ができる，物をとることができる，衣類はマジックテープなら自分で着脱できる，左にある物に注意がいかない等，生活機能分類でできること，できないことがわかった。「参加」は，ケアマネジャーのケアプラン立案時にも構音障害のため発語が聞き取りにくいが，積極的に意見をいうことができる。しかし，「環境因子」では，家族のサポートがいっさい受けられないこと，段差がたくさんある古い家屋であること，経済状況も苦しい立場にあることがわかった。

❷ 実際のケアプラン

アセスメントの結果，以下のニーズを明確にし，ケアプランを立案した（表6-3）。

ニーズ①麻痺があっても自分のことは自分でできるようにしたい。
ニーズ②住み慣れた家で暮らしたい。
ニーズ③身体をきれいにしたい。
ニーズ④何かあったときは，すぐ誰かに助けてもらえるようにしたい。

ニーズは，「～したい」という表現で記述している。問題点の表現では，たとえば，転倒リスク，セルフケア不足，緊急時の体制は不十分などというネガティブな表現になり，本人の要望や強みを引き出すことが弱くなる。

サービス内容は，福祉用具や住宅改修，ボランティア・訪問介護で在宅療養環境と生活機能低下の補助を行う。各センターや行政，インフォーマルなサービスで緊急時の体制を完備することにした。

❸ モニタリングと評価

ケアプラン立案後は計画どおり実施されているか監視し，適宜，修正を行う。以下，モニタリングと評価についてまとめる。

ニーズ①については，転倒や転落もなく解決。本人が大工ということもあり，アドバイスをもらいながら合板を家の中に敷いてから動きやすくなった。さらに3畳の和室から台所の境の敷居のところにゴルフクラブを（合板の下に）1本横にわたすと板の沈みがなくなり，水道まで自走でできるようになった。また，ゴミを整理したことで車いすが回りやすくなり，スムーズに移動できるようになった。

ニーズ②については，1か月に1回近くの医院に，ヘルパー介助のもと車いすにて通院。医師からは，血圧も安定しており問題ない状態といわれている。食欲もあり，入院で一時減少した体重も，もとにもどっている。ただ好きなものに偏りがちであるため，食事内容に注意

▶ セルフケア
　人が自分自身のために疾病の予防，健康の維持・増進，病気の早期発見，治療をプライマリ・ヘルスケアのレベルにおいて行う管理過程[2]。

表6-3 W氏のケアプラン

| 生活全般の解決すべき課題（ニーズ） | 援助目標 | | 援助内容 | | 頻度 |
|---|---|---|---|---|---|
| | 長期目標 | 短期目標 | サービス内容 | サービス種類 | |
| ❶麻痺があっても自分のことは自分でできるようにしたい | 車いすやポータブルトイレに自分で移動できる | ①転倒しない | ・デイケアを利用してのリハビリ | ・通所リハ | 2/W |
| | | | ・玄関スロープレンタル | ・福祉用具貸与 | |
| | | | ・ポータブルトイレの利用 | ・福祉用具購入 | |
| | | | ・車椅子の利用 | ・福祉用具貸与 | |
| | | ②自宅・台所を自分で行き来できる | ・ギャッジベッド，介助バーの利用 | ・福祉用具貸与 | |
| | | | ・玄関・室内の段差解消，手すりの取り付け・床の整備 | ・住宅改修 | |
| | | | | ・ボランティア | |
| | | ③車いすに腰かけ自分で食事をとれる | ・自室，玄関の間，台所を車いすで自由に動けるよう環境整備 | ・訪問介護 | 6/W |
| | | | | ・ボランティア | |
| | | | ・介護テーブルの利用 | ・福祉用具貸与 | |
| | | | ・介護テーブルに食事をセッティングする | ・訪問介護 | 6/W |
| ❷住み慣れた家で暮らしたい | 体調が整い，症状が安定する | ④内服薬が正しく服薬できる | ・定期的な通院（ヘルパー介助で車いすにて） | ・訪問介護 | 1/M |
| | | | ・内服薬を毎日訪問時セットする | ・訪問介護 | 7/W |
| | | | ・身体状況の観察 | ・通所リハ | 2/W |
| | 安心して生活できる | ⑤バランスのよい食事がとれる | ・バランスに配慮した食事の準備（不足分の買い物と調理） | ・訪問介護 | 7/W |
| | | | | ・行政センター | 4/W |
| | | | ・配食サービスの利用 | ・訪問介護 | 7/W |
| | | ⑥清潔な環境で生活できる | ・ポータブルトイレの片付け | ・訪問介護 | 7/W |
| | | ⑦清潔な服で過ごすことができる | ・台所，トイレ，居室の清掃 | ・訪問介護 | 2/W |
| | | | ・ゴミ出し（燃えるゴミ火曜，燃えないゴミ木曜） | ・訪問介護 | 7/W |
| | | | ・衣服の洗濯 | ・本人，訪問介護 | 7/W |
| | | | ・着替え | | |
| ❸身体をきれいにしたい | 身体の清潔を保ち，気持ちよく暮らすことができる | ⑧安全に入浴できる | ・一般浴にて入浴介助 | ・通所リハ | 2/W |
| | | ⑨入浴日以外もさっぱり過ごせる | ・清拭，足浴，手浴 | ・訪問介護 | 5/W |
| | | ⑩毎日歯磨きができる | ・洗面，歯磨き，準備，片付け | ・訪問介護 | 7/W |
| ❹何かあったときには，すぐ誰かに助けてもらえるようにしたい | 緊急時に確実に援助が受けられる | ⑪緊急時の連絡がとれる | ・緊急通報装置の設置 | ・在宅介護支援センター | |
| | | | ・緊急時の連絡先の確認 | | |
| | | | ・行政センター相談員による訪問 | ・行政センター | |
| | | | ・災害時の対応の準備（民生委員，隣組長への声かけ） | ・民生委員と近所のご協力 | |
| | | | ・緊急時の連絡先を枕元に貼っておく | | |

出所：内田陽子，柳田房美（2007）：家で暮らしたいと強く願う麻痺を持つ男性の独居を支えたケアプラン，コミュニティケア，4：46の表2を一部改変．

していく。

ニーズ③については，手を洗う，タオルを絞って自分で顔を拭く，歯磨きをするという動作が自立した。それだけでなく，排泄動作も自立しリハビリパンツの使用もほとんどなくなった。

ニーズ④については，緊急時の連絡先リストを配布・確認したことで，本人だけでなく担当者全体の安心につながっている。常に1日1名以上が訪問し，また，近所の方も何かと気にかけてくれるようになった。退院直後，早期に近所に協力をお願いしたことが功を奏した。

## 3 在宅看護におけるリスク予防

自宅は安住の場所として，住み続けたい場所ではあるが，疾病や障害がない時にはなんでもなかった段差のある居室や玄関での立ち上がり，ガスコンロの使用，深い浴槽，窓や玄関戸の開閉等には，転倒や火災，盗難などの危険が潜んでいる。

### ❏ リスクアセスメント

自宅内外の事故や不健康状態をおこす危険因子を明確にすることがリスクアセスメントの目的となる。アセスメントでは常に観察や情報収集を行う。リスクマネジメントとは危機管理のことをいい，危険を予測し，回避したり，損失を最小限に抑え，生命や生活の質を保障する活動である。

筆者らの研究によると[3]，転倒しやすい在宅ケア利用者の条件は，転倒既往のある者，介護度が要介護1，障害老人の生活自立度（自立度）がランクA，認知症老人の日常生活自立度（認知症自立度）がⅡ，移乗，トイレ動作，歩行，着替えでなんらかの介助を要する者，排泄で尿意や失禁が時々ある者，意思疎通や判断力に中等度の障害のある者であった。

また，介護者についていえば，健康に不安を抱えており，時間的余裕のない者，在宅サービス利用が限度額よりも低い要介護者を世話する者であった。自立していないが寝たきりの重度でもない中途半端なレベルの者，介護者の状況，経済状況が転倒に影響しているといえる。

表6-4はリスクアセスメントの手法の一例である。ハイリスク者に該当するかどうか□欄にチェックしていけば，転倒リスクが高いかどうかわかるしくみになっている。

表6-4　在宅ケア利用者の転倒リスクアセスメント表（案）

| 項　目 | | ハイリスク者 | その他 |
|---|---|---|---|
| 基本的条件 | 転倒経験 | ☐過去にある<br>（過去2か月間の転倒回数　複数） | ☐なし |
| | 介護度 | ☐要介護1 | ☐その他 |
| | 自立度 | ☐ランクA | ☐その他 |
| | 認知症自立度 | ☐Ⅱ度 | ☐その他 |
| ADL | 移　乗 | ☐軽度部分介助 | ☐自立　☐全介助 |
| | トイレ動作 | ☐部分介助 | ☐自立　☐全介助 |
| | 歩　行 | ☐歩行できるが介助必要<br>☐車いすを自分で操作可能 | ☐自立　☐寝たきり |
| | 着　替 | ☐部分介助 | ☐自立　☐全介助 |
| 排泄状況 | 尿　意 | ☐時々正常にある | ☐その他 |
| | 尿失禁 | ☐時々失禁する | ☐その他 |
| | 便　意 | ☐時々正常にある | ☐その他 |
| | 便失禁 | ☐時々失禁する | ☐その他 |
| | 排泄場所 | ☐トイレを使用 | ☐その他 |
| 精神能力 | 意思疎通 | ☐障害あり | ☐その他 |
| | 判断力 | ☐障害あり | ☐その他 |
| 介護者 | 時間的余裕 | ☐時間的余裕が少ししかない | ☐その他 |
| | 心身状態 | ☐体調が悪い・健康に不安がある | ☐問題なし |
| サービス利用量（費用） | | ☐限度額よりも少ない | ☐その他 |
| 自宅内の環境 | 段差 | ☐3cm以上あり | ☐その他 |
| | 床のちらかり | ☐物を放置 | |
| | 家具等の配置 | ☐動線上 | |
| | トイレ，浴室，廊下の手すり | ☐手すりがない | |
| | すべり止めのないマット類の使用 | ☐使用あり | |
| | ベッド柵 | ☐ついていない | |
| | ペット | ☐ペットを飼っている | |

出所：内田陽子，島内節（2006）：在宅ケア利用者の転倒予防リスクアセスメント案の開発，ケアマネジメント，5：71．一部修正．

## 高齢者に多いヒヤリハット

老年看護学実習で学生がヒヤリハット[5]した場面と内容を示した調査をみると，高齢者に多いリスクは転倒・転落，誤嚥，外傷，風呂の事故等があがっている。特に，入浴介助中に目を離したすきに転倒しそうになった，浴槽内で姿勢のバランスが崩れ溺れるところだった，長湯になっても本人が黙っていて血圧が下がっても気がつかなかった，食事介助や水分摂取のときに誤嚥しそうになったなど，日常生活場面が多かった。

また，認知症高齢者では，異食をして健康状態が損なわれたり，自宅から勝手に外出し交通事故にあったりする等の事故も考慮しなければならない。さらに自宅では，これに加えて，オレオレ詐欺にひっかかったり，セールスで不当な高額商品を購入させられたり，泥棒が侵

◾ヒヤリハット
　事故には至らなかったが，一歩間違えば大きな事故につながる可能性が高かったできごと[4]。

入して盗難にあったりする犯罪に巻き込まれる可能性もある。

　そのほか，鍋を火にかけたまま忘れ放置し火災がおきる，調理しているときに火が衣類に燃え移る，鍋のふきこぼれで火が消えてガス漏れがおきる，地震時の対処方法がわからないなどの火災や天災に関する事故もおこりやすい。在宅ケアを行う者は，これらのことを十分予測して事故がおきないように注意をはらう必要がある。

### ❏ 訪問看護師が遭遇するリスク

　訪問看護師に関するリスクには，点滴内容や内服薬セットの間違い，体温計や注射針等を利用者宅に置き忘れる，預かった鍵を紛失する，申し送り等の連絡の不備，利用者宅の駐車場での事故，行き帰りの交通事故等，多岐にわたる。事故がおきたときだけでなく，おこしそうになったときには，ヒヤリハット・インシデント用紙に状況を記述し，職員同士でリスクを共有して事故予防に努める必要がある。

　また，利用者・家族からクレームがあった場合，それにどう対応するかも考えておく必要がある。クレームは訪問したときの看護師の態度や訪問時間の遅れ，駐車場に関連したトラブル，他機関との連携の不備，利用者宅のご近所からのクレームと幅広いが，クレーム内容も記録に残し，対応を練っておく。また，日頃から信頼関係を築き，クレームになるようなことを事前に取り除く等，早めの対応をとることも大切である。

> ▶ **インシデント**
> 　重大事故に至る可能性のあるできごとで，実際には事故につながらなかった事件。これに対して，アクシデントは，すでにおきてしまった思わぬ事故。

## 4　利用者・家族への支援

　近年，高齢者の独居，介護する人の高齢化，老老介護世帯が増加している。介護方法を指導しても，主介護者自身が高齢者で感覚機能や認知機能低下をもち，手足も不自由な場合，うまく介護できず事故につながりやすい。

　たとえば，介護者が経管栄養の量をまちがえたり，服薬を忘れたり，吸引の時間を長くしてしまったり，体位変換時にベッドから転倒させたりすることがある。看護師は事前に，利用者や家族のできることとできないこと（判断力や技術力，経済力）を判断し，生活環境をよく把握して，適切な対応をとる。一例として，家族にケアが任されている場合，忘れては困ることは大きな字で書き，貼り紙をする，そのつど電話する，他のサービス利用で補う等がある。

また，介護は長期にわたることが多いので，今できていることでも，今後できなくなる可能性がある。そのため，継続して観察し，何年も毎日行うことが可能かどうかを判断し，時には外部のサービス利用を提案するなどし，家族や利用者が精神的，肉体的にもゆとりをもてるように調整する。

　もし，家族から助けを求められた場合はかなり追いつめられていると判断し，すぐに対処する。在宅介護の方法は，入院中から計画的に家族に指導し，自宅に戻ってからも看護師等が一緒に行うなど指導，相談に努める。特に，退院した直後に，家族の負担が一気に増えないように配慮する。

## 注

(1) 内田陽子，柳田房美（2007）：家で暮らしたいと強く願う麻痺を持つ男性の独居を支えたケアプラン，コミュニティケア，4：44-48.
(2) 山口瑞穂子（2006）：最新看護学用語事典，410，医学芸術社.
(3) 内田陽子，島内節（2006）：在宅ケア利用者の転倒予防リスクアセスメント案の開発，ケアマネジメント学，5，65-72.
(4) 大橋優美子，永野志朗，吉野肇一他監修（2006）：看護学学習辞典第2版，85，学習研究社.
(5) 内田陽子，新井明子，小泉美佐子（2005）：老年看護学実習における学生のヒヤリハットの内容と教育方法，群馬保健学紀要，26，81-87.

# 第7章
クオリティを高める生活支援

# 1 食生活・嚥下とケア

## 食べることの意義

　食物を口から食べ，嚥下して，消化器から栄養素を吸収することは，生物にとって自然の栄養補給のルートであり，生きるための活力となる。また，調理したものを咀嚼し，味わうことによって，唾液の分泌をうながし，脳血流を高め脳が活性化される。同時に「おいしい」と喜びを実感できる。

　また，住んでいる国や土地の素材の食事を家族や友人と共にすることは，コミュニケーションを促し，社会的文化的交流を深める。

## 摂食・嚥下障害へのアセスメント

　在宅療養している利用者には，摂食・嚥下障害をもつ者が多い。本人が口から食べたいという希望をもっていたり，また QOL を考慮すると，できるだけ口から食べることを工夫したい。しかし，誤嚥は肺炎を招き，生命に危険をおよぼすため，注意深いアセスメントが求められる。

　摂食・嚥下のプロセスは，先行期，準備期，口腔期（嚥下第一期），咽頭期（嚥下第二期），食道期（嚥下第三期）に分けられる。先行期（認知期）は食物を認知する段階である。視覚，嗅覚，聴覚等で目の前の食事を認識する。準備期は口唇や歯，舌により一口で飲みこめる大きさの食塊を形成する段階である。口腔期（嚥下第1期）は食塊を舌運動により咽頭へ送り込む段階である。咽頭期（嚥下第2期）は食物を咽頭から食道へ運ぶ時期であり，嚥下反射（一瞬で気道に入らないよう声帯が閉塞し，喉頭蓋が声帯にフタをする）により行われる。食道期（嚥下第3期）は下咽頭から食道に食塊が運ばれる段階である（178頁，図 11-7 も参照）。

　認知症があると先行期に障害が生じる。また，歯が欠損，舌や頬の動きが不良，顔面麻痺のある患者は準備期に弊害がおきる。脳血管疾患をもつ高齢者，寝たきり高齢者は嚥下反射もうまくいかず，すべての段階で障害をもつことも多い[1]。高齢者で円背のあるものは，食道から食物が逆流することもある。まずは，どの段階に障害があるのかアセスメントする必要がある。

表7-1　改訂水のみテスト（MWST）

【方法】
① MWST実施前に発声させて，声質を確認しておく
② 冷水3ml（小スプーン3/5）を口腔底に注ぎ，嚥下を命じる
③ 嚥下したあとに再度発声させて，湿声嗄声を確認する
④ 嚥下後反復嚥下を2回行わせる

【評価】
1点→嚥下なし，むせる and/or 呼吸切迫
2点→嚥下あり，呼吸切迫（Silent Aspiration：不顕性誤嚥の疑い）
3点→嚥下あり，呼吸良好，むせる and/or 湿声嗄声
4点→嚥下あり，呼吸良好，むせない
5点→「4」に加え，反復嚥下が30秒以内に2回可能
※評価基準が「4点」以上なら最大2施行繰り返し，最も悪い場合を評点とする
舌上に注いでしまうと，口腔内保持能力の低下している患者では，早期咽頭侵入がおきやすくなる

出所：三鬼達人（2011）：あなたが始める摂食・嚥下・口腔ケア，エキスパートナース27(14)：33.

表7-2　フードテスト

【方法】
① プリン茶さじ1杯（約4g）を舌背前部に置き，嚥下を命じる
② 嚥下後反復嚥下を2回行わせる

【評価】
1点→嚥下なし，むせる and/or 呼吸切迫
2点→嚥下あり，呼吸切迫（Silent Aspiration：不顕性誤嚥の疑い）
3点→嚥下あり，呼吸良好，むせる and/or 湿声嗄声，口腔内残留中等度
4点→嚥下あり，呼吸良好，むせない，口腔内残留ほぼなし
5点→「4」に加え，反復嚥下が30秒以内に2回可能
※評価基準が「4点」以上なら最大2施行繰り返し，最も悪い場合を評点とする

出所：表7-1と同じ。

## ❏ 経口摂取可能かどうかの判断

　嚥下障害の確定診断は嚥下造影検査（VF），嚥下内視鏡検査（VE）であるが，在宅では困難である。そこで，質問紙（第3章表3-5）に沿って観察すること，意識レベル・口や唇・舌の動き・歯の状態を観察すること，また「改訂水のみテスト（MWST）」（**表7-1**）やフードテスト（**表7-2**）などのスクリーニングが有効である。
　また，本人や家族の食事への意欲，希望も確認する。これらのアセスメント結果を医師に伝え，経口摂取可能かどうか総合的に判断する。

## ❏ 食事の工夫

　食物は食欲がわくように盛り付けを工夫し，嚥下しやすいように調理する。液体はむせやすいのでとろみをつける。自宅では片栗粉や食物のもつ自然なとろみを生かす。また，市販されている増粘剤を使用

表7-3 嚥下しにくい食品（例）

| 特徴 | 具体的な食品 |
|---|---|
| さらさらしたもの | 水，お茶，ジュース類 |
| 乾燥してパサパサしたもの | スナック類，クッキー，パン，ゆで卵 |
| バラバラしてまとまらないもの | ひき肉，刻んだ野菜 |
| うすくて貼りつくもの | わかめ，のり |
| ねばりが強く密度が重いもの | 芋，もち |
| 酸味や刺激が強いもの | 酢の物，かんきつ類，梅干し，とうがらし |
| 繊維が強く噛みきれないもの | ごぼう，れんこん，こんにゃく，いか |

すると温度に関係なくとろみがつく。しかし，入れすぎて固まりになると，かえって飲み込み時のリスクを高める。個人差はあるが，通常の適切なとろみは「ポタージュ」状が目安とされる。

表7-3に嚥下しにくい食品をまとめたが，嚥下の状態はさまざまで，本人の状態によって，嚥下可能な食品，調理形態は変わる。また，個人でも時間とともに変化するので，スクリーニングが必要である。

嚥下のためには，本人の好みを取り入れ，よく煮込む，切れ目を入れる，あんかけにする，などの手法がある。また食欲の喚起のためには季節や旬のものを取り入れるなど，献立を工夫する。

## ❏ 食事介助

摂食・嚥下は複雑で，さまざまな器官が連動しあってすすむものである。したがって，他の余分な要因が加わらないように，食事に集中するための環境づくりが大切である。

片麻痺のある利用者に対しては，バネつきの箸，すくいやすい器，スプーンやフォーク，すべり止めシートを使うと，自分で食べやすい。また，高齢者は開口面積が狭いため，介助するときは大きなスプーンよりはティースプーンが効果的である。介助するときにはスプーンの柄の後方を持ち，利用者の開口時にスプーンをまっすぐ入れて，舌の上にのせる（送り込み困難な患者には奥舌に入れる）。口唇が閉じたら，顎が上を向かないように注意しながら斜め上方にスプーンを抜くようにする。

食事中の誤嚥防止策には以下が有効である。①咽頭に残留がある場合には，頸部回旋を行って（麻痺側を向く）空嚥下することで残留物を除去できる。②ベッド上に寝たきりでの食事介助の場合，ベッドを45度または30度上半身の挙上を行い，健側を下にした側臥位で麻痺側に首を回旋させると嚥下しやすい（一側嚥下法）。③交互嚥下として，一口から数口食事をとった後，5mm程度のスライスゼリーを嚥下し，その繰り返しを行うとスムーズに食物が嚥下できる。④息をこらえ嚥

第7章■クオリティを高める生活支援

下として，食事を口に入れたら，鼻から息を吸ってしっかり止めて，嚥下する，口から息を吐く，の順序で摂取させる。

## 2 排泄とケア

### ☐ 排尿のしくみ（蓄尿と排尿）

腎臓で尿が生成され尿管を通じて膀胱に尿が溜まる。普通，成人では初発尿意の膀胱内の尿量は200 mℓ前後であり，最大尿意の尿量は500 mℓ前後で膀胱は通常この程度の溜める力（蓄尿）をもっている。しかし，加齢にともないその力は衰える。尿は膀胱括約筋が緩み尿道を通じて排出される。男性の尿道は16から20 cm前後でカーブがあり，前立腺に囲まれており，加齢とともに前立腺が肥大すると尿が出にくくなる。女性の尿道は3 cm前後と短く，便秘や肥満，お産の経験者等の背景条件も影響して，腹圧がかかると容易に漏れる特徴をもつ。しかし，男女問わず蓄尿と排尿機能障害の症状をもつ者は多い。**表7-4**に代表的な排尿症状を記す。

筆者が行った排尿に関する調査では，老人クラブに所属している住民320人中，昼間頻尿は全体の約2割，夜間頻尿約4割，腹圧性尿失禁約3割，尿意切迫感約2割と報告している。[3]

### ☐ 排尿のアセスメント，排尿日誌

排尿状態を理解するうえで有効なのが，排尿日誌をつけることである。通常は3日間つけるが，1日だけでもおおよそのことがわかる。尿計量カップなどを利用し排尿の時間と量，失禁したかどうか，そのときの状況，水分の種類や量等を記録することで，頻尿や尿失禁，蓄尿や排尿機能，多尿かどうかがアセスメントできる（**表7-5**）。

日誌や本人の尿意，そのサインを考慮し，その人にあった時間を設定し，トイレ誘導を行う。常にダラダラ漏れている場合は溢流性尿失禁があると判断し，泌尿器科受診をすすめる。

頻尿の場合は，水分補給の工夫（カフェイン入りの飲み物は避ける等），膀胱訓練（尿を溜める訓練）を試み，訓練が苦痛な場合や随伴症状がある場合は泌尿器科受診をすすめる。留置カテーテル挿入中の者に対しては，繰り返し併発する重度の尿路感染症のリスクを考え，できればカテーテルを抜いて自然排尿を試みる。この場合，抜いた後の尿閉が問題となる。排尿があってもそのつど，一回の排尿量や残尿測

表7-4 代表的な排尿に関する症状

| 蓄尿障害 | | 排尿（出）障害 | |
|---|---|---|---|
| 昼間頻尿 | 朝起きて寝るまでに8回以上排尿ある者 | 残尿 | 排尿後も膀胱内に尿が貯まっている |
| 夜間頻尿 | 夜間2回以上排尿ある者 | 尿閉 | 尿が膀胱内に溜まっているのに前立腺や尿道疾患のために、排出されない |
| 腹圧性尿失禁 | 腹圧がかかる動作（くしゃみ，咳，重い物を持ち上げる等）で尿が漏れる | 尿勢低下 | 尿の勢いが弱い |
| 切迫性尿失禁 | 急に強い尿意を感じ，トイレまで我慢できず漏れる | 尿線途絶 | 尿が途切れる |
| | | 排尿遅延 | 排尿に時間がかかる |
| 溢流性尿失禁 | 前立腺肥大症などで尿道が狭い，膀胱低収縮等で膀胱に溜まった尿を出しきれず残尿があり，膀胱の許容量を超えた分だけが尿が漏れる | 腹圧排尿 | お腹に力を入れないと出ない |
| | | 終末滴下 | 排尿後もポタポタと尿が出る |
| 機能性尿失禁 | 膀胱や尿道の機能は正常であるが，手足が不自由，認知症のためにトイレがわからず尿が漏れる | | |
| 過活動膀胱 | 急に抑えきれない尿意で我慢できない尿意切迫感 | | |

表7-5 排尿日記（記入例）

平成23年〇月〇日（水）

〈排尿〉

| 回数 | 時間 | 尿量 | 漏れ | その時の様子 |
|---|---|---|---|---|
| 1 | 8：00 | 50mℓ | 〇 | （6時に起床） |
| 2 | 9：30 | 100mℓ | | |
| 3 | 13：00 | 50mℓ | | 勢いよく出ない |
| 4 | 14：00 | 50mℓ | | |
| 5 | 16：00 | 100mℓ | 〇 | |
| 6 | 17：00 | 75mℓ | | |
| 7 | 19：00 | 50mℓ | | |
| 8 | 21：00 | 100mℓ | | 排尿してから寝る |
| 9 | 24：00 | 100mℓ | 〇 | トイレに行く途中で出てしまった |
| 10 | 1：00 | 50mℓ | 〇 | |
| 11 | 2：00 | 100mℓ | | |
| 12 | 6：00 | 150mℓ | | 6時に起床 |
| 計 | 12回 | 975mℓ | 4回 | |

〈飲水〉

| 時間 | 飲水量 |
|---|---|
| 6：00 | 150mℓ |
| 8：00 | 150mℓ |
| 10：00 | 100mℓ |
| 12：00 | 150mℓ |
| 15：00 | 100mℓ |
| 17：30 | 150mℓ |
| 21：00 | 100mℓ |
| 計7回 | 900mℓ |

出所：内田陽子（2011）：尿失禁認知症ケアマンガでリアルに対処法，16，日総研．

定を行い，適切に排尿できているかモニタリングする必要がある。尿閉や残尿量が多い場合は，泌尿器科医師にコンサルテーションを求め，必要時は，薬物を処方してもらう。薬物を使用する場合，副作用発現（ウブレチド使用は嘔気，嘔吐，腹痛，徐脈などコリン作動性クリーゼ）に注意する。

### ❑ 水分摂取の工夫
　在宅では，水分を多量に摂取し多尿（通常3000 ml／日以上）となっている利用者がいる反面，一日500 ml しか飲まず，尿混濁をおこし尿路感染で頻尿となっている利用者もいる。水分摂取量は尿量に影響するので，水分摂取の量や種類，いつ飲んでいるかについてもアセスメントが必要である。
　カフェインを多く含むコーヒーや緑茶を多く飲むと尿量が増加し，頻尿になる。したがって，カフェインのないお茶，ほうじ茶・麦茶・番茶・水などに変える，寝る前に飲むのではなく，時間帯を早めにずらして水分をとるなども，夜間頻尿を予防するために有効である。

### ❑ 尿パッドの使用
　尿漏れによる衣服汚染の予防に，ティッシュペーパーや生理用ナプキンを使っても効果はない。これらは尿の吸収率が悪いからである。尿失禁の程度に合わせた吸水性のある専用の尿パッドを選択する。
　また，おむつ交換の負担を軽減するために，パッドを何枚も重ねて使用している場合がある。重ねると，体が動かしにくいうえ，蒸れる。また，排尿毎にパッドを引きぬいて対応している場合，皮膚が傷つく可能性がある。このようなケースでは，何枚も重ねるのではなく，夜間対応型のパッド（3回から10回分吸収）一枚にするとよい。
　認知症等でパッドを引きちぎって家族が困っている場合，本人が不快にならないようにあて方を工夫する，布のパンツにする，排尿のサインをキャッチし，トイレに誘導して，トイレで排泄できた場合には賞賛する（排尿自覚刺激行動療法）方法をとる。
　また，おむつ装着中のスキンケアも重要である。入浴できないときにはシャワーボトル等を利用して陰部の洗浄を行う。

### ❑ 骨盤底筋体操
　腹圧性尿失禁や頻尿，その他の排尿症状に対して骨盤底筋を鍛える体操が有効である。
　女性の場合は膣を，男性の場合は肛門を絞め持ち上げ締める。その

ときに腹部や肩が動いている，息を止めている場合は，骨盤底筋が締まっていない可能性がある。「しめて」，「ゆるめて」の掛け声とともに，手の合図（手を握り持ち上げ，手を下げながら開く），を示しながら訓練を行う。

### 🔲 残尿測定

　排尿した後は残尿がないのが正常であり，残尿が50 mℓ以上あれば医師に受診した方がよい。身体の侵襲がなく手軽に測定できる器具に膀胱用超音波画像診断装置（ブラッダースキャン）がある。尿失禁や頻尿に注意がいきがちであるが，きちんと排出されているかどうか，排尿後の残尿を確認する必要がある。尿が排出しきれていないために頻尿や失禁がおきることもある。

### 🔲 排便について

　毎日排便があること，自分の力でトイレで排便することは，本人や家族のQOLに影響を与える。高齢者は運動や水分の不足により便秘になりやすく，また，消化吸収が悪く感染しやすいため下痢もおこしやすい。腸は蠕動運動や分節運動等を行い，食物から栄養素や水分を吸収し，最終的には便にして排出する。便秘とは，腸内に便が停滞して排便が困難な状態である。

　便秘には，器質性便秘と機能性便秘（弛緩性便秘，痙攣性便秘，直腸性便秘）がある。弛緩性便秘は腸全体の動きが低下しており，原因としては食物繊維の摂取不足，運動不足，入院等による排便習慣の変化等がある。痙攣性便秘は腸の収縮運動が強すぎるもので，緊張やストレス，うつ病等が原因となる。直腸性便秘は直腸に硬い便が溜まって排便反射がおきないもので，下剤や浣腸の乱用，排便の意識的抑制，腹圧が弱いことが原因となる。

　その他に，抗コリン剤やモルヒネ等の薬剤の副作用，脱水，妊娠等により便秘になる。まずは，原因を探求してそれにあわせたケアが必要となる。

> ■ 器質性便秘
> 　腸そのものに疾患があり便秘となる。それ以外は機能性便秘になる。

### 🔲 自然排便をうながす

　自然排便をうながす方法は，まず水分補給がある。水分が少ないと便が硬くなり，排出が困難になる。また，摂食・嚥下障害をもつ高齢者は水分や食物繊維の摂取不足になりがちである。筆者の経験では，便秘の訴えのある高齢者は水分，食事の摂取不足をともなっていた。高齢者に必要な水分量は一日最低でも1300 mℓ，できれば1500 mℓ以

上を目安とする。しかし，水分だけを飲むということはなかなか困難なことであり，運動・活動をうながして，それとともに水分補給する。このことは便秘予防と運動機能，認知機能の向上の相乗効果を生む。散歩や体操，歌を歌うなどをし，その後，水分補給や食事をするという生活リズムをつくると摂取量は多くなる。

また，決まった時間に便器に座ったり，おちついて便器に座ると排便できるという高齢者も多い。その場合，トイレに手すりを設置すると，姿勢が安定する。

上行から横行，下行結腸へと「の」の字マッサージや，腹部の腸のつぼ押し，腹圧をかける運動，腹筋や背筋等の筋肉を鍛える運動や体操も有効である。また，本人の不安や緊張緩和も重要である。自律神経の失調をきたさないように悩みごとを相談したり，深呼吸やリラクゼーションを行う。

## ◻ 便秘薬の種類

便秘薬には刺激性下剤と浸透性下剤がある。前者は大腸刺激性下剤（大腸壁を直接刺激して蠕動運動や分節運動をうながす：一般名　センナ，センノシド，ダイオウ，アロエ），小腸刺激性下剤（小腸を刺激する：一般名　ヒマシ油），直腸刺激座薬（肛門から挿入し直腸を刺激：一般名　ビサコジル）がある。後者は塩類下剤・糖類下剤（腸内の浸透圧を高め腸に水分を移行させる：一般名　酸化マグネシウム，硫酸ナトリウム），膨張性下剤（便の表面張力を低下させて便を軟らかくする：一般名　寒天，カルメロースナトリウム），浸透性下剤（界面活性剤で便の表面張力を低下させる：一般名　ジオクチルソジウムスルホサクシネート）がある(4)。

それぞれの薬剤の特性を把握し，在宅療養者の状態をアセスメントし，薬剤を選択，量を調整する。急性腹症や器質的便秘には下剤は禁忌で，医師の受診を行う。塩類下剤は腎不全患者には使用できず，抗菌薬との併用者にも使ってはいけない。刺激性下剤は長期使用すると大腸損傷を招くことがある。注意すべき副作用や禁忌を理解して使用する。

## ◻ 摘便・浣腸

下行結腸以下に便が溜まり，自力では排便できない場合，座薬を挿入したり，摘便や浣腸を行うことがある。摘便は直腸粘膜を傷つけることがある。また浣腸液は薬剤なので，医師に確認することも必要である。療養者の排便リズムを考慮し，看護師は訪問したときに摘便や浣腸の必要性を判断し実施する。

◾ 摘便
自力で排便できない者に対して，肛門から指を入れ便を摘出する行為。

◾ 浣腸
肛門や直腸を経由して腸内に薬液を注入する行為。

### 下痢の種類とケア

下痢には感染性下痢と非感染性下痢がある。前者は細菌や真菌，ウイルスによるもので，後者は冷たい物や消化しにくい物を食べたとき，精神的なストレス，薬物副作用，食物アレルギー，中毒が原因のものである。原因をアセスメントし，ノロウイルスなど，感染によるものであれば，特に便は手で触れず手袋でビニール袋に入れる，手洗いをしっかり行うなど，感染予防に注意する。安静にし，脱水にならないように水分補給に努める。下痢をすると臀部や陰部がただれるので，シャワーボトルを使用し，洗浄を行い，スキンケアする。また必要に応じて，受診する。

## 3　睡眠・休息とケア

### 睡眠・休息の意義と睡眠障害

睡眠は心身を休息させ，疾病の回復や翌日の日常生活活動へと導くために必要不可欠な生理現象である。高齢になると，入眠障害（寝つきが悪い），中途覚醒（夜中何度も目が覚める），早朝覚醒（朝早くから目が覚める），熟眠障害（睡眠時間は十分なものの熟睡感がない），過眠（日中に過剰な眠気がきて居眠りをする）がある。

また，一日24時間の生体リズムであるサーカディアンリズム（概日リズム）の障害として，夕方から眠たくなり早朝に目覚め再入眠できない，昼夜問わず不規則に睡眠と覚醒が出現する，などの状態がある。

睡眠はレム睡眠からノンレム睡眠のサイクルを一晩に4から5回繰り返している。レム（急速眼球運動）睡眠は，瞼下で目が動いており脳は覚醒時に近い状態，浅い眠りで，体は弛緩し休息状態になっている。ノンレム睡眠は脳の休息ともいわれ，深い眠りである。レム睡眠は新生児では総睡眠時間の約半分を占めるが，その後は加齢にともなって減少する。

また高齢者は，喪失感や不安，うつ的な気分を抱えているために不眠となる場合や，疾患や障害，医療器具装着の不快感や痛み，痒みが生じ，不眠となっている場合等もある。睡眠時無呼吸症候群は，睡眠時に呼吸停止または低呼吸となる。

次に，睡眠をうながすケアを示す。夜間の質のよい睡眠のためには，朝起きてからの行動が大切である。

---

**サーカディアンリズム**

人は，日中活動し夜は睡眠をとり，体内の自律神経やホルモン等も変化する。この変化は脳の視床下部にある視交叉上核の生物時計で体内時計といわれる。これはおよそ24〜25時間のサイクルで働く[5]。

## ◻ 朝の覚醒をうながす

　朝，カーテンを開けて光を取り入れ，交感神経を刺激し覚醒度を高める。また，1500から2500ルクスの光を浴びるとメラトニン分泌が抑制されて覚醒しやすい状態になる。そして，起床し，歯磨きや洗面，食事をうながす。また，食事をとることはサーカディアンリズムの同調因子といわれ，朝ごはんのセッティングや香りも目覚めを誘う。

> ◻ メラトニン
> 体内時計に働きかけ，覚醒を睡眠に切り換えて眠りを誘うホルモン。

## ◻ 日中の活動性を高める

　睡眠は心身の疲労があるとうながされる。昼間はベッドで横になるのではなく，ベッドから起き，外出をしたり，体操をしたり，趣味活動をしたり，友人と交流をもったりする。高齢者の場合は，介護保険制度のサービスである通所介護（デイサービス），通所リハビリテーション（デイケア）や地域の老人交流クラブ等を活用する。しかし，うつや認知症をもつ者は集中力が続かず，疲れやすいため，活動中には適宜，休憩をとるようにする。

> ◻ 通所介護
> デイサービスともいい，食事や入浴などの介護を受けられる日帰りサービス。
>
> ◻ 通所リハビリテーション
> →218頁参照

## ◻ 入眠時の環境を整える

　入眠しやすい環境は人によってさまざまである。以下のような例を参考に，その人にとって一番入眠しやすい環境を整える。

　寝る前に興奮するテレビ番組を見ないようにしたり，眩しい光をあてないように暗くしたり，手足が冷えないように保温に努めたりする。夜間頻尿を予防するには，寝る前の水分補給は控える（全体での水分摂取量に配慮が必要で昼間にしっかりとる）。

　不安が強い者に対しては，側で添い寝をしたり，足浴をすると気持ちが落ち着く場合がある。

　睡眠薬を使用する場合は，作用時間が短く代謝されやすい薬剤を医師と相談して使用する。また筋弛緩作用により，転倒しやすくなるので十分に注意する。

　空腹感で眠れない場合は，あたたかいミルクなどを飲んでもらう。眼が閉じられない場合は，本人の意思を確認のうえアイマスクをする。呼吸器装着の場合は痰のからみで不眠となる場合が多いので，入眠前に吸引を十分に行う。

　かゆみのある者に対しては，入浴を早めに行い，保湿剤や医師の処方した軟膏を塗る。耳鳴りの激しい者に対しては，リラックス効果のある音楽やオルゴールを聞かせる。痛みのある者に対しては睡眠が得られやすいように，マッサージをしたり（体をさするだけでもよい）薬効時間を考慮して寝る前に鎮痛剤を投与する。

## 4 呼吸とケア

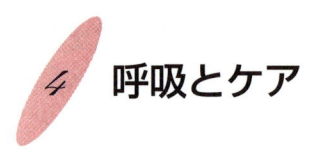

### 正常な呼吸

呼吸は生命維持に必要不可欠なものである。成人の呼吸数は1分間に15から20回であり，規則正しく目立たない。主に内外肋間筋と横隔膜が使われ，男性は腹式呼吸，女性は胸式呼吸の傾向にある。運動や入浴をすると酸素消費量が高くなり，呼吸数は増す。精神的興奮は脳の呼吸中枢が刺激され呼吸数が増し，痛みは交感神経が刺激され呼吸数が多くなる。また，呼吸が停止すると死亡するが，呼吸数やリズムは随意でコントロールできる。

### 異常呼吸

頻呼吸（速呼吸）とは，深さは変わらないが呼吸数が1分間に24回以上になったものである。徐呼吸とは，深さは変わらず呼吸数が1分間に12回以下になったものである。過呼吸とは，呼吸数は変化ないが深さは増大し，減呼吸とは，深さが浅いもの（呼吸数は変化なし）をいう。多呼吸とは，深さが深く呼吸数も多いもの，小呼吸は，浅く呼吸数が少ないものをいう。呼吸が止まっているものが無呼吸である。

持続的に異常に深く大きい呼吸はクスマウル呼吸であり糖尿病ケトーシスや尿毒症時等にみられる。ビオー呼吸は一定の数と深さの呼吸が続き無呼吸になることが繰り返され，髄膜炎や脳腫瘍，脳出血にみられる。また，呼吸振幅が次第に深くなり徐々に浅くなって無呼吸になることが繰り返されている場合はチェーンストークス呼吸といい，老人の睡眠時や臨終期，脳出血，重症心不全，アルコール中毒等にみられる。

### 呼吸困難の種類

呼吸困難は呼吸時に感じる不快感や困難感であり，主観的なものである。客観的に評価するには呼吸困難のスケールを使用する（**表7-6**）。またパルスオキシメーターを使用し，$SPO_2$をモニターする。状況によっては医師による血液ガス分析を行う。

呼吸困難の種類には，肺性呼吸困難（外気の酸素不足，気道狭窄，気管支喘息，肺炎や肺水腫，肺気腫，球麻痺，脊髄損傷，腹水等）と心臓性呼吸困難（心不全），貧血性呼吸困難（悪性貧血，大出血），アシドーシ

---

◘ **腹式呼吸**
胸部を動かさずに鼻からゆっくり息を吸いこみ，腹部をふくらませ，次に口からゆっくり息を吐き出す呼吸。

◘ **胸式呼吸**
胸骨を大きく広げて息を吸い，吐く呼吸。

◘ **パルスオキシメーター**
発光部と受光部（センサー）で構成されるプローブを指先につけて経皮的動脈血酸素飽和度（$SPO_2$）をモニターする小型の医療機器。

表7-6 ヒュー・ジョーンズ分類（呼吸困難のスケール）

| | |
|---|---|
| 第Ⅰ度 | 同年齢・同体格の人と同様の労作が可能，歩行，階段昇降もできる |
| 第Ⅱ度 | 健常人と平地では同様に歩行できるが，坂，階段では息切れを感じる |
| 第Ⅲ度 | 平地でも健常人と一緒には歩けないが，自分のペースでなら平地なら約1500m以上歩ける |
| 第Ⅳ度 | 休み休みでなければ平地でも50m以上は歩けない |
| 第Ⅴ度 | 会話や衣服の着脱でも苦しく，そのため外出もできない |

ス性呼吸困難（糖尿病，尿毒症），脳性呼吸困難（脳腫瘍，脳動脈硬化症，高血圧）情動性呼吸困難（過喚気症候群，ヒステリー，激痛）がある。

気管支喘息は呼気性呼吸困難であり，上気道狭窄は吸気性呼吸困難，肺炎や結核等では混合性呼吸困難である。気管支喘息は発作性であり，自然気胸は突発的で，肺気腫は持続的に呼吸困難がおきる。

呼吸困難の種類や原因を明らかにするためにアセスメントを行うが，随伴症状（バイタルサイン，喘鳴，チアノーゼ，発汗，冷感，胸痛，浮腫，不安，緊張感等）とパルスオキシメーターや血液ガス等の検査データにも注意する。

### 一般的なケア

呼吸がしやすいように本人が安楽と感じる体位，姿勢をとらせる。通常は上体挙上し，膝を軽く曲げた姿勢や起座位，ファーラー位をとらせる。背中やひざの下にクッションや枕を挿入する。呼吸法として，体の緊張をとるように背中をマッサージしリラックスさせて，腹式呼吸をとる，口すぼめ呼吸（口をすぼめてゆっくり吐く）と楽になることが多い。

また，排泄や移動，食事等の日常生活動作の酸素消費量を最小限にする。しかし，この場合，安静を過度にして廃用症候群を併発しないようにくれぐれも注意する。便秘になると腹部膨張により横隔膜が挙上して呼吸運動が妨げられるので，その予防に努める。呼吸が苦しいと，生命に危険を感じるほどの不安と緊張にさらされるので，落ち着くまでバイタルサインやパルスオキシメーター監視等で側にいて，観察を続ける。

呼吸困難をもたらす痰を喀出しやすくするために，部屋が乾燥しないようにする，水分補給をこまめにすることも大切である。感染予防のためにうがい，手洗い，口腔の清潔にも努める。また，体を締め付ける下着や衣類はさけ，ゆったりした軽い保温性のある寝具を使用する。食事は消化のよい物を摂取し，肥満にならないように注意する。

■起座位
座位より少し前かがみになった姿勢。

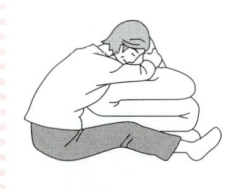

■ファーラー位
半座位ともいい，上半身を45°起こした体位。

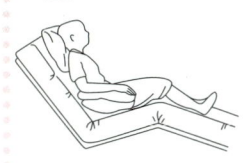

## 5 清潔ケア

### ◻ 皮膚の特性と清潔保持における注意事項

　清潔は爽快感や安楽を図る手段であり，かつ，感染予防にも効果をもたらす。また，日本人は入浴を好む者が多い。

　皮膚は外側から表皮，真皮，皮下組織の3層からなるが，表皮には皮脂膜があり，皮膚を保護するバリア機能をもつ。皮膚の細胞分化の過程周期（ターンオーバー時間）は約20日間といわれ(8)，加齢により遅延する。皮膚のPHは4.5～6.0の弱酸性である(9)。通常の石鹸で界面活性剤のものはPH9～11のアルカリ性であるので洗浄力が強く，皮膚のバリア機能を阻害する可能性がある。**ドライスキン**傾向の高齢者の場合，弱酸性で，低刺激性，保湿成分入りの石鹸を選択する。また，石鹸成分が残留しないように十分すすぎを行う。成分が残留すると，発赤やかゆみを生じる。また，洗浄後は，皮膚の保湿に努めないと容易に傷つきやすい。

### ◻ 保湿剤の選択と皮膚の保護，保湿のための工夫

　保湿剤はそれぞれの特徴を理解し，在宅療養者に応じて選択する。白色ワセリンはコストが安く，刺激性が少ないので，よく使用されるが，ベタつくのが欠点である。ベタつくと褥瘡になりやすいので，余分に厚く塗りすぎないようにする。尿素配合クリームはベタつきが少なく保湿効果が高いが，ときに刺激を与える。

　セラミド配合クリームや入浴剤は刺激が少なく使用が容易であるが，コストが高めで保険適用ではない。

　保湿剤は入浴後は急激に皮膚から水分が蒸発し乾燥状態になるために15分から20分以内に塗布する(10)。

　ドライスキンには38～39℃程度のぬるめのお湯が入浴に適している。ナイロンたわしやボディブラシなどで皮膚を擦ると皮膚は傷つきやすい。高齢者の皮膚は脆弱であり，刺激を与えると皮膚が損傷する。泡を十分立てて，皮膚を包み込むように手やガーゼでやさしく洗う。全身を毎日，石鹸をつけてくまなく洗う必要はなく，腋下や陰部等の皮膚の重なる部分を重点的に清潔にするように心がけるとよい。

---

🔸 **ドライスキン**
　乾燥肌のこと。皮膚の表面にある角質層の水分不足により，肌荒れ・かゆみ等の症状が出る。

## ❑ 清潔保持の手段

利用者本人で入浴ができない場合、自立度や病状、介護者の負担、経済状況を踏まえて清潔保持のための居宅サービスを選択する。ヘルパーの介助で入浴する（訪問介護）、看護師の介助で入浴する（訪問看護）、通所介護で施設において入浴する、浴槽を自宅に輸送してもらい入浴する（訪問入浴）等がある。

自宅の浴槽で入浴したい場合は訪問介護や訪問看護の利用を選択するが、病状観察が必要な場合は訪問看護を利用する。介護者の負担軽減、外出し気分転換を図る場合等は、通所介護や短期入所サービスで施設における入浴を選択する。

また、清潔保持の手段であるが、入浴は一番清潔保持には有効であるが高齢利用者には負担がかかる。入浴による消費エネルギーに関しては40℃の湯に20分浸かると110 kcal消費するといわれる。[11] 心肺機能の低下している高齢者の入浴は38～40℃とし、入浴時間は5分から10分程度を目安にする。高齢者は、血圧が上下にしても自覚がないため、特に観察の必要がある。血圧は入浴中は上昇、浴室を出た直後、一時的に下降する。脱衣所が寒いと再度血圧は上昇するので、浴槽に浸かる前後も注意を払う。[12]

入浴をするかどうかは、本人のバイタルサインに異常がないか、睡眠不足はないか、食事はとれているか、下痢や便秘をしていないか、発熱はないか等全身の状態にあわせて、また本人や家族の要望も確認して判断する。入浴後は体調の観察をしながら、200 mℓ程度の水分を補給する。

## ❑ 入浴補助物品

入浴介助の際に役に立つのが入浴補助物品である。利用者の身体の状況に合わせて、安全に使用できるものを選ぶ。以下に例を示す（**図7-1**）。

シャワーチェアーは座ったままで、お湯をかけても滑らず安定がよく、水分に強い素材でできている。入浴用車いすは歩行ができない者に対して座ったままで移動が可能で、臀部の部分に穴があいているので、下からシャワーをあてて洗浄できるようになっている。移動のためキャスター付きであるが、洗体時にはストッパーをしておく必要がある。滑り止めマットは、浴槽に敷くと立ち上がりの際の転倒予防になる。バスボードを使用すると、浴槽移動の際に立ち上がりの動作が負担なくできる。その他、浴槽のふちに簡単に取り付けられる手すりもある。

> **訪問入浴**
> 移動式の浴槽を自宅に輸送し、部屋にいながら専門スタッフが入浴介助を行うサービス。

図7-1 入浴補助物品の例

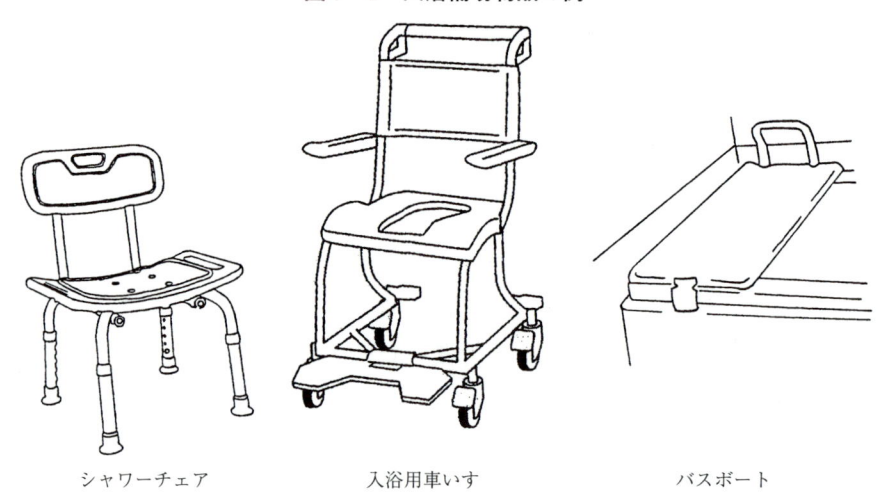

シャワーチェア　　　入浴用車いす　　　バスボート

### 口腔ケア

　加齢に伴い歯の喪失，歯周病の罹患，義歯の使用，咀嚼機能の低下，嚥下障害，唾液分泌の減少，味覚・感覚の低下が目立つようになる。バイオフィルム（細菌を包むフィルム）を口腔内に形成させないようにするためには，唾液の抗菌作用や自浄作用をうながし，口腔内の清潔を保持することである。口腔ケアを行うと誤嚥性肺炎が予防できる。基本は歯ブラシによるブラッシングである。しかし，歯がそろっていなかったり，歯が欠損していたりすると，ブラッシングが困難となりやすい。洗口やうがいを行い，仕上げは介護者が行う。また，歯に隙間がある場合，糸ようじや歯間ブラシを使用する。歯がない場合はスポンジブラシを使用する。その際，使用前にスポンジの部分の水気を絞らないと，その水で誤嚥することがあるので注意する。義歯は高価であり，乾燥したり，落としたりするとこわれやすいので，本人の口から外したら，洗面器に水をはってその上で流水のもと専用ブラシで洗浄し，水が入った容器に入れる。義歯を外すときは下顎から行い，入れるときは上顎から入れる。

　口腔の保湿も重要である。人工的な保湿剤等が市販されているが，オリーブ油やリップクリームを唇に塗る。寝たきりで開口の状態でいる者は口腔内が乾燥するので，呼吸に注意しながら湿ったガーゼやスポンジブラシで口唇や口腔を清拭する。この場合，突然閉口し，指をかまれないように注意する。薬剤服用者は副作用で口腔内乾燥がおきやすい。乾燥状態が続くと，口腔内が汚染されやすくなり感染がおきやすい。

## 6 環境ケア

### ◻ 環境の種類

　人間と環境は相互の影響を受け，調和，適応しながら生きている。環境は人体の外的環境と内的環境（人体の内部環境）に分けられ，前者は物理的環境，社会的（対人的，経済，文化も含む）環境，運営的環境に区分される。

　物理的環境は建物の構造，空間の明るさ，素材，家具，道具など，実際に目や手で確認でき，その場で使うことのできるものである。

　社会的環境は家族や友人，近隣者，ケア提供者等，周囲の人間および集団，その人の経済状況，仕事場，地域の文化や制度，風土等が含まれる。

　運営的環境は家族やケア提供者側のスケジュール，決まりごと，規範である。

### ◻ 部屋の整理整頓

　どんなに長年住み慣れた自宅であっても，加齢や疾患，障害が加わると，自分では環境を整えることが難しくなる。最初に，本人が通常いる部屋やトイレ，浴室，台所の整理整頓が必要となる。高齢者は身のまわりにいろいろと物を置く傾向にある。たとえばこたつのテーブルの上やそのまわりに薬や軟膏，湯のみや急須，ボールペンやメガネ，お菓子，そして湯沸かしポット等を置くなど，あまり動かずに用が足せるようにしている状況をよくみかける。しかし，こたつ布団に足が絡まり転倒，骨折したり，湯沸かしポットをひっくり返し，お湯がかかり火傷，などの重大な事故につながる。

　また，物が整理されていないために，使用したい物品がすぐに見つからないと，生活行動や，介護に支障をきたす。したがって，日頃から，整理整頓をしておくことが重要となる。ただ，自宅は本人のテリトリーである。勝手に整理整頓を行ったり，物品を捨てるのではなく，必ず，本人の確認を得る。どんなに散らかっていても本人ならわかる，本人は安心するということも少なくないからである。

### ◻ 住宅改修と福祉用具

　家族の生活行動や経済状況だけでなく，本人の日常生活動作能力

（IADL, ADL）や行動範囲をよく勘案して，総合的に住宅改修を検討する。介護保険制度における住宅改修は上限額は決まっている。ただ，各自治体で独自の助成を行っている場合があるので，市の職員やケアマネジャーに相談する。

手すりの設置や床段差の解消，滑らずに移動をするための床材料への変更，引き戸への変更，洋式トイレの便座変更等，内容については法で定められている。

ベッドや車いす等は福祉用具として手続きをすると活用できる。介護保険制度では福祉用具貸与と特定福祉用具販売がある。一時的に必要な場合は貸与が適している。本人だけでなく，介護する家族やケア提供者（ホームヘルパーや看護師等）の要望も聞いて決定する。

### ❑ 自宅以外のサービス利用

要介護状態になり，自宅から施設に移ったときや，一時的に短期入所生活介護を利用するとき，通所介護や通所リハビリテーションを利用するとき等，そのつど，その場の環境を確認する。通常，介護サービスを提供する場所は，バリアフリーで手すりが設置されており，場所も空間も充分に配慮されている場合が多い。

しかし，自宅に比べて広い廊下や大きなお風呂，シャワー付き水洗洋式トイレなどは，慣れるまで注意が必要である。たびたび声かけや，見守り介助など，必要なケアを行う。

施設内の場所の表示もわかりやすくする必要がある。また，職員は利用者とのふれあいを多くもち，早くなじみの関係を築けるようにする。職員は本人や家族，ケア提供者に自宅環境についてたずね，少しでも自宅に近い環境づくりに努める（ソファーの配置を検討し，小空間をつくる。畳やカーペットを敷いて寝ころべる空間をつくる等）。

### ❑ 認知症と環境ケア

近年では認知症高齢者の環境改善の有効性について関心が高まっている。介護で問題となるのが **行動・心理症状（BPSD）** である。中核症状（記憶障害や見当識障害等）には脳病変の部位と程度が大きく関与するが，BPSDには環境因子が最も影響する。ここにケア介入の余地があるといわれている。1970年代後半ごろから西欧で住環境に着目した施設環境改善がはじまり，1990年頃からグループホームを代表とする住宅を改善する動きが出てきた。

施設入居者に対してのものであるが，認知症高齢者への環境支援のための指針（「PEAP日本語版3」）がよく使用される環境ケアへの基

◘ 行動・心理症状（BPSD）
　周辺症状ともいわれ，不安や抑うつ，幻覚や妄想，徘徊，暴言，暴力，大声をあげるなどの症状がある。

準である。これにそって，認知症高齢者の環境改善の取り組みが全国レベルでなされるようになってきた。どのような指針なのか，考え方を示しておく（表3-6参照）。

○ 注
(1) 内田陽子（2012）：解剖生理ポイントブック，80，照林社.
(2) 三鬼達人（2011）：あなたが始める摂食・嚥下・口腔ケア，59，照林社.
(3) 内田陽子，上山真美，小泉美佐子（2008）：地域在住高齢者における頻尿・尿失禁の可能性と背景条件との関連，日本在宅ケア学会誌，12(1)，44-52.
(4) 室井延之（2009）：下剤，プチナース，18(10)，63-64.
(5) 山口瑞穂子編著（2006）：最新看護学用語事典，254，医学芸術社.
(6) 東京都健康長寿医療センター（2010）：写真でわかる高齢者ケア，139，インターメディカ.
(7) 同前書.
(8) 泉キヨ子，天津栄子編（2010）：根拠がわかる老年看護技術，133，メジカルフレンド社.
(9) 内田陽子（2012）：解剖生理ポイントブック，126，127，照林社.
(10) 泉（2010）：前掲書，135.
(11) 同前書，137.
(12) 東京都健康長寿医療センター（2010）：写真でわかる高齢者ケア，88，インターメディカ.
(13) 山口晴保編著（2005）：認知症の正しい理解と包括的医療・ケアのポイント，51-52，協同医書出版社.
(14) 同前書，11.
(15) 日本建築学会（2009）：認知症ケア環境事典，4，11，ワールドプランニング.

# 第8章
# 在宅における処方薬治療の継続と看護

## 1 在宅でよくみられる内服薬

在宅で療養を続ける患者層は難病患者や小児患者など一様ではない。しかし，人数的にみると高齢の慢性疾患患者が多い。そのような療養者の基礎疾患には次のようなものがある。

① 脳血管障害後遺症その他脳血管疾患
② アルツハイマー病およびその他の認知症
③ 骨粗鬆症・圧迫骨折・大腿骨頸部骨折等，老人性の運動器疾患
④ 神経難病
⑤ 悪性腫瘍末期
⑥ 慢性呼吸不全
⑦ 慢性心不全・慢性腎不全等
⑧ 糖尿病

また，上記の基礎疾患のうえにさまざまな疾患を同時に併発していたり，あわせもっていたりすることから，服薬量が10種類以上になる療養者も少なくない。

在宅療養者に処方されている内服薬には錠剤，顆粒剤，粉剤，カプセル剤などがある。

主な内服薬には次のような薬品がある(1)（**表8-1**）。表の薬品名が一般薬品名であることで違和感を持つ読者も多いかもしれない。しかし，最近の動向として**ジェネリック医薬品**の使用が推奨されていることから，本書では一般薬品名で記載した。

薬に関する重大な事故を防ぐためにも看護職の薬剤に対する知識も社会状況に合わせ更新されていかなければならない。高血圧症の療養者に処方される薬でも作用機序が全くちがうので，使用方法もちがう(2)。一般名で理解しておくことが肝要である。

### ■ジェネリック医薬品

新薬として開発した企業が独占的に製造・販売できる特許期間が満了となった時点から，他の企業も厚生労働省の承認を受けて同じ成分・効能をもつ薬を製造販売することができる。これがジェネリック医薬品と呼ばれる薬である。ジェネリック医薬品は開発コストがかからないので，価格も新薬の半分程度と安くなっている。最近では処方箋発行を電子媒体で行うと自動的に同種のジェネリック医薬品に変換されるシステム等が導入され，大病院等では普及が進んできている。

## 2 服薬状況のアセスメントとケア

### ❑ 服薬状況のアセスメント

在宅で処方箋による服薬治療を続けている多くのケースは，病院の外来患者群と重なる。在宅療養者が処方薬治療を続けているならば医

表8-1 在宅療養者への代表的な処方薬，その適応と作用・副作用（主なもの）

| 薬品名 | 適応 | 作用 | 副作用 |
|---|---|---|---|
| アスピリン | 鎮痛解熱／狭心症／脳梗塞予防 | プロスタグランジンの生成を抑制し，抗炎症，鎮痛・解熱作用を示す。また少量ではトロンボキサンA2の合成を阻害し，血小板の作用を抑制する | ショック・アナフィラキシー様症状の出現 |
| 塩酸チクロピジン | 脳梗塞等の血栓症 | 抗血小板作用を示す | 過敏症，悪心・嘔吐 |
| 塩酸トリヘキシフェニジル | パーキンソン病 | ドパミンより相対的に優位になったアセチルコリンの作用を抑制する | 精神錯乱 |
| 塩酸ドネペジル | アルツハイマー病 | 脳内アセチルコリン量を増加させる | 失神，消化性潰瘍 |
| アルプラゾラム | 不安神経症 | 視床下部や大脳辺縁系に作用し，不安を鎮める | 眠気，頭痛 |
| ジアゼパム | 不安神経症 | 視床下部，大脳辺縁系に作用し抗不安効果を示す | 眠気，頭痛 |
| ニトラゼパム | 睡眠障害 | 後部視床下部，大脳辺縁系の活動を低下させ生理的睡眠に導く | 呼吸抑制，依存症，錯乱等 |
| アルファカルシドール（活性型ビタミンD） | 骨粗鬆症 | 骨吸収を抑制し，骨形成を促進する | 高カルシウム血症（痙攣，血圧上昇，動悸等） |
| L-アスパラギン酸カルシウム | 骨粗鬆症 | Ca摂取の不足を補う | 高カルシウム血症（痙攣，動悸等），腎結石 |
| ザルトプロフェン | 変形性関節症 | プロスタグランジンの合成を抑制し，抗炎症作用を示す | 消化性潰瘍，血液障害，肝障害，腎障害 |
| フロセミド | 腎不全，浮腫 | NaClの再吸収を抑制し利尿を促進する | 肝性昏睡，無尿 |
| ジゴキシン | 拡張型心筋症 | Na-Ca交換機構を抑制し心筋収縮力を増加させる | 不整脈，悪心・嘔吐 |
| ニトログリセリン錠 | 狭心症発作 | 冠血流を増加させ，狭心症の痛みをとる | 低血圧，頭痛 |
| ワルファリン | 心不全 | プロトロンビン等の因子によるタンパク合成を阻害し，抗凝固作用を示す | 出血，皮膚壊死，肝機能障害 |
| ベシル酸アムロジピン | 高血圧症 | Ca拮抗剤として作用し，冠動脈を拡張して降圧する | 過敏症，頭痛，ほてり |
| 塩酸イミダプリル | 高血圧症 | アンジオテンシン変換酵素（ACE）を阻害し降圧作用を示す | 血管浮腫，ショック，急性腎不全 |
| S・M散 | 胃炎 | タカジアスターゼによる消化作用を示す | 長期多量投与で腎結石，尿路結石 |
| シメチジン | 逆流性食道炎 | 胃酸分泌抑制作用で胃粘膜保護 | ショック，アナフィラキシー様症状 |
| 酸化マグネシウム | 緩下剤 | 腸内で重炭酸塩となり緩下作用を示す | 長期大量投与で高マグネシウム血症 |
| アローゼン | 緩下剤 | 大腸の蠕動運動を亢進する | 過敏症状，腹痛，悪心・嘔吐 |
| ビフィズス菌製剤 | 便秘，下痢の改善 | 大腸菌などの病原菌の発育を抑制し，腸内菌叢の異常を改善する | 腹部膨満感 |
| スルホニル尿素類 | 2型糖尿病 | 膵ランゲルハンス島のβ細胞に働き，インスリン分泌を促進する | 低血糖，肥満 |
| プラバスタチン | 脂質代謝異常 | 血中コレステロールを低下させリポタンパク代謝を改善する | 横紋筋融解症，過敏症状 |

療施設となんらかのかかわりをもっている。そのような療養者が少しずつ医療施設中心の治療から在宅中心の治療へと移行していくのである。定期往診をしている施設の報告では在宅療養者の9割以上は高齢者であるとしている。(3)

　一般的に高齢者と呼ばれる年齢になってくると，健康診断で血圧が高い，心臓に負担がかかってきていると指摘されることが多くなる。体の機能が一部障害されたり，体の調整能力が衰えたりしてくる。このように年齢とともに衰えてきた体の働きを補って，健全な状態に維持しておくために高齢者は薬を使うことが多くなってくる。薬との上手な付き合いが欠かせなくなってくるのである。

　薬で治療を続けている人の中には「薬を飲んでいるのにちっとも病気がよくならない」とか，「いつまで薬を飲めば病気が治るのだろう」とか思っている人がいる。たとえば，高血圧のような状態は体の慢性的な機能不全であって，それを放置しておくと脳血管障害や心臓疾患を引きおこしやすくなる。しかし，薬を飲んだからといって，顕著な効果を自覚できるものではない。寝たきりの高齢者をつくらないために，高血圧症への対策が各方面で活発に行われてきているが，健康診断による早期発見，食事・生活管理とともに薬物治療も寝たきり予防に貢献している。

　しかし，疾患を予防するための処方薬は効果が目に見えないために長期間続くと療養者が不安感や不信感をもつことがある。不安や不信が続くと**服薬アドヒアランス**が低下してくる。

　筆者が通院中の高齢者に行った調査では現在飲んでいる薬の副作用が気になっているとした療養者が31％いた。また服薬作業は面倒だとした回答も24％あり，副作用が気になり，服薬作業も面倒だということになれば服薬アドヒアランスは下がっていくことだろう。しかも薬に疑問があったとき，医療者（医師，薬剤師，看護師）に必ず聞くとしたのは28％であった。このことは施設で薬の相談窓口を設置したからといって高齢者の薬物療法についての疑問がすべて解決されるわけではないことを示している。服薬作業を軽減する方策は個々の高齢者の状態によってもちがうことを知り，服薬時の行動に立ち会って服薬行動を定期的にアセスメントすることが必要である。そのような場合の有効な道具として服薬アセスメントツール（Medication Assessment Tool：MAT）のようなものもある。(5)

　看護師は医師や薬剤師と協働してこのような高齢者の薬物療法の支援を行っていく必要がある。在宅ケア場面では，看護師が注射などのように薬剤を直接投与することは施設ほど多くはないが，服薬支援と

---

◘ 服薬アドヒアランス

　患者自身が病気を受け入れ，薬を理解したうえで，処方に従って正しく服薬すること。

薬物療法上の問題発見に直接立ち会う場面は多くなっている。

## ❑ 服薬支援としてのケア

　服薬作業の面では、視力や聴力の低下で薬の説明や用法の注意書きが見えない、聞こえないために用法を間違えることがある。薬剤師に療養者の視力、聴力の状態について情報を提供し、服用方法は大きな字でわかりやすく書いてもらう。そして療養者の理解を助けながら一緒に服用方法を確認しておく。

　薬の形状が療養者の状態に負担にならないものであるかどうかの評価も大事である。たとえば、薬を飲みこむ力（嚥下機能）が年齢を重ねるにつれ低下してくるために、服用している薬の形状によってはのどに詰まらせる危険がある。また、顆粒剤は義歯着用の高齢者には好まれない。顆粒が義歯と歯茎に詰まって痛むことがあるのである。また、粉薬はむせて飲みにくいから嫌だという療養者は多い。しかし、療養者はそのようなことを不便、負担に感じていても、医療者に直接訴えてくることはそれほど多くない。実際に療養者の服薬場面に立ち会って看護師の目で確認しておく必要がある。飲みにくい薬を発見したら、医師、薬剤師の協力を得て改善を図るようにする。

　在宅では多くの場合、服薬の実際的な行動は療養者自身に任されていることが多い。一般に高齢者は処方薬への遵守率は高い。しかし、「服薬をちゃんとしていますか？」と聞くだけでは不十分である。処方薬の服用が1日3回食後と指示されている在宅の高齢者ではこんな例があった。家族が朝9時に朝食後の服薬を確認して外出した後、ヘルパーが10時30分に来てみると、すでに昼用の薬も服用していたのである。10時に軽食をとったので薬も服用する必要があると高齢者は解釈していた。

　医療者が想像しないような解釈をする療養者もいるので、個々の療養者の生活と服薬との関連は具体的にみておく必要がある。また、1日の服薬回数が多いと間違いや時間のズレがおこりやすい。服薬回数を減らす、一回分ずつ分封にして療養者に渡すなど、服薬間違いがおこらないような工夫について医師や薬剤師と検討しておく必要がある。

　また、服薬行動がうまくとれない療養者も増えている。たとえば、認知症の高齢者は処方どおりの服薬がなかなかできない。服薬そのものを拒否する場合がある。認知症と診断されていない高齢者でも、認知症の初期には症状として服薬を拒否する行動が現れることがある。服薬の強要はかえって恐怖心をあおり、ケアを行う人そのものを警戒するようになる。このようなケースでは、その高齢者が一番信頼する

人に服薬場面に立ち会ってもらう必要がある。多くの場合それは家族である。もし，看護師がその役割を担えるようになれば，それは単に服薬の立会人になるだけでなく，家族の負担を軽くし，高齢者のケア全体にとって有用となる。

## 3 服薬の効果および副作用の評価とチーム医療

### ❏ 服薬の効果および副作用の評価

　薬による治療は多くの治療法の一部である。たとえば，糖尿病はあくまでもしっかりした食事療法と運動療法が基礎にある。そして，あらゆる治療法は自然治癒に向かうプロセスを中心に考えることが前提であり，これを無視したり，逆らったりして治療が進むことはない。在宅で療養者が服薬している主な薬品については**表8-1**にあげたが，参照してもわかるように，薬は体の機能が低下した部分の肩代わりや，機能が発揮されるような体の環境整備を行うために使用されている。自然治癒を促進し，自然治癒を妨げている要因をできるだけ取り除くために使用されているのである。よって，効果の判定は目に見えるような状態の改善だけで測れるものではなく，重大な疾患を防止するためにも薬は効力を発揮していることを療養者にも理解してもらう必要がある。

　内服薬の場合，口から飲みこまれた薬は胃の中に入り，ここで分解され，多くの場合，小腸で吸収される（吸収）。吸収された薬は血液とともに肝臓に入る（分布）。肝臓で薬という異物は体に合うように代謝され（代謝），血液中に戻って心臓を通して全身に行きわたる（分布）。必要な部分で効果を発揮した薬は腎臓でろ過されて，尿とともに体外に排出される。便や汗からも排泄される（排泄）。高齢者が内服薬を使う場合気をつけなければならないといわれるのは，この薬の吸収，分布，代謝，排泄の過程で機能低下がおこっている可能性があるからである。高齢者は加齢とともに肝臓や腎臓の機能が低下する（**表8-2**）。そのため薬の循環がどこかで滞っていて，薬の作用が半減していく時間が長引いてしまう傾向がある。そうすると，体液や血液中で薬の比重が高くなり，予期しない副作用が現れたり，ときには中毒に陥ることもある。

　また，薬品同士の相互作用も見逃せない。比較的よく使用される変形性関節症薬のザルトプロフェンはこれもよく使用されるスルホニル

❏ **副作用**
　診断確定後の薬物投与によって期待される効果以外の好ましくない反応が生じること。それらの反応が薬物により惹起されたのか，疾患に起因しているのか鑑別は難しい。判定は血液等でその薬物レベルが測定され，投与中止によって消失し，再投与により再現される反応であるかどうかを評価することで行う。

❏ **相互作用**
　同一患者に2剤以上を投与した場合に，薬物の単独投与ではみられない反応がおこること。多くは薬物効果の増強または減弱である。相互作用は薬物血中濃度には直接関係なく，併用されている薬物それぞれの薬理作用に関係があると考えられている。たとえば同じ降圧薬であっても，降圧利尿薬と他の降圧薬では作用機序が異なるため，併用すると作用の増強や拮抗作用が生じることがある。

表8-2　薬物代謝への加齢の影響

| 薬物代謝の要因 | 加齢による身体変化 | 関連する病態 |
|---|---|---|
| 吸収 | 胃液pHの変化<br>吸収力低下<br>内臓血流量の減少<br>胃腸運動量の低下<br>輸送力低下<br>胃酸分泌減少 | 胃酸低下<br>下痢<br>胃切除<br>吸収障害<br>膵炎 |
| 分布 | 心臓機能の低下<br>体液量の減少<br>筋量の減少<br>体脂肪の増加 | 虚血性心疾患<br>脱水症<br>栄養不良<br>腎障害<br>浮腫・腹水 |
| 代謝 | 肝実質の減少<br>酵素の活動力低下<br>肝血流量の減少 | 虚血性心疾患<br>発熱<br>肝機能不全<br>悪性腫瘍<br>甲状腺機能障害 |
| 排泄 | 腎血流量の減少<br>排泄機能の低下 | 腎不全<br>脱水症<br>虚血<br>高血圧<br>動脈硬化症 |

尿素類の糖尿病薬と併用すると併用薬の作用を増強させ，低血糖になる。骨粗鬆症薬のアルファカルシドール（活性型ビタミンD）とジギタリス剤が併用されるとジギタリスの作用が増強される。同じく骨粗鬆症薬のL-アスパラギン酸カルシウムでも強心配糖体との併用は避けなければならない。また，アスピリンは抗血小板薬，抗凝固薬と併用すると作用が増強し，出血傾向が増す。

　このような副作用，相互作用を早期発見するためには療養者へのインタビューが欠かせないが，そのときには次のような点にも留意しておく必要がある。

　高齢者は複数の疾患をもち長期間服薬しているケースが多く，中には主治医を決めずに複数の医療機関から複数の処方を受けている高齢者がいる。筆者の調査では処方されている1日の服薬数は平均6.1個，多い人では23個の薬を服薬していた。服薬数が多いために薬の相互作用，副作用の発見が遅れることがある。

　また，副作用や相互作用の症状として，転倒やふらつき，傾眠，下痢，パーキンソン様症状等あるが疾患との鑑別が難しい場合がある。そのために，ときには薬の副作用を高齢者の病気や障害が進行したためであると誤認され，さらに薬が追加される事態を招くこともある。

**図8-1　在宅療養者の服薬支援**

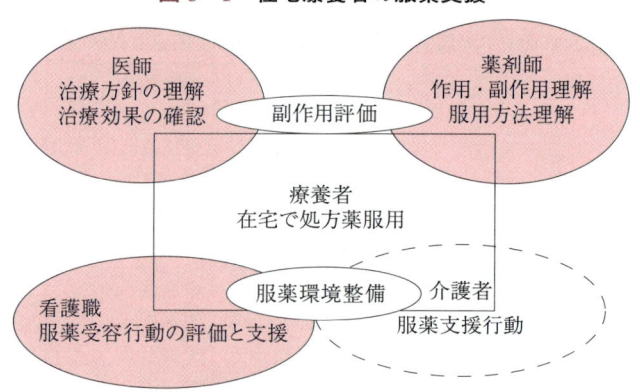

```
医師                          薬剤師
治療方針の理解   副作用評価   作用・副作用理解
治療効果の確認                服用方法理解

              療養者
              在宅で処方薬服用

看護職         服薬環境整備  介護者
服薬受容行動の評価と支援      服薬支援行動
```

転倒やふらつきは骨折など二次的な障害を招くことがあり，高齢者の負担をさらに増すことになりかねない。

副作用は程度の差こそあれ，どんな薬にもあるが，薬の有効性より強くなってくる場合や本来の目的以外の臓器に作用して不具合が出てくるときに問題となるのであるから，看護師は日常生活の中で療養者の心身の変化を見逃さないようモニタリングをして正確な情報を収集する必要がある。

### ❏ 服薬支援のチーム医療

在宅で処方薬による治療を継続している療養者は必ず医療機関を受診しており，主治医や薬剤師との接点をもっている。在宅での治療を支えるにはそれぞれの職種の特性を生かしたサポートが必要となる。在宅における服薬治療のサポート体制を表すと**図8-1**のようになる。

看護師は主介護者と協力して服薬の受容行動を支え，服薬環境を整備する役割があるとした。筆者が行った調査によると退院時に看護師が行った患者のアセスメントでは，退院後にこの患者は服薬を自分で調節してしまうだろうと判断したケースが28％もあった。また自分で服薬を調節するかどうかわからないと判断したケースが27％あり，看護職は患者の服薬行動についてアセスメントができていないこともわかった。しかし，同じ調査で，自分で服薬を調節する患者に対しては誰がコンサルテーション（診断）をすべきかと聞いたところ，医師とした回答が21％，看護師との回答が49％，医師・薬剤師・看護師の協働でとの回答が17％あった。特に服薬行動に問題がある患者へのコンサルテーションについては看護師が行うべきだとした回答が多かった。

在宅ケアでは看護師が中心となって，服薬の受容行動の支援とともに服薬が適切に行われているかどうか，副作用・相互作用など薬物療法上の問題は生じていないかどうかを継続的にモニタリングしていく

## 4 服薬と日常生活管理

### ☐ 市販薬についての注意

　胃腸薬やカゼ薬は薬局で手軽に買って使うことがある。胃潰瘍治療薬の「ガスター10」（ファモチジン）等以前は医師の処方薬としてしか使えなかった作用の強い薬も，今は薬局で買えるようになってきている。しかしファモチジンはときにせん妄や錯乱，意識障害をおこすことがあり，用量や服用時間に注意が必要な薬品である。

　総合感冒薬も手軽に利用しやすい。しかし総合感冒薬はカゼによって引きおこされるさまざまな症状を緩和するためにいろいろな成分が配合されているためにほかの薬剤との相互作用をおこしやすい。例をあげると糖尿病薬（オイグルコン・ダオニール）はカゼ薬の解熱鎮痛成分（アスピリン）との相互作用で低血糖をおこす可能性がある。睡眠薬（フェノバルビタール）は作用が増強する。やむを得ず市販薬を購入する場合は現在服用中の薬について必ず薬剤師に伝えるようにする。

　また漢方薬についても同じ注意が必要となる。医師から処方される漢方薬もあるが，医師を通さず自分の判断で漢方薬を購入し利用している療養者は多い。米国の場合は代替治療としてハーブを利用している人が50歳以上では50％以上あったという報告がある。筆者による在宅で服薬治療を続けている患者の訪問調査では，約30％が医師に内緒で漢方薬を使用していた。なかには処方薬より自分で通信販売などを通し購入した漢方薬の方に依存している療養者さえもいた。漢方薬には副作用がないと思いこんでいる人も多い。しかし，漢方薬も副作用はある。相互作用が発生するため併用が禁忌となっている漢方薬もある。漢方薬の使用についてもアセスメントしておく必要がある。

### ☐ 食品についての注意

　また，ある種の食品についても同じ注意が必要である。在宅療養者の栄養管理については他章で述べられているので，ここでは服薬に関連した注意点だけに触れておきたい。食事によって必要な栄養が摂取

▶市販薬
　医師の診察を受けなくても薬局等で購入できる薬で，「一般用医薬品」，OTC医薬品と呼ばれている。OTCとはOver The Counter Drugの略で，カウンター越しに買う薬という意味である。医療用医薬品と同様の成分が使われているが，成分量は医療用の半分程度に抑えられている。しかし，最近では「スイッチOTC」として医療用医薬品をほとんどそのまま転用している医薬品やインターネットで買えるネット販売の市販薬が登場してきている。

され，身体活動を支えているわけであるが，慢性疾患の管理を行っている在宅療養者は処方薬との関連で食品に含まれるある種の栄養素や酵素と過敏に反応することもある。また，最近は栄養補助剤や健康食品が手軽に入手できることからそれらとの相互作用にも注意を払う必要がある。

たとえば，栄養補助剤「クロレラ」は抗血栓薬（ワルファリン）と飲み合わせると薬の作用が阻害される。薬との相互作用の関連では，果物のグレープフルーツも高血圧用剤として広く使用されているカルシウム拮抗剤と合わせると血圧低下作用を増強するおそれがある。また，赤身の魚やチラミン含有物のチーズ・ワイン等は結核治療薬（イソニアド）を使っている場合には発疹や血圧上昇，頭痛などをおこすことがある。

アルコールについては抗不安薬や睡眠剤との併用は避けるよう医療者側でも注意して対応しているが，真菌症治療薬（グリセオフルビン）を使っている場合は中毒をおこすことなどがあり，広範な薬剤に影響を与える。健康ドリンク剤等にはカフェイン，アルコールを含んだものが多くある。健康ドリンクや栄養食品は体力をつけるためとして本人も手軽に手を出しやすいし，周囲の人もすすめがちである。しかし，そこに含まれる成分には注意を払う必要があることから，事前に医師や担当薬剤師に確認しておくほうがよい。

## 5 在宅ケアで使われる外用薬・消毒薬

看護師は，主治医の指示のもとに病院内で許されている診療の補助行為である注射・点滴を行うこともできる。注射は薬の効果の即効性，確実性を期待して，血管内，筋肉内，皮下等を通じて液体を体内に注入する方法である。

在宅ケアの一部として注射が行われる場合は，必ず医療者が傍にいることから，何か不測の事態が発生してもすぐに対応することができるので，比較的管理はしやすい。しかし，外用薬等についてはその使用については，それほど注意を払わない。

在宅でよく使用される内服薬以外の薬品は，湿布剤，軟膏，点眼・点鼻薬，座薬等が一般的である。外用薬は高齢者に多く処方されている。副腎皮質ホルモンを含有している貼付薬や目薬も多い。外用薬は使用した部位だけに作用するものが多かったが，使用した部位の毛細

### ◘ 外用薬
皮膚の表面や粘膜等から薬物を吸収させ効果を図ろうとする製薬で，外皮に用いる貼付剤，塗布剤，軟膏，粘膜に用いる点眼剤，点鼻剤，吸入剤，含嗽剤，肛門に用いる座薬等があり，経皮吸収率は部位によってちがう。外用薬は薬効成分と基剤で構成されており，使用する場所，使用目的によってそれぞれ特性の異なる基剤が使われている。最近はぜんそく等の呼吸器疾患やがんの疼痛緩和に用いる貼付剤なども普及してきている。

### ◘ 内服薬
経口で使用される薬剤で，経口薬ともいう。口から投与された薬物は胃の中で電気的に中性状態に水素化され，消化管上皮細胞から吸収され，門脈を通り肝臓に入る。肝臓で解毒化された薬物は，血液の全身循環から標的臓器に到達し，薬効を発揮する。経口薬は，注射等ほかの投与法に比べ，自分で使用することができる最も簡便な薬物投与方法である。またほかの投与方法に比べ，全身への感染リスクも小さい。

血管から吸収され，全身に作用することを期待されている貼付型のニトログリセリンのような外用薬も最近は多くなってきた。このように全身に作用させる外用薬は内服薬と同じような副作用等の危険性がある。また，点眼・点鼻薬においても抗生剤等が使用されることで悪心・嘔吐がおきることがある。このような場合，ときとして医療者側では食生活や感染を疑い，別の対応をする等，薬の副作用としての問題発見が遅れることがある。

訪問看護師が見逃していた例で，悪心が強くなり受診せざるを得なくなった例があった。それは目薬の副作用で，抗炎症剤を含有している目薬を1時間おきに点眼していたためにおこった症状であった。目薬が処方されている高齢者は多く，また気軽に使えるために指示された回数より頻回に使用している高齢者が意外に多い。在宅で療養している高齢者のアセスメントには外用薬の使用状況を評価する視点も欠かせない。

消毒薬については，在宅ケア場面で目にする消毒薬は医療者側が感染予防のために使用するものがほとんどである。消毒薬の使用目的は感染防止であるので，感染防止の基本的な方針に基づくことが必要である。消毒薬はむやみに使用すると健康な皮膚等に常在する菌までも殺菌してしまい逆に弊害をおこすことがあるので，適切な使用法を守ることが肝要である。

## 注

(1) 石崎高志，鎌滝哲也，望月眞弓（2007）：薬物療法学，249-252，329，南江堂．
(2) Aram V. Chobanian, George L. Bakris, Henry R. Black, et al.: The Seventh Report of Joint National Committee on Prevention Detection, Evaluation and Treatment of High Blood Pressure, *JAMA*, 289(19), 2560-2571.
(3) 在宅医療テキスト編集委員会（2010）：在宅医療テキスト，2，在宅医療助成勇美記念財団．
(4) 湯沢八江（2003）：外来患者における処方薬の服薬行動と非処方製剤使用との関連，日本在宅ケア学会誌，6(3), 59-66．
(5) 湯沢八江（2002）：通院患者の服薬アセスメント指標の作成と有用性に関する研究，お茶の水医学雑誌，50(3)．
(6) D.E. ゴーラン，Jr. A.H. タシジアン編（2004）／清野裕日本語版監修（2006）：病態生理に基づく臨床薬理学，48-49，メディカル・サイエンス・インターナショナル．
(7) 湯沢八江（2003）：看護職に期待される服薬支援とは何か，看護学雑誌，67(5), 467-472．

# 第9章
# リスクの高い利用者の予防とケア

## 1 廃用症候群のリスク予防とケア

### ❏ 在宅でおきやすい廃用症候群

廃用症候群とは，加齢現象にともなう体力低下や障害等の身体的な要因，一時的入院による生活パターンの変化等の環境要因，ならびに生活意欲や役割の喪失等の心理・社会的な変化の影響を受けて，安静や不活発な状態となった場合におこる身体のさまざまな部位に弊害をおよぼす状態をさす。高齢者でおこりやすく，いったん生じると回復が困難となるため，若い人の場合よりも質の高いリハビリテーションが必要となる。

代表的なものは，運動器系では，筋萎縮，筋力低下，骨粗鬆症，関節拘縮・変形，関節痛，腰痛，循環器系では起立性低血圧，頻脈，静脈血栓症，褥瘡，浮腫，呼吸器系では肺機能低下，沈下性肺炎，泌尿器系では膀胱結石，尿管結石，尿失禁，尿路感染，消化器系では食欲不振，やせ，便秘，低栄養状態，精神機能系では認知症，うつ状態などがある。これらの症状が，疾患や障害の重症化や不活発な生活を助長し悪循環に陥ることになるため，早期から積極的に身体的・心理的・社会的な活動性を高めるケアを行うことが必要である。

### ❏ 廃用症候群の早期発見とアセスメント

廃用症候群の各症状の早期発見のために，小さな変化を見逃さないように全身状態を毎日細やかに観察する。さらに身体活動の制限やADL（日常生活動作）の低下，生活リズムの変化等から，生活機能が不活発または過度な心身の安静になっていないかをアセスメントする。

そのためには，機能的自立度評価法（FIM：Functional Independence Measure）を用いた評価を定期的に行うとよい。食事・整容などのセルフケア項目・運動項目13項目と認知に関する5項目から構成されており，全面介助から自立までの7段階で評価し，さらに，高齢者自身の「できる行動」ではなく，毎日の生活内で行っている「している行動」を評価するため，日々の生活機能を細やかに観察できる。

### ❏ 廃用症候群の予防のための看護

廃用症候群の予防のための看護は，身体機能を維持するために，筋

▣ **機能的自立度評価法**（FIM: Functional Independence Measure）
1983年，米国リハビリテーション医学会にて作成された。FIMの特長は，①介護量の測定を目的とする。②全18項を介護量に応じて7段階で評価する。③食事，整容などの「運動ADL」13項目と，「認知ADL」5項目からなる。④「しているADL」を測定する。⑤信頼性と妥当性が検証されている。⑥本部があり，教育，質疑応答，資格審査などが行われている（作成者一利用者関係がある）。⑦ UDS$_{MR}$（Uniform Data System for Medical Rehabilitation）という統一的リハビリテーションデータベースの中核をなす評価項目である。

力の維持や関節可動域の確保，適切な福祉用具の使用，精神的活動性を高めることを目標にする。

❶ 関節可動域訓練

関節には可動関節と不動関節があり，可動関節は，骨，関節軟骨，滑膜，関節包，靭帯などで構成され，その周囲に関節を動かす筋肉・腱が付着しこれらを皮下組織や皮膚が覆っている。不動関節は，関節軟骨や滑膜の組織はなく，ほとんど可動性がない。

正常な関節であっても1～2週間程度の安静で関節可動域制限が出現し，時間経過とともに増悪し関節拘縮が生じることがある。一般的に高齢者の関節拘縮は，筋肉の萎縮にともなう筋性拘縮によることが多い。肩関節の屈曲・外転拘縮，肘関節の屈曲拘縮，手指の伸展・屈曲拘縮，膝・股関節の屈曲拘縮，尖足がおこりやすい。特に膝・股関節の屈曲拘縮や尖足は，座位・立位の保持や歩行困難となり離床の妨げだけでなく，また車いすやいすに長時間座ることによって拘縮を生じさせることもある。また加齢にともない筋繊維が細くなり，筋繊維量が減少することによって生じる筋力低下が生じる。特に臥床傾向の高齢者の場合には，下肢筋力の低下が著明にみられる。

日常生活の活動状況や運動量の観察を行い，筋力の維持・強化を目標とした関節可動域訓練を行う必要がある。ベッド上での筋肉の等尺性収縮運動，下肢に負荷をかけた挙上運動，自力での寝返りや起き上がり運動，座位保持，いすやベッドからの立ち上がり動作，車いすなどへの移乗動作，歩行などを高齢者の身体状況に合わせて選択し，自動的または他動的に実施していく。疼痛があると恐怖心から全く動かさない状況になり拘縮を進行させることになるため，療養者の身体状況に合わせた方法によって，毎日少しずつ実施し，痛みがある場合には無理をせず中止するようにする。運動を行う場合には，血圧や脈拍の変化，酸素飽和度の変化，痛みの観察を訓練前後に必ず行うようにする。

❷ 日常生活動作におけるセルフケアを維持する

日常生活動作（ADL）の中で療養者自身ができるだけ関節を動かしながら行うことを心がけてもらう。体位変換時，移乗動作時，移動動作時，排泄動作時，食事の動作と姿勢，清拭や入浴時の清潔動作などの動作時に，関節可動域を意識して動かすようにする。

立ち上がり動作や着座動作の繰り返しは，下肢の関節拘縮予防にもなる。衣類の着脱動作は，全身の関節を動かす機会となるため，各動作を注意深く観察することが大事である。

食事，排泄，整容などの日常生活動作は，毎日行うことであるため，

▶ 関節可動域制限
関節可動域とは関節の運動範囲であり，自力で能動的に動かせる範囲を自動的関節可動域，他人の外力によって動かせる範囲を他動的関節可動域という。これらが，骨折や脱臼などの関節構造上の変化，軟部組織の炎症・癒着・瘢痕化・組織化，痙縮・固縮等の筋緊張亢進，疼痛による筋攣縮などにより可動域の制限を受けること。

▶ 関節可動域訓練
関節可動域の訓練という意味。身体に障害を負い，また寝たきりになると，関節の動く範囲が狭くなり，関節可動域（ROM）に制限がおこる。

毎日の体調の変化をみながら療養者の能力を最大限に生かす方法で行うようにする。

❸　福祉用具の適切な利用

現在の在宅ケアで用いられている福祉用具はさまざまな種類が開発されつつある。これらは適切に使用されないと，逆に拘縮を発生させてしまうことになるため，療養者の身体状態を正しくアセスメントしたうえで使用する。ベッドは，頭部，下肢のギャッチアップ角度，立ち上がり時のベッドの高さを確認することが大切である。エアーマットレスは，空気圧の状態や臥床時の姿勢の観察をする。車いすは90°ルールに基づいた姿勢で，股関節・膝関節は屈曲位，足関節は背屈位になっているか，リクライニング車いすの使用時は，長時間の座位保持による姿勢の崩れがないかなどを観察する。これらの福祉用具の導入は，介護支援専門員（ケアマネジャー）や福祉用具専門員と相談しながら行う。

❹　精神的活動性を高めるケアを行う

廃用症候群の予防には生活リズムを整えることが必要であり，アクティビティを生活に取り入れることで生活リズムがつくられ，生活にメリハリをつけるメリットもある。

個人の心身の状態に合わせ，活動と休息のバランスを考えた生活スケジュールを作成する。作成したスケジュールが療養者の健康状態や生活状況，本人や家族の意向に沿ったものであるかどうかを確認することが重要である。

たとえば，療養者の活動性を高めるには，一人ひとりに適したアクティビティケアでなければならない。療養者の生きてきた時代背景や生活歴に応じて「できること」や「したいこと」を本人や家族から聴取して，個々人の趣味や役割を取り入れながらアクティビティ計画をつくる。アクティビティを実施中の療養者の表情や疲労状態を把握しながら，療養者が「楽しめている」「達成感をもっている」「集中できている」「笑顔がみられる」「真剣な眼差しがある」などのアクティビティの評価を行う。アクティビティが一方的押しつけによって嫌にならないように，日々の身体状態の変化をみながら療養者が無理しないように行う。

◘ 拘縮
　皮膚，筋，腱，靱帯，関節包などの軟部組織が，炎症や損傷によって収縮あるいは短縮し，本来の長さを維持できなくなった状態をいう。さらに軟部組織の収縮あるいは短縮によって，関節の可動域が減少した状態をいう。

◘ アクティビティ
　入所施設やデイサービスセンターで行う，心身の活性化のための手助けとなる活動。その内容は，趣味や生きがい活動，歌，書道，ゲーム，手芸，陶芸など多様である。最近は，心理学的リハビリテーションの視点にたった音楽療法やセラピー療法が行われるようになった。

## 2 脱水予防とケア

### 脱水とは

脱水とは、種々の原因により、体内水分量が減少した状態をいう。

一般的に加齢にともない、脱水がおこりやすい状況となる。その理由には、①体液量の減少（細胞内液量が減少し、体重あたりの水分量が減少する。体水分量は、成人では男性は体重の60％、女性は約50％であるが、高齢者は、男性約52％、女性は約42％となる）、②腎機能の低下（腎血管の動脈硬化性変化によって、腎血流量が低下する）による、水の再吸収能力の低下、尿濃縮力の低下により水分が喪失傾向、③浸透圧調節系の低下により口渇中枢の感受性の低下、④日常生活の活動量の低下による食欲不振や、身体機能障害による活動性の低下にともなう水分摂取量の減少、⑤環境要因により夜間の頻尿や失禁をおそれて、意識的に水分摂取を控えるなど、さまざまな要因がある。

また、脱水をおこしやすい疾患には、脳血管疾患・認知症、慢性肺疾患、糖尿病、高血圧・うっ血性心不全、嘔吐・下痢・発熱・発汗をともなう疾患があるため、このような基礎疾患をもっている在宅療養者の場合には、特に注意深く観察する必要がある。

◘ 浸透圧調節系
ヒトの血液の浸透圧濃度は289±4 mOsm/kgH$_2$Oという非常に狭い範囲で維持されている。この範囲になるように調節する機構として、浸透圧の変化を感受してバソプレシンの分泌を調節する神経系をいう。

### 脱水の種類と症状

脱水の種類と症状は、大きく分けて以下のような3種類になる。

❶ 高張性脱水症（水欠乏性脱水症）

高齢者に多くみられる。傾向的な水分摂取量の不足や、皮膚や肺からの不感蒸泄によって、Na以上に水分が喪失した場合や、高血糖の場合に生じる。Na＞150 mEq/ℓ

❷ 低張性脱水症（食塩欠乏性脱水症）

下痢、嘔吐等の消化管からの流出、発汗等で体液が喪失しNaが喪失することによって生じる。Na＜125 mEq/ℓ

❸ 混合性脱水症

水分とNaの両者の欠乏による。

### 脱水予防のための水分摂取

1日に1500 mℓ/日の水分摂取を心がけ、食間、運動・入浴後など発汗時に頻回に少量ずつ水分をとるような習慣にすることが望ましい。

いつでも水分摂取ができるように，外出するときや室内においても飲み物等を準備をしておく。特に高齢者では，口渇を感じにくくなりやすいため，高齢者や家族・介護者に水分摂取の重要性を説明する。

❏ 脱水の早期発見
  ❶　軽度の脱水の症状
　皮膚（脇の下）の乾燥，口腔粘膜の乾燥，皮膚緊張の低下，粘稠な唾液，口唇の乾燥，元気がない，舌の乾燥・亀裂
  ❷　高張性脱水
　血清ナトリウム値＞145 mEq/l，血清浸透圧＞300 mOsm/l，尿量減少，昏睡，筋力低下，脈拍・血圧変化なし
  ❸　低張性脱水
　血清ナトリウム値＜135 mEq/l，血清浸透圧＜280 mOsm/l，痙攣・脱力感・知覚障害，悪心・嘔吐，脈拍増加，低血圧

❏ 脱水状態への対処
  ❶　経口摂取による水分・電解質の補給
・経口摂取を積極的にうながす：本人の嗜好を重視して，飲みやすい飲料を選択する。
・摂取する時間帯を工夫する。食事に影響しない時間帯に工夫する。
・発汗や下痢等で体液が不足している場合には，イオン飲料を選択する。
・嚥下困難がある場合や，液体でむせる場合には，とろみをつけた水分を摂取できるようにする。
  ❷　輸液の管理
　体液欠乏量を把握し，バイタルサインや，全身状態を医師へ報告する。医師からの輸液内容，量等の指示を確認する。急速な輸液注入速度は心臓への負担となるため，留意する。尿量，循環動態の観察を行う。

## *3* 低栄養予防，食欲不振予防，食材選択

　本節では，在宅療養者の中でも特に低栄養状態になるリスクが高い高齢者を主に取り上げる。

## 高齢者の低栄養状態

　加齢にともなう身体活動量の低下や，安静時エネルギー代謝量の低下，またはエネルギーならびにタンパク質の摂取量不足によって，高齢者は容易に低栄養状態になる。生活機能の不活発化によって，身体活動性が低くなることによっても，低栄養状態の傾向は高くなる。在宅療養者の約30％が血清アルブミンが3.5 g/dℓ 以下のタンパク質・エネルギー低栄養状態（Protein Energy Malnutrition：PEM）にあるという報告がある。

　高齢者に多い低栄養状態は，PEM 3種類のうち，マラスムス型とクワシオルコル型の混合型である。タンパク質の摂取不足が原因の一部であり，体筋肉・脂肪の消耗と低アルブミン血症が特徴的である。

## 高齢者における低栄養状態のリスクアセスメント

　高齢者におけるPEMのリスクの有無は，臨床疫学的意義からタンパク質およびエネルギーの欠乏状態を示す栄養指標として，①血清アルブミン値3.5 g/dℓ 以下ならびに②6か月以内に2～3 kgの体重減少がある，③BMI18.5未満の場合には，PEMの中リスク者としてさらに詳細な食事・栄養に関する情報（身体状況として身体の筋肉や脂肪の減少状態や歯や飲み込みの問題，下痢や便秘の有無，薬剤の使用状況，食習慣として欠食や主食や主菜，乳製品の摂取状況，食事に関する社会的支援，身体活動・生活活動の自立，メンタルヘルス等）をアセスメントする。

## 食事・栄養相談と個別の栄養ケア計画

　在宅では，訪問看護師や訪問介護士，介護支援専門員の栄養状態のスクリーニングを得て，管理栄養士に情報提供されることが多い。軽度者の場合には，主治医や訪問看護師らが，高齢者の身体状態に応じた栄養相談を行い，栄養ケアを提供することが多いが，栄養状態の改善や対応が難しい場合には，管理栄養士へ相談するようにする。

　管理栄養士は，個々人に応じて，栄養状態の改善を通じて何をめざすのかの目標を高齢者自身が決定するように支援する。具体的には食品の説明と選択方法，簡便な料理方法，調理済食品の利用方法，食事づくりの会や，食事会等への参加，配食サービスの利用をくわしく，高齢者ならびに家族へ指導していく。

## 低栄養状態の予防

　健康な高齢者が，低栄養状態を予防するためには，生活リズムが関

▶ **管理栄養士**
　1947（昭和22）年制定された栄養士法に基づき，栄養士の名称を用いて従事する栄養指導業務のうち，傷病者の療養のために必要な栄養指導，個人の身体・栄養状態に応じた健康保持増進のための栄養指導，特定多数人に対して継続的に食事を供給する施設への給食管理や栄養指導などを業とする者で，栄養士であって管理栄養士国家試験に合格した者に厚生労働大臣が免許を与える。医療分野では必置義務があり，医療をともなう特定給食管理，栄養指導を行う。

係するために，1日3食の食事を心がけるようにする。1食欠食する習慣は，体調が不良の場合に低栄養状態へのリスクを増加させる。主食のご飯等の糖質を欠食しないようにする。また体タンパク質を構成している動物性タンパク質をとるために，主菜のタンパク質源である魚類や肉類を毎食の献立に入れるようにする。タンパク質の摂取には大豆製品もよいので，追加で摂取するようにする。また，牛乳・乳製品は1日1回はとるようにする。

低栄養状態の早期発見のためには体重管理が非常に重要であるため，自分の体重減少に早く気づけるように，1週間に1回程度は体重測定を行うように心がける。

### ◻ 食欲不振の予防

食欲不振の原因には，口腔機能の低下や，脳血管疾患や認知症等による摂食・嚥下障害，薬による影響，胃，腸管等の疾患等身体疾患にだけでなく，喪失体験やうつ状態などの精神・心理的不調が関係していることがある。

原因が多様な問題から生じることがあるため，食欲不振の改善のためには，正しくアセスメントする必要がある。そのうえで，本人の嗜好を最も優先して，また少量で高エネルギー・高タンパクの食品や栄養補助食品を利用する方が望ましい。また一度に少量ずつ頻回に食べられるように形態を工夫する。食事する環境を見直し，快適な気持ちで食べられる環境づくりも重要である。

また運動は，神経や筋に刺激を与え，心臓，肺等の循環器系の機能をよくする，基礎代謝量を保持し，消費エネルギーを増大させ，食欲を増加させる効果や，便秘を解消する効果もあるため，積極的に取り入れるようにする。活動中のコミュニケーションや，運動後の爽快感で明るくなったり，社交的になったりと，精神的，社会的健康の獲得につながる。

食材選択や調理，食事環境の工夫については第7章の1節を参照。

また，認知症高齢者の場合は，拒食，偏食などに陥りやすいので，量より質を重視した内容を心がける。歯の状態が悪く，咀嚼，飲み込みが不十分なことが多いので，可消化性で栄養価の高い食品選択が重要である。食べることへの集中不足や，異食になるリスクもあるため，安全で安心して心地よい食事ができる環境づくりが重要である。本人の自立状態に応じて，自力で食べてもらえるように食形態の工夫を行う。拒食時や，食後まもなく食べたいという欲求がおこることもあるので，人間性の尊重と温かい気持ちで，根気よく対応する。

## 4 せん妄予防とケア

### ❏ 在宅におけるせん妄

　せん妄は，アメリカ精神医学会による分類（DSM-Ⅳ-TR）における診断基準にあるように，注意集中，維持，転導する能力の低下をともない，短時間で出現し，1日のうちで変動する意識（または覚醒）障害と認知の変化であり，多様な要因をもち複雑な症候群である。せん妄の本質的要素は，急に発現した器質的要因によって生じる注意力や認知の障害である。

　高齢者の場合には，せん妄は，術後や急性状況における緊急入院時におこりやすいといわれるが，進行がんや終末期においてもおこりやすい。

　がんにおけるせん妄の要因として考えられるのは，中枢神経系に対する直接的な原因（脳転移）と間接的な原因（代謝性脳症，電解質異常，薬の副作用，感染症，貧血，全身性栄養障害等）がある。

### ❏ せん妄の早期発見

　せん妄の症状の程度や特徴には幅があり，夜間せん妄，活動低下型，活動過剰型，混合型せん妄に分類される。必須症状である意識，注意，認知，知覚の障害以外に，失見当識，記憶障害，誤解・幻覚・幻視，興奮，活動や意欲の低下等である。

　特に80歳以上，視覚障害，認知症はせん妄の発症因子でもあるため，注意深く毎日の状態を観察をする必要がある。

### ❏ せん妄の予防法と対応

　せん妄予防のためには，在宅の多職種チームでリスク要因別のケア方法について，情報を共有しながら行う。

❶　認知障害
　訪問予定のスタッフの名前やその日の予定を提示してコミュニケーションを促進する。アクティビティ活動の一つとしてゲームを用いて脳の活動性を高める。

❷　睡眠障害
　睡眠前に温かい飲み物，リラックスできる音楽，マッサージなどを行う。

> ▣ せん妄症状の程度や特徴
> 　活動低下型：うつ状態，無関心，傾眠傾向を示す。
> 　活動過剰型：ごそごそする，ラインを抜こうとしたり，ベッドから起き上がろうとする。
> 　混合型：活動低下型と活動過剰型が混合する。
> 　夜間せん妄：上記の症状が夜間に現れるもの。

❸ 運動機能低下
1日3回のストレッチ等を行う。
❹ 視覚障害
眼鏡を調節する。字の大きな本を読む。
❺ 聴覚障害
補聴器やコミュニケーション手法を個別の障害に合わせ工夫する。
❻ 脱水
飲水を頻回にすすめるようにする。
またせん妄時は，主治医に報告し指示のもと薬物管理を行う。

## 5 急変（急性増悪）の予防とケア（訪問間隔に応じたリスク予防）

### ❑ 急変（急性増悪）がおこる理由

在宅ケアにおいては，訪問時に患者の疾患や障害の急性増悪の場面に立ち会い，他者の応援を待たず1人で判断し早急な対応をしなければならない状況がおこる可能性がある。こうした急変（急性増悪を含む）時を想定し早期発見する方法ならびに予防方法を理解しておく必要がある。

事前に急変時の状態を想定するために，在宅療養者の既往歴や内服薬，基礎疾患を事前に把握し，対応方法を検討しておくようにする。「いつもできていることが今日はできない」も急変時のサインである可能性があるため，本人だけでなく，家族・介護者から既往歴や基礎疾患の情報を把握し，「いつもと何が違うのか」をアセスメントする必要がある。

特に高齢の療養者は一般的に症状が出にくいという特徴があり，肺炎や心筋梗塞といった緊急状況であっても，咳・発熱あるいは胸痛という典型的な症状ではなく「食事がとれない」「汗をかいている」という非典型的な症状で現れる場合が多くみられるため，特に注意が必要である。

### ❑ 急変（急性増悪）を予測し早期発見するための基礎知識

❶ 既往歴をしっかり把握しておく

在宅療養者の急変は，過去の入院・手術歴のある大きな疾患と関係する場合がある。病態の予測や輸液等の薬剤管理，緊急入院をすべきかどうかの判断に関係してくる。

---

◪ 急性増悪
　急性的に症状が一層悪くなること。

◪ 既往歴
　患者の出生時から現在までの健康状態および病歴，出生状況，幼児の健康状態，予防接種の有無，アレルギー歴，輸血歴，月経，結婚歴，嗜好品，および既往の疾患。

◪ 基礎疾患
　もともともっている，あるいは背景にある疾患，ある病態や医療介入などの場合に，患者がすでに有している疾患をいう。

## ❷ 薬剤内服薬の把握

在宅療養者は多くの基礎疾患をもっていることがあり，複数の薬剤を処方されているため，薬剤の副作用があったり，内服されていない場合もある。日頃から処方薬のリストをあげ，服薬状況を確認し，出現している症状が，薬剤の副作用や相互作用による可能性がないかどうかを検討する。

## ❸ 病院からの退院直後の生活環境の変化に注意

病院では疾患治療に重点が置かれているが，在宅では安全に生活できるか，内服管理ができるか，次回の再診の約束を守ることができるかなどの，生活の視点での疾患管理が重要となる。退院直後に転倒事故や服薬ミスの有無に注意をする必要がある。

次に，在宅ケアで高齢者におこりやすい急変として，意識障害，呼吸困難，胸痛，発熱，誤嚥性肺炎をあげ，その状態と対応について説明していく。

## ◻ 意識障害

意識障害の原因は，頭内では脳卒中，感染症（脳炎，髄膜炎），てんかん発作，脳腫瘍，頭部外傷があり，頭外ではショック，感染症（敗血症，肺炎，尿路感染等），中毒，代謝疾患，電解質異常が考えられる。

❶ バイタルサインの確認を行う。基本的には気道に関しては気道確保の状態，舌根沈下の有無，咽頭反射の有無。呼吸に関しては経皮的酸素飽和度（$SpO_2$），呼吸数，胸郭の動き。循環に関してはショック症状（冷汗，手足の湿潤・冷感，顔色不良）の順にチェックを行う。高血圧は頭蓋内病変を，低血圧は頭蓋内病変以外を予測する。

❷ バイタルサインに問題がない場合には血糖値の確認をする（指先血糖値の測定）。低血糖の場合には20％または50％ブドウ糖液の静脈注射の判断となる。

❸ 発症環境に留意することでその原因が予測できる。例：一酸化炭素中毒等。

## ◻ 呼吸困難

呼吸困難では，苦しさの軽減のための初期対応と同時に，原因の検討を行う必要がある。呼吸困難の原因には，気道（アナフィラキシー，気道異物など），肺（肺塞栓，気胸，気管支喘息，慢性呼吸不全増悪，肺炎），心臓（心不全），その他（貧血，神経・呼吸筋疾患），甲状腺機能亢進症が予測される。初期対応は以下の手順で行う。

❶ バイタルサイン（呼吸数と経皮的酸素飽和度（$SpO_2$））の確認が

---

◾ 舌根沈下
舌や頸部の筋が弛緩し仰臥位で重力によって舌根部が咽頭後壁に落ち込むことにより上気道閉塞をおこした状態。上気道閉塞の原因は，意識障害がある場合，麻酔がされている場合，筋弛緩薬投与の場合，口腔・咽頭・舌等の解剖学的異常や炎症・外傷等にみられる。

◾ 咽頭反射
開口させて咽頭後壁を舌圧子等で刺激すると，咽頭筋の挙上と収縮がおこり，舌が後方へ引き込まれる反射をいう。

◾ 経皮的酸素飽和度（$SpO_2$）
血液中にどの程度の酸素が含まれているかを示す。$SpO_2$のSはSaturation（飽和），PはPulse（脈），$O_2$は酸素を示している。血液中には酸素を運ぶヘモグロビンがある。$SpO_2$は，血液中（動脈）の多くのヘモグロビンの何％が酸素を運んでいるかを示している。正常値は96％以上，95％未満は呼吸不全の疑いがあり，90％未満は在宅酸素療法の適用となる。$SpO_2$は，パルスオキシメータという簡易装置を用いて測定する。

重要である。呼吸困難は，酸素不足によると考えられがちであるが，二酸化炭素分圧が上昇することでも生じるため，$SpO_2$値がよくても呼吸困難の状態となることを忘れないようにする。

❷ 十分な酸素投与を行う。肺気腫や慢性気管支炎等の慢性閉塞性肺疾患（COPD）の既往歴がある場合や，在宅酸素療法を行っている在宅療養者には，低流量の酸素（0.5～1ℓ／分）から開始し，$SpO_2$が90％を目標にするようにする。それ以外の場合には開始から酸素投与を十分に行うようにする。

## ☐ 胸　痛

胸痛から予測できる三大重篤疾患は，①急性心筋梗塞や不安定狭心症等の急性冠症候群，②大動脈解離，③肺塞栓症である。

主な症状として，①圧迫感のある胸痛，②悪心や嘔吐のある胸痛，③肩・胸・顎へ痛みが放散する胸痛，④冷汗をともなう胸痛の有無を確認する。痛みが消失しても安心しないようにする。大動脈解離では，痛みの性状と移動する痛みが特徴である。肺塞栓症では，既往歴に深部静脈血栓症や肺塞栓症がある，寝たきりの状態である，悪性腫瘍に罹患していることがリスク要因となる。

急性冠症候群による虚血性胸痛時の初期対応では，①痛みの軽減，②酸素投与，③ニトログリセリンの舌下等，アスピリンの投与を行う一方で，血液検査や12誘導心電図等を行う。12誘導心電図は治療方針を決定するための重要な情報となる。

高齢者では，一般的な胸痛を訴えることは少なく，せん妄，倦怠感（元気がない），発汗，消化不良，肩こりといった訴えをもつ場合があるので，常に急性冠症候群の発症リスクを考えておく必要がある。

## ☐ 発　熱

発熱の原因には，外傷，免疫低下・不全からの感染，脳腫瘍・脳内出血・脳外傷などによる脳浮腫による機械的刺激，神経症・ヒステリー等による精神的刺激，膠原病・アレルギーなどの内因性発熱物質の産生や痛風や甲状腺機能亢進症などの代謝性疾患がある。

発熱は，感染症発症の徴候の一つであるため，頻度が高い感染症として髄膜炎，肺炎，胆道感染症，尿路感染症，軟部組織感染症がある。

発熱時の観察のポイントとしては，発熱にともなう悪寒，戦慄，関節痛，発赤・腫脹，リンパ節腫脹，皮疹の有無，発熱の程度や持続期間，熱型，同居家族における同様の症状の有無，動物等との接触・旅行等の有無，基礎疾患等がある。

さらに高齢者は，免疫機能の低下や生体機能の低下によって感染症に罹患しやすくなっており，基礎体温，発熱物質産生の低下だけでなく，視床下部温度中枢の反応も低下してくることから，高熱が出ない傾向があるため発熱が軽度であっても注意が必要である。

重症な感染症を見逃さないために，以下の全身性炎症反応症候群（Systemic Inflammatory Response Syndrome：SIRS）の基準を知識としてもつようにする。

①体温（38℃より高値，36℃未満），②呼吸数（20／分より高値），$PaCO_2$（32 mmHgより低値），③心拍数（90／分より高値），④血液検査時は白血球数（12000/μLより高値）の4つのうち，2項目以上に該当する場合にはSIRSと定義する。

## 誤嚥性肺炎の予防

誤嚥性肺炎をおこす基礎疾患として，脳血管障害，認知症，神経系難病等がある。さらに加齢やADLの低下により廃用性に呼吸の換気能力や嚥下機能の低下をおこし肺炎が生じる。飲食物が気道に入る誤嚥やむせがなく唾液等が肺内に流れ込む不顕性誤嚥により，誤嚥性肺炎が生じる。

このような肺炎予防には，多面的なケアが必要である。①誤嚥予防として嚥下機能訓練（間接訓練），胃食道逆流予防，食事形態・姿勢の工夫，②気道クリアランス能力の向上，③免疫力の強化（低栄養状態の予防），④口腔ケアによる口腔内衛生の保持である。

誤嚥性肺炎の発症の有無の判断において，頻呼吸や頻脈，せん妄，なんとなく元気がない等の症状が出現したら，肺炎やその他の可能性を疑い，こまめな経過観察とフィジカルアセスメントによって症状の原因を確認する。聴診で換気状態と分泌物の位置と貯留がわかる。気管支肺胞呼吸音が肺の末梢で聞かれた場合や，低音性連続性ラ音や，粗い断続性ラ音が聞かれた場合には，痰の貯留や肺炎を疑う。その他では咳嗽力や日常生活の活動状況を把握する。

また気道クリアランスに関する肺炎予防のための看護技術とし，①排痰法と②日常生活指導がある。①排痰法には，体位排痰法，咳嗽・呼吸訓練，用手的排痰手技が中心である。体位排痰法は，末梢の分泌物を移動させる方法であり，分泌物のある肺区域が気管支分岐部より上になるように体位をとる。咳嗽は中枢気道の分泌物を除去する。咳嗽訓練では，咳嗽のどの部分が弱いのかを確認し，深呼吸，呼吸筋や腹筋力の増強を行う。用手的排痰手技は，療養者の胸郭に手をあて，呼吸の動きに合わせて補助し換気量を増加させて分泌物の移動をしや

---

**全身性炎症反応症候群**

感染症の有無に限らず全身的に炎症性メディエーター（発熱，発赤，腫脹，疼痛といった炎症症状の発現に関わる液性因子やサイトカイン，ヒスタミン，セロトニン，プロスタグランジン等）が産生される病態全てを包括していう。発熱，頻脈，白血球増多，呼吸数増加を診断基準とし，外傷後や術後患者の病態から，感染症と血圧低下の存在する敗血症性ショック症候群までの病態をすべてさしている。

**誤嚥性肺炎**

口腔内容物，逆流胃内容物の気道侵入により発症する肺炎。

**気道クリアランス**

鼻腔，口腔から咽頭，喉頭，主気管支，気管支，細気管支，終末気管支までの空気の通り道である気道から不要物を排泄できる能力である。杯細胞は粘液を分泌し外界から侵入する異物を吸着し，線毛上皮細胞は線毛運動を行うことにより異物を搬送する。

**気管支肺胞呼吸音**

肺胞呼吸音と気管支呼吸音の中間の性質をもつ音である。聴取場所は，胸骨周囲，肺尖部（右＞左）である。呼気時の方が吸気時よりもやや高調で大きい。

### 低音性連続性ラ音

低音性連続性ラ音＝いわゆる rhonchi（rhonchus の複数形）。ATSでは 200 Hz 以下の低音性連続性ラ音と定義。笛声音よりは太い気道で発生するとされているが，基本的に発生機序は同じ。COPD，気管支喘息，気管支拡張症などで聴取される。

すくする方法である。その他換気が十分できるように横隔膜呼吸（腹式呼吸）訓練やリラクゼーションを行う。

②日常生活指導では，部屋の加湿や十分な水分補給を日頃から行うことで排痰をしやすくする。離床をうながし座位になることは換気量が増え，強い咳嗽もしやすくなり，全身の筋力アップにつながる。

### 状態の緊急性に応じた訪問間隔の短縮化によるリスク予防

訪問時の療養者の状態の緊急性に応じて，次回の訪問間隔を調整することができる。

❶ 身体の状況に変化がみられ，今後障害が予想される場合

病状の変化により医師の指示どおりの医療処置が継続できない場合や身体的な症状の変化はみられないが不定愁訴がある場合等である。この場合には，訪問看護師が判断できることは，その場で対応し，医師の判断が必要な場合は指示を受けて対処する。近日中に予想される障害については医師に連絡し医師の診察を受ける。不安なことや気がかりなことなどは，電話等でこまめに会話し不安感を取り除くようにする。次回の訪問間隔を短く調整し決定する。

❷ 呼吸や循環は安定しているが，早急に治療の開始が必要な場合は速やかに医師に連絡し，指示による救急隊への搬送要請や，医師の往診依頼，病院受診の判断を行う。急性増悪により医師から特別な指示があった際には，緊急時訪問看護加算体制の届け出のある場合に，定期巡回・随時対応型訪問介護看護により短時間かつ頻回な訪問看護を提供しリスク予防を行う。

### 緊急時訪問看護加算

訪問看護の利用者またはその家族等から電話等で看護に関する意見を求められた場合には，計画的に訪問することとなっていない緊急時訪問に常時対応できる加算体制である。対象者は，通院が困難等の理由によって24時間連絡体制等の手厚い支援体制を必要とする利用者である。さらに，対象者は比較的に医療依存度の高い利用者が想定され，事前の適切なマネジメントによって当該加算の対象として適合すると判断され，かつ本人または家族等に説明同意を得ている場合にのみ算定される。

訪問看護ステーションの場合は1月につき540単位を所定単位数に加算し，指定訪問看護を担当する医療機関の場合には，1月につき290単位を所定単位数に加算する。

## 6 高齢者の独居・高齢者夫婦の孤立化によるリスクの予防とケア

### 独居・高齢者夫婦の孤立化によるリスク

近年，家族の核家族化が進み，高齢者夫婦の世帯，さらに高齢者の独居が増加している。現在の家族形態の変化では，夫婦ともに健在のうちは夫婦を単位とし，配偶者が亡くなった場合は独居となる。独居高齢者世帯の約7割以上が女性である。

高齢者の夫婦や独居の生活では，総所得の6〜7割が年金収入であり，女性の独居世帯の総所得が最も低い。世帯支出内訳では，保健医療，光熱・水道，交通・通信などの支出が増加し，その分食料や被服費が削減されている。高齢者は，生活内での支出費の増加を食事や衣

類を切り詰めてやりくりした生活を送っている。10年前に比べ，高齢者の生活実感は，家計にゆとりがなく将来が心配と感じている者が約4割近くに増加している。また家族形態の変化とともに，役割意識の変化もみられ，「特に役割をもっていない」高齢者が約2割，家族・親族以外の友人のいない高齢者が2～3割である。このように家族形態の変化は，経済状態や社会参加とも相互に関係し，高齢者は活動と交際範囲を縮小しながら生活している現状がある。

　加齢にともなう生理的な身体諸器官の機能低下により，特に視覚・聴覚等生活や健康に関する情報を収集するための関係器官や，外出するための運動器官などの機能低下が著しい，認知機能や運動機能に障害をもつ場合もある。また大切な人を失うという喪失体験によって抑うつ状態や閉じこもり傾向になるリスクが高い。これらは，生活の不活発化につながり，廃用症候群の発症に関係する。誰にも相談ができずに死亡に至る場合もある。以上のことから独居・高齢者夫婦の生活上の課題は，高齢者が孤立し社会から取り残されないように，いかに社会とのつながりを継続的に保つことができるかである。

❏ **独居・高齢者夫婦の孤立化の予防**
　高齢者は住み慣れた場所や地域で生活することが望ましい。そのためには高齢期になってから予防のための行動変容をしても間に合わないことになるため，壮年期から住まいのある地域社会とのかかわりをもち，他者とのつながりや役割をつくることが重要である。最近は男性だけでなく女性も一生涯仕事をもち続ける人が増加してきた。そのため，ほかの地域をベースに仕事をしてきた者にとっては地域社会の中での役割意識は希薄になる傾向がある。しかし高齢期は，住まいのある地域の生活が中心となるため，町内会やマンション等の自治会内での役割をもつことや，趣味等の活動を行うことが心身の健康につながることになる。そのためには，壮年期から自分の高齢期の人生の迎え方をイメージしながら，生活する地域内でのさまざまな地域活動や趣味活動に関心をもち，できれば積極的に参加を試みることが大切であるという健康教育を行う必要性がある。

　そのためには，市町村の活動として，高齢者には，地域住民の健康寿命の延伸のために，介護予防ならびに閉じこもり防止を目的とした地域内での多様な趣味活動や健康づくりを推進する健康プログラムやサービス等をつくり，集える場所とサービス提供を充実させ，これらを一般の健康ならびに虚弱な高齢者に周知できるように広報活動を工夫していくことが必要である。

加齢にともなう身体変化により，自らが主体的に健康情報を取り込んでいくことが困難となるため，保健・医療・福祉の相談窓口がどこにあるのか，わかりやすい表示と相談員のていねいな対応が期待される。友人同士のクチコミによる健康関連情報は非常に伝わりやすいため，地域活動を積極的に行っている中心人物をキーパーソンとして，広報の役割を担ってもらうことも大切である。

　地域内での高齢者の独居ならびに夫婦世帯の情報を早期に把握し，必要時には介護保険による介護予防・介護サービスにつなげられるように支援することが重要である。この時地域内の情報ネットワークを構築しておくことが重要である。また他者とのかかわりや他者の自宅訪問を躊躇する高齢者・家族も少なくないため訪問看護師は，この心の障壁を溶かし，さまざまな人々に支えられながら高齢者と家族の望む通りの在宅生活が送れるように努力することが望まれる。

## 7　単調な生活による意欲低下予防

### ❏ 単調な生活と意欲低下

　意欲低下等の精神活動に影響を与える原因には，加齢だけでなく疾患や身体機能の低下，療養者を取り巻く社会環境の変化が影響することが多い。さらに病気により臥床傾向になることや，視力低下や難聴，下肢筋力の低下等によって外出頻度が減少することや，退職や疾患によって仕事の第一線や職や地位を退くことによる，趣味や遊びやお茶飲み会等の「集いの会」の中止，重大な災害の被災により財産や家族や友人や思い出を失うこと等の社会的役割の縮小は日常生活の活動範囲を小さくし，仕事や社会活動，ひいては生活意欲の低下をもたらすことがある。

　さらに家庭では，自分の病気やけが，その他の身体上の不具合，配偶者の看病生活，配偶者等の親しい人との別離（転居），周囲との接触もない孤独な一人暮らし等は孤独感や不安につながる。つまり在宅療養者にとって経験しやすい①心身の機能，②経済的基盤，③社会的かかわり，④生きる目的の4つの喪失体験は，毎日の精神的エネルギーを低下させ，意欲低下につながる可能性が高いため，生活の中での役割や生きがいを失い，単調な生活になるきっかけとなる。

　さらに脳への刺激の少ない単調な生活によってアルツハイマー型認知症が発症するリスクが高まる。認知症を発症すると，中核障害であ

る記憶障害，失認，実行障害によってさらにこの単調な生活が悪化する。

### ◘ 単調な生活による意欲低下の予防

市町村では，地域住民のニーズに応じて，互いに支え合う地域づくりの一環として，単調な生活にならないように健康なときから地域の活動に参加し，福祉活動への啓蒙活動を行うとともに，介護予防教室や一人暮らしを支える見守りや多分野のボランティア等の人材育成が必要となる。またこれらの人材が有効的に活動できるようなシステムづくりが大切である。

さらに意欲低下者の早期発見に努めて，介護予防サービスにできるだけ参加できるようにすすめることが重要である。

### ◘ 意欲低下時のケア

意欲低下が生じている場合の症状は，無為・無関心や抑うつ状態が多い。無為は自発性が欠如し，他人からの刺激があれば動作を行うが，なければ行動をやめ，そのまま退屈しない状態であり，無関心とは，自己に関する事柄には鋭敏に反応するが，自分とは関係のない環境，人間関係，社会などに興味をもつことをしない現象という。周りの人が大笑いしても我関せずといった状態で喜怒哀楽の表現が乏しくなる。気温の変化や身なりにも気を使わないようになる。これらが長期間になると，行動や活動をしなくなり，人間性を喪失しただ生きているだけといった状態になる。抑うつは，気分が沈み，何もする気になれない，意欲が消失し，些細なことでも心配する。他人からは表情が乏しく，話しかけても反応が遅くみえる。一方で，不眠・睡眠障害，食欲不振・胃腸障害，心悸亢進，頭痛，便秘などの症状を訴えることが多い。

このようなときには，次の①～⑥に留意する。①なんでも受け入れる雰囲気の中，受容的対話によって高齢者のありのままの気持ちを受け入れながら耳をかたむける。②安易に励ましたりせずに，態度や行動であたたかくいたわるようにする。③温かい飲み物や寝る前の足浴も安眠効果がある。本人の意思を尊重しながら散歩や体操による心の開放作用により高齢者の心を外に向かせる。④希望することを受け入れる。スキンシップを通じて本人の苦しい気持ちを受け入れ，和らげるようにする。⑤安易に薬に頼らず，会話や態度，身体の観察から根本の原因を探し，解決の方へ導く。⑥家族や他の専門職との連携を密にとる。

◘ 介護予防
厚生労働省は，平成21年度から高齢者が，介護サービスを受けずにできるだけ元気で過ごせるように，要介護認定の申請を行ったが認定されなかった（給付の対象にならなかった）人が，市町村が事業として実施したサービス事業に参加しやすいように，市町村等から案内をするしくみをつくり，心身状態の回復をめざしている。

## ●引用・参考文献

新村出編（2008）：広辞苑（第6版），岩波書店．
伊藤正男他編（2009）：医学大辞典，医学書院．
高久史麿，矢崎義雄監修（2007）：治療薬マニュアル 2007（電子版），医学書院．
水戸美津子編（2011）：高齢者（新看護観察のキーポイントシリーズ），247-256，中央法規出版．
北川公子代表（2011）：老年看護学（系統看護学講座専門分野Ⅱ），143-147，医学書院．
六角僚子代表（2012）：老年看護（新看護学12），57-60，医学書院．
金川克子監修（2008）：老年症候群別看護ケア関連図＆ケアプロトコル，64-85，86-93，168-185，中央法規出版．
EBNURSING 10(4)，13-37．
一瀬邦弘他監修（2006）：せん妄すぐにみつけて！すぐに対応！，照林社．
石垣和子他編（2012）：看護学テキストNiCE 在宅看護論 自分らしい生活の継続をめざして，308-328，南江堂．
阿部芳江編著（2002）：在宅ケアの実践──やさしく学ぶ在宅看護・介護論，263-269，久美．
富田幾枝編（2011）：急性期周手術期Ⅰ（新看護観察のキーポイントシリーズ），17-19，中央法規出版．

# 第10章
# うつ・認知症の予防

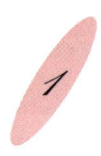

# 1 うつ予防，その進行予防と看護

　現代の日本社会では，うつ病とそれによる自殺の増加が精神保健上最大の問題といわれている。自殺者のうち約9割には，軽症うつ病・うつ病等の精神疾患が背景にあることがわかっている。自殺予防のためには，うつ病対策を含むこころの健康づくりを地域全体で進めることが重要とされており，そのためには，保健医療福祉従事者，および地域で暮らす人々が，「うつ」に対する正しい理解ができていることが重要となる。

## ❏「うつ」には，どんな状態をイメージするか

- 気分が落ち込む，元気がない，憂うつ：気持ちが落ち込んで憂うつな気分の状態を表している。青年期以下の若い人では，イライラした気分状態の場合もある。
- 無気力，意欲が出ない，何をするにも億劫：何ごとに対しても気力が出ない状態を表している。
- 大好きだったことが楽しめない，周囲のことに関心がもてない，趣味や遊びに気持ちが向かない：好きなことが楽しめない状態を表している。
- 考えがまとまらない，集中できない，決断できない：思考力・集中力の低下した状態を表している。
- 朝起きることが辛い，食欲がない，疲れやすい，寝つきが悪い，だるい：身体症状が出る状態を表している。

　このように，大きく分けると「気分」「気力」「興味・関心」「思考力」「身体」の5つに症状が出ることが多く，これらの症状が重なり合って「調子が悪い」と表現する人が多くいる。

## ❏「うつ」はなぜおきるか

　健康なときは，<u>セロトニン</u>量が一定に保たれているが，うつ病になるとセロトニン量が減り，神経伝達がうまくできなくなる。環境要因，性格，遺伝や体質などの要素が重なってうつ病になると考えられている（図10-1）。

　❶　環境要因とストレス

　引きがねとなりやすい主な例として，以下をあげる。

> ✚ セロトニン
> 　人間の精神面に大きな影響（落ち着きと安定感）を与える神経伝達物質である。ノルアドレナリン（神経を興奮させる神経伝達物質），ドーパミン（快感を増幅する神経伝達物質）の暴走を抑え，心のバランスを整える働きをしている。

図10-1　うつ病の要因

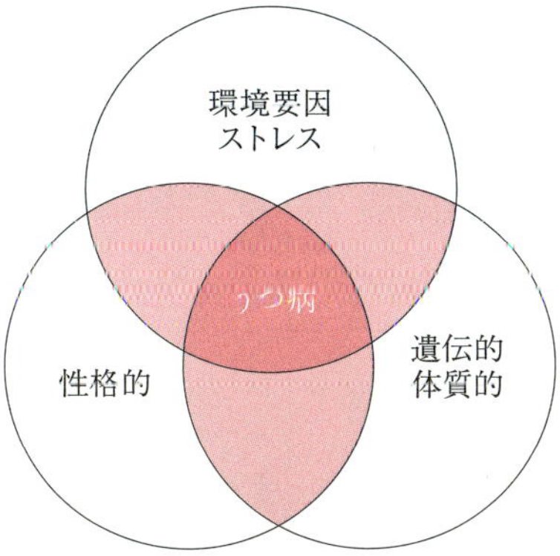

環境要因
ストレス

性格的　　遺伝的
　　　　　体質的

うつ病

・過労，転勤，昇進，定年，仕事の失敗
・自分の病気や近親者の死
・家庭内の不和
・結婚，出産，転居（引越しうつ病）
　さらに具体的な例として，以下をあげる。
・長い間病気が回復しない
・転倒して骨折して以来，外出しなくなった
・ペットが死亡した，話し相手が誰もいない
・定年退職して生きがいをなくした，経済的な不安が強い
・子どもが独立して夫婦だけの生活になった，または夫（妻）を亡くし独居生活になった

❷　性格的な要因

　いずれも長所ともいえる資質だが，自分の限界を超え，無理をしすぎると心身ともに壊れてしまう。
・まじめ・几帳面で何にでも完ぺきをめざす：何でも完璧にこなそうとするため，他人に任せることができず，自分で抱え込んでしまい，心身ともに疲れきってしまう。
・優先順位をつけることが難しい：複数のすべきことを抱えたとき，優先順位をつけられず，一から十まで完璧にやろうとして，ストレスが蓄積されてしまう。
・他人の評価に対して過敏に反応してしまう：他人の目に自分はどのように映っているか，気にするあまり思うように行動できず，結果的にストレスが過剰になってしまう。
・自分の思っていることをなかなか口に出せない：人に何か頼まれると断れずに，言いたいことも言えず，徐々にストレスをうちに秘めてしまう。
・かたくなで柔軟性に欠ける：秩序やルールにこだわり，状況が変わ

表10-1 うつと憂うつのちがい

| | 抑うつ | 通常の憂うつ |
|---|---|---|
| うつ状態の程度（強さ） | ひどく落ち込んで，考えが現実からかけ離れることがある（妄想的になる） | 落ち込みの程度は弱く，考えが現実からかけ離れるほどではない |
| うつ状態の持続期間 | 憂うつな状態が毎日，または2週間以上続いている | 憂うつな日もあれば，そうでない日もある |
| うつ状態の変化 | 嬉しいはずのことがあっても，気分はよくならない | 嬉しいことがあると，幸せな気分になれる |
| 日常生活の変化 | いつものように仕事や家事ができず，気分転換を図る気にもなれない | いつも通りの買い物や旅行などで気分転換ができる |
| 1日内の気分の変化 | 朝は気分が悪く，夕方にかけて少しずつよくなることが多い | それほどの変化はなく，夕方になると疲れを感じる |
| 人間関係の変化 | 人に会いたくない，ときには家族とも顔をあわせたくない | 人と会っていると気が紛れる |
| 好きなことに対する関心 | 関心が失せ，無理に取り組もうとしても集中できず，疲れるだけである | 取り組んでいると，気が紛れ楽しいと感じることができる |

って自分のペースが乱されることでストレスがたまってしまう。
・気持ちの切り替えがうまくできない：悲しみやショックな気持ちをいつまでも引きずり，神経質になってしまうため，ますます大きなストレスを抱えてしまう。

❸ 遺伝的・体質的な要因

遺伝的要因はあくまでも発症リスクを高める原因の一つで，さまざまな原因が複合的に絡み合ってうつ病が発症すると考えられている。糖尿病や高血圧症，肥満症等と同様に，うつ病になりやすい体質が遺伝すると考えておけばよい。

### ☐ 早期発見のチェックポイント

まずは，早期に発見することが第一である。そのチェックポイントをおさえよう。「うつ」と「憂うつ」のちがいを知っていることが重要なカギである（**表10-1**）。

### ☐ 「うつ」の予防とその進行予防7か条

心の風邪といわれている「うつ」。風邪ならばその予防については，たくさんの人が知識をもっている。しかし，「うつ」の予防については多くの人に周知されていない。専門家による「うつ」予防や再発防止の対策研究について，その結果をわかりやすく，また実践に役立たせることができるようにまとめた7か条が以下である。

❶ 自身の性格をきちんと自覚して，少し手前でセーブする

うつ病になりやすいタイプがあると考えられている。「性格的なこと」が当てはまる人はストレスをためやすいと考えられるため，日常

---

**コラム**

「うつ状態」と「うつ病」はちがう？

単に「うつ」というと，何か嫌なことがあって落ち込むといった，健康な人が一時的に落ち込む「健康うつ」のレベルから，本人が非常に苦しい症状が一定期間以上続く「病的うつ」まである。「うつ状態」と「抑うつ状態」は全く同じ意味で，気分が落ち込んだ状態すべてを表している。これらいくつかのうつ状態をもち，その症状が一定期間以上続いて，生活に支障が生じる場合に「うつ病」という表現が使われる。

生活において注意が必要である。なんらかのストレスが加わるとうつ病を発症しやすいことを自分自身がよく認識することが大切である。ついつい無理をしすぎてしまう自分の性格をよく自覚して，「これ以上やるとがんばりすぎになる」と思いとどまり，少し手前でセーブするように日ごろから心掛けることがポイントとなる。

❷　物事は大切なことから片づけ，自分にかかる負担をなるべく少なくする

自分がしなければならないことに優先順位をつけて，大事なことから片づけていくようにする。あれもこれもとやろうとせず，あれかこれかを選んで処理していくようにすることが重要である。「明日できることは今日しない」というように，少し気楽に考えるようにすることも大切である。また，何でも一人で抱え込まず，周囲の人に頼ったり，任せることも必要である。他人に任せられることはまかせて，自分にかかる負担を軽減できるようにする。柔軟で余裕のある生活を常に心がけることがポイントとなる。

❸　周囲や世間の目を気にしすぎず，悪玉ストレスを解消できるようにする

「こんなことをしたら，どう思われるのだろうか？」，「こんなことを言ったら失礼ではないか？」等と周囲の目を気にしすぎないようにすることが必要である。マイペースを心がけるようにして，他人の評価にしばられすぎないことが大切である。また，人間が生きていくうえで，適度なストレスはエネルギー源になるが，過度のストレス（悪玉ストレス）は心身に悪影響を与える。ストレスを解消できることがポイントとなる。ストレスが蓄積する前に「好きなことをして」解消する。

❹　ライフサイクルの変わり目には注意をする

うつ病は，「生活上の変化」がきっかけで発症する場合が多いものである。近親者の死亡，退職，離婚などの辛い出来事はもちろんだが，結婚，出産，昇進など，うれしい出来事もうつ病のきっかけになる。何らかの生活上の変化があったときには用心をして，休養や睡眠を十分にとり，生活のリズムを崩さないことがポイントとなる。

❺　趣味や運動等に時間をかける

長年，仕事一筋の会社人間だった人や，子育てに人生をかけてきた人に「何か趣味をもちましょう」といっても，なかなか思いつかないであろう。まずは，今まで目を向けなかったことに目を向けてみることが大事である。音楽，俳句，園芸，ウォーキング等，「おもしろそうだな」「やってみようかな」と少しでも興味をもてば，とりあえず

やってみることである。「もう年だから恥ずかしい」「面倒だからしない」と考えるのではなくて、「今だからこそできる」という発想がポイントとなる。

**❻ 食事と睡眠に気を配る**

ストレスに負けない体をつくるための食生活と、適切な睡眠をとることがポイントとなる。たっぷり食べるとよいとされているのはビタミンの一種、「葉酸」を含む食品である。葉酸は人間が生きていくためにアミノ酸を利用するしくみと関係し、神経伝達物質の生成にも関与することがわかっている。この葉酸はホウレンソウやブロッコリー、アボカドなどの緑色野菜に多く含まれる。また、神経に栄養を与えて働きをよくする「n-3系多価不飽和脂肪酸」も重要で、青魚の脂などに含まれている。その他、高齢者を対象とした研究からは、緑茶に含まれるアミノ酸の一種である「テアニン」が、脳内の神経伝達物質や栄養因子の生成に関係があるとされ、「うつ」予防に効果がある可能性を示している。

熟睡できず自分が起きるつもりではない早朝に目が覚めてしまう（早朝覚醒）人が多くいる。不眠を解消するためには、睡眠薬を有効に活用して睡眠を確保した方がよい場合もある。「睡眠薬を飲むと癖になるから」と服用をためらう人がいるが、依存性の少ない睡眠薬もあり、まずは睡眠を十分にとることが何よりも大切となる。

**❼ 笑いの効果**

大笑いは内臓のジョギングともいわれ、適度な運動に匹敵する効果がある。大笑いでリラックスすると自律神経の働きが安定し、適度な運動をしたときと同様に血中酸素濃度も増加するため、ストレスを大幅に減少させることができる。

### ❏ うつ病予防にむけた対応

うつ病の早期発見でも、長期ケアでもいわゆる**不定愁訴**に注意が必要である。特に高齢者は、原因がはっきりしない身体的訴えが多かった人がうつ病に罹っている場合が少なくない。「うつ」状態から、うつ病に移行しないようにするには、ときどき声かけをし、状態の変化を確認して、早期の対応が重要となる（図10-2）。

正しい判断・診断・治療が受けられないと、症状が悪化する。状態によっては、適切な医療が受けられるように助言する必要がある。適切な治療で悪循環を防ぐことができる。

▶ **不定愁訴**
全身倦怠、疲労感、不眠、微熱感、頭重、頭痛、のぼせ、耳鳴り、しびれ感、動悸、四肢冷感など、人によって内容はさまざまであるが、自律神経系が関与する自覚症状があり、しかもその症状が、字のごとく「定まらない秋の心」のように変化する。原因を検査で特定できないことが多い。

## 図10-2 うつ病予防対応の流れとその対策

【一次予防】
1. いろいろな機会を通して「うつ」に対する正しい知識の普及，啓発に努める
2. 地域で暮らす人々がストレスに積極的に対応できる方法を学習する機会を設ける
3. 高齢者の生きがいや孤立予防につながる活動を考え実践する
4. 主体的な健康増進とうつ予防をめざす

【二次予防】
1. アセスメントでうつ病の可能性がある場合は，訪問して詳細なアセスメントを実施する
2. その結果に基づきうつ病が疑われる場合は，医療機関への受診勧奨をする
3. うつ傾向のある人には，訪問等により経過観察を行う

★一次アセスメント★
「生活機能評価における基本チェックリスト」，またはその抜粋を利用する。
以下の5つの項目のうち，2項目以上が2週間以上ほとんど毎日続いていて，そのために辛い気持ちになったり毎日の生活に支障が出ている場合。

1. 毎日の生活に充実感がない
2. これまで楽しんでいたことが楽しめなくなった
3. 以前は楽にできていたことが，今ではおっくうに感じられる
4. 自分が役に立つ人間と思えない
5. わけもなく疲れたような感じがする

★二次アセスメント★
単なるアセスメントではなく，対象者と実施者の信頼関係を築く大切な機会になる。
評価には「こころの健康度自己問診票CIDI-SS-RR」が多く使用されている。

★医療機関との連携★
受診を勧める必要がある場合は，慎重に対処することが大切。自殺や死を考えている緊急性の高い場合以外は，十分な信頼関係ができてから受診を勧めることが効果的である。

★専門家によるフォローアップ★
うつ病は，医療機関を受診しただけでは解決しない。症状が長期に渡り続く，一度改善しても再発することもある。また，「うつ」状態も放っておくことで重くなる場合がある。よって，「うつ」傾向のある人に対しては，保健医療福祉従事者が連携をとりながら，こころの健康教室の案内をしたり，家庭訪問をするなどして，様々な支援をすることが必要である。また，本人以外の家族や身内が相談してくる場合もあるため，柔軟に適切な対応をとることが大切となる。

三次予防

【三次予防】
1. 病気により残った障害を最小限にし，その制約の元で充実した生き方ができるよう支援する
2. うつ病に罹っている人の家族や自殺未遂をした人の家族等への支援はプライバシーに配慮した対応が求められるため，訪問指導等を通じた個別ケアが大切である

★「うつ」傾向がある人への基本的な対応★
1. 時間にゆとりを持ち，落ち着ける場所で話を聞く
2. プライバシーには十分配慮する
3. 辛い気持ちに共感しながら，しっかり話を聞く
4. 励まさずに相手のペースで話を進める
5. 相手が思いのすべてを話せるような形で質問をする
6. 不明な点は質問し，具体的な問題をはっきりさせながら一緒に解決方法を考える

★うつ病について何を伝えるのか★
1. 自分の弱さや怠けではなく，病気である
2. 脳の神経系の病気で，ストレスなどが関係している
3. 誰でもかかる可能性のある病気である
4. うつ病のサインについて
5. 治療と休養で楽になる可能性が高い病気である
6. うつ病の治療は，ほとんどが通院で行われる
7. 受診しやすい場所を選んで気軽に早めに受診する

◻ 家族のかかわり方のポイント

❶ 病気であることをきちんと理解する

家の中で無気力状態になり，何もしないでいても，怠けているわけではない。うつ病は病気なので「本人が一番辛い」ということを理解することが重要である。

❷ 休養がとれるように協力する

うつ病は，心身ともに休養することが最も大切である。家族が協力し合って，ゆっくり休めるような環境をつくることが大切である。

❸ 励ましたり叱ったりしない

うつ病，うつ状態の人は，「がんばりたいのにがんばれない」状態で苦しんでいる。「がんばって」「しっかりして」という言葉は追い詰めてしまうことになる。弱音を吐いたり悩みを打ち明けたりしたときは，ゆっくり聞いてあげることが必要である。家族が話を聞くだけで，安心するものである。

❹ 「大切な決断」は治ってから

うつ病になると，思考力や判断力が低下する。「本来なら，こんな決断はしなかった」等，誤った判断をしてしまう可能性がある。大切な決断は，病気が治ってから行うように助言することも大切である。

❺ 自殺願望は病気の症状の一つ

「死にたい」「消えてなくなりたい」と思うことがある。これは，病気の症状の一つである。特に，回復期になると自殺を実行してしまうことがあるため，注意が必要である。自殺願望を口にしたら，「何でそんなことをいうの」と責めることは禁物である。自殺を考えた理由をたずねることもよくない。むしろ，そのような辛い思いに耐えていることに対して，労る態度が必要である。そして，「病気だからそう思うのよ」と言って，気持ちを治療に向けることが重要である。できるだけ一人にせず，また，気持ちの面で孤独を感じさせないように十分注意する。何か普段と違う様子に気づいたら，すぐに主治医に連絡し，必要に応じて入院治療を行うことも自殺を防ぐうえで有効な手段である。

❻ あせらないで気長に

うつ病やうつ状態を正しく理解し，治療をサポートすることが大切である。うつ病の回復には一進一退がある。症状が再発する場合もあるが，治ることを信じて，決してあせらないことが大切である。

◻ **うつ傾向の人に関わる専門職者のメンタルヘルス**

うつ状態に関する本人からの相談，家庭訪問においてのアセスメン

---

**コラム**
高齢者におこりやすい精神障害4つのD
・Depression（うつ病）
・Dementia（認知症）
・Delusion（妄想）
・Delirium（せん妄）

**コラム**
高齢者のうつ病の特徴
①頭痛，めまい，しびれ，肩こり，動悸，食欲不振，不眠など身体症状を訴えることが多い（仮面うつ病といわれる）。
②不安・焦燥感が強く落ち着かなくなったり，「自分はもうダメだ」などと悲観的になったりしやすい。
③自殺率が高い。
④反応が鈍くなったり，ぼんやりしたりして認知症がはじまったようにみえることがある。

第10章 ■ うつ・認知症の予防

ト，本人の家族からの相談は，非常に重い内容である。いくら専門職であっても気分が沈み，ひどく疲れたり，軽い抑うつ状態になることがある。専門職者自身の心のケアも非常に重要で，職場内で常に情報を共有しあい，相談できる体制が必要である。同時に，ストレス解消や心身をリフレッシュする方法を自ら身につけるようにするなど，自分自身がこころの健康づくりを心がけることが大切である。

## 2 認知症予防，その進行予防と看護

### ❑ 認知症予防・進行予防の重要性

認知症は加齢にともない，発症しやすい。認知症をもつ人の多くは自宅で生活をしている。また，認知症と診断されていない在宅療養者の中にも，認知症発症の一歩手前の**軽度認知障害**（Mild Cognitive Impairment：MCI）をもつ人も大勢いると考えられ，それらの人々を含めるとかなり高い率で，認知症をもつ人が地域で生活していることになる。

認知症は脳の病変によって認知機能が低下し，生活に支障を来す状態となることである。認知症は記憶障害，見当識障害，実行機能障害，失行，失認等の中核症状とそれにともなう周辺症状からなる。周辺症状は徘徊，多動，暴言，介護の抵抗等の行動症状と不安，抑うつ，妄想等の心理症状を含み，行動・心理症状（Behavioral and Psychological Symptoms of Dementia：BPSD）と呼ばれ，在宅で介護をしている家族にとって一番負担となるものである。

超高齢社会において認知症を予防することは，本人や家族の健康，生活の質を支え，要介護者の減少，介護費用や社会保障費の節約に大きく貢献する。また，すでに認知症と診断されている人に対して進行を予防することにも同様の意義がある。周辺症状は環境因子に大きく影響を受けるため，在宅ケアを行う人がかかわりを工夫し，食事や運動，生きがいを含めた生活支援を行えば，症状の進行予防が期待できる。

❑ **軽度認知障害**
（MCI）
定義は確定していないが，以下の①～③を満たすものという考え方がある。
①以前に比して認知機能の低下を認める，②日常生活自立度は自立あるいは軽度の障害にとどまる，③認知症でもない中間層に位置している[1]。

### ❑ 認知症予防の要点

ドイツの医師アロイス・アルツハイマーは，アルツハイマー病は老人斑と神経原線維変化が原因であることを示した。老人斑はβタンパクが異常に蓄積した塊であり，神経原線維変化はタウタンパクが神経

137

細胞の中に異常に蓄積した塊である。したがって，アルツハイマー病の予防はこれらの異常蓄積を抑える脳老化予防ライフスタイルが有効とされる。具体的には，栄養に注意する（不飽和脂肪酸やポリフェノール等の摂取），運動する，楽しく脳を使う（読書やゲーム，音楽，ダンス等）ような生活習慣とされる。

脳血管性認知症は，動脈硬化を背景に脳血流の低下が主要原因とされる。したがって，脳血管性認知症の予防には，動脈硬化を予防するライフスタイルが有効である。動脈硬化をうながす危険因子には，運動不足，肥満，塩分摂取，飲酒，喫煙，高血圧症，高脂血症，糖尿病，心疾患などがある。これらの危険因子を生活の中でいかに少なくできるかが予防の要となる。

また，ストレスは脳の血流を低下させる。認知症予防によいからといって，無理に何かを実践させストレスを与えるより，日常生活やケアの中で笑顔でほめて楽しいと感じてもらえることが重要とされる。

### ❏ 認知症の予防策：食事

基本は3食ともきちんとバランスのよい食事をすることが重要である。また，特にアルツハイマー病予防にはポリフェノール，不飽和脂肪酸の摂取が有効である。ポリフェノールは植物が行う光合成で生成されるため野菜や果実に含まれる。具体的な食品には，ゴマのセサミン，大豆のイソフラボン，ワインのアントシアニン，ウコンのクルクミン等であり，これらはポリフェノールを豊富に含んでいる。また，紅茶やウーロン茶，コーヒーにも種々のポリフェノールが含まれている。不飽和脂肪酸は，オリーブオイル，魚に多く含まれており，これらを多く摂取している地中海諸国の住民はアルツハイマー病が少ないことが知られている。つまり，肉より魚と野菜中心でカロリー控え目な食生活がアルツハイマー病を予防する。

### ❏ 認知症の予防策：運動

運動習慣をもつ人はもたない人に比べて，アルツハイマー病の発症率が低いことが多くの研究で報告されている。運動は動脈硬化の危険因子（肥満，高血圧，高脂血症等）を低下させる効果ももつ。急な激しい運動は心臓や骨筋系に負担をかけるので，少し長めの散歩等がよいとされる。また，歩かなければならぬと負担を感じながらの運動よりも，季節ごとに移りゆく景色に目をやりながら仲間と語らい楽しくウォーキングするなどの運動が効果的といわれる。

## 認知症の予防策：楽しく脳を使う

### ❶ 簡単な音読・計算

また，楽しく脳を使うことも予防になる。簡単な足し算，引き算，掛け算が脳の前頭葉の活性化に役立つとされている。また，音読も同様の効果がある。音読，計算の能力は，軽度から中程度の認知症高齢者でも保たれており，道具もちょっとした書籍や算数の問題と筆記用具があれば可能で，実施しやすい活動である。

### ❷ 趣味活動

楽しく頭を使う趣味活動が認知症の予防や進行予防に有効である。本や新聞を読む，雑誌を読む，ゲームをする，書道をする，トランプ，囲碁をする，手芸をする等，趣味活動している人の方が認知症発症リスクは低いといわれる。筆者らは地域住民ができる認知症予防法の上位に「新聞を読む」，「野菜をとる」があり，脳の健康度がよかった住民は旅行，パソコン，手芸ができる者であったと報告している。山口は，これらの活動は，熱心に意欲をもって行う，他者とコミュニケーションをとりながら行うことが効果的であると述べている。

### ❸ その他

料理をする，旅行する，パソコンをすることもよいとされる。東京都ではこれらを単に実践するのではなく，認知症予防プログラムとして実践方法を構造化している。そのプログラムの特徴は，自立的に長期に継続することをめざす，多くの高齢者が好むもの，軽度認知障害の高齢者と健常な高齢者を対象にする，週に1回程度定期的に行う，小集団（6名）での実施，目的は認知症予防であることを明確にする，グループの組織化を図り地域に普及させる，ファシリテーターが初期と自立後の支援を行う，行動評価と結果評価を行うこととしている。

たとえば，料理のプログラムでは自分達で何をつくろうかアイディアを出し合って計画を立案し，実践，評価するという過程があり，その中でも家で行う課題が出され，互いにほめあい，最終的には自分で自立できるように構造化されている。これにより，認知症予防だけでなく自立度と自己効力感向上が期待できる。

## 認知症進行予防策

### ❶ アートセラピー

アートセラピー（芸術療法）は，認知症をもつ人が言葉ではうまく言い表せない思いを，色彩や道具を使って自己表現をうながす手法である。アートセラピーには，絵画，陶芸，造形，音楽，ダンス，演劇，写真等，さまざまな創作方法がある。川久保らは認知症高齢者に対し

て絵画療法を行った結果，BPSD，その人らしさの役割と発揮，趣味・生きがいの実現の改善効果が得られたと報告している。[14]

また，音楽は万人に好まれ，認知症をもつ人にも簡単に親しめ，楽しめるものである。なじみの歌の歌唱により，呼び戻ってきた記憶や感情を認知症高齢者とともに語るという活動的回想音楽療法がある。これは，認知症高齢者の長期記憶に働きかけ，消極的行動の減少と積極的行動の増加をもたらし，認知症の進行予防にもつながることが報告されている。[15]

### ❷ 回想法

**回想法**は，本人が過去への回想を行い，専門家が共感的受容的に関わることで，高齢者の人生の再評価や自己の確認，精神的安定や生活の質の向上を図ることである。

認知症高齢者は加齢にともない喪失の連続で，さらに認知機能の低下，生活の支障が重なり，自分が自分として感じられない世界にいる。そこで回想法の役割が大きく意味をもってくる。エリクソンの発達段階論によると，高齢者の発達的課題は統合である。認知症高齢者は，残存する過去の記憶に働きかけることで，自己を確認でき，表情は豊かになり，発語が増える，他への関心や集中力が高まるという効果が期待できる。ケアする側は，言葉の働きかけだけでなく，古い写真や生活道具を提示し，それを高齢者に触れさせることで，回想しやすく，また統合へと導くことができる。

## ユニークな在宅ケアの取り組み

### ❶ 集団精神療法

島根県出雲市にある「小山のおうち」の認知症デイケアでは，ドラマの演出という集団精神療法を行っている。[17]ディレクター役の職員は，利用者一人ひとりが主役体験できるよう配慮しながら，「今，ここで」のやり取りを通じて即興的に演技や趣味活動を行っている。たとえば，戦争未亡人の高齢者に対しては，結婚式をあげていなかったことから，模擬結婚式で花嫁を演じてもらう，選挙車の演説が聞こえてくれば，かつてウグイス嬢をしていた高齢者に選挙の応援を演出してもらうなどである。ここでは，主役を演じることで，自信の回復と地域でいきいきと生きることを理念としている。また，ここでは物忘れを認め合ったうえで互いに物忘れの辛さや思いを語ったり，手紙を書いたりして，自己表現し，メンバー間で共感し合うことも行っている。[18]

### ❷ もの忘れカフェ

滋賀県の藤本クリニックでは，「もの忘れカフェ」というデイサー

---

▶ **回想法**
クライエントが受容的，共感的，支持的なよき聞き手とともに心を響かせあいながら，過去のできごとを自由に振り返ることで，過去の未解決の葛藤に折り合いをつけ，そのクライエントなりに人格の統合を図る技法である[16]。

ビスを行っている。ここでは当日参加者が活動内容を話し合って決める。決まれば必要な役割，準備，時間配分や手順を決め，参加者同士が協力し合って同時に取り組んでいく。たとえば，買い物に行き値切り交渉をする，駅前清掃を行う，古切手の回収を行う，認知症の講演会で自分たちの話を間違いなく伝えているか確認するなどがある。これらの活動では，「社会につながっている，病気になってもなんとかやれる，めそめそしていると思われたら嫌である」という利用者の声が聞かれる。認知症をもっていても地域で生活する自信をつける場でもある。

### ❸ 多世代交流

高齢者や障害者，子どもが一緒に過ごす多世代交流の取り組みの効果が報告されている。富山県の「このゆびとーまれ」では，子どもからお年寄りまで幅広い人を預かっている。この施設では，面倒な手続きなしに，今困っている人をすぐ支援することを理念としている。高齢者と障害者，子どもたちが同じ屋根の下で過ごす通所介護，小規模多機能ホームとグループホームを運営している。ここは，高齢者が障害児にやさしく説教をしたり，子どもが認知症高齢者の手を握ったりして，互いに支えあい，潜在的な能力を発揮できる場である。

亀井らは，多世代交流型デイプログラムを看護大学を拠点に実践し，その効果を報告している。市民と大学が協働で開催し，高齢者と小中学生世代の交流を図るプログラムが展開されている。具体的には，ゲームやアロマハンドケア，ちぎり絵づくり等を通じて世代間の交流を行っている。その効果としては高齢者のQOL向上およびうつ状態の改善がみられ，前向きになり，子どもにも気づかいをみせる姿や発語がみられたという報告がある。認知症者を含めた地域包括的支援とに成功している。

## ❏ 訪問看護での認知症予防・進行予防のケア

### ❶ 認知機能のアセスメント

訪問看護は医療ニーズの多い療養者の訪問が多いが，高齢者の場合，全身状態とともに必ず認知機能のチェックも欠かさずに行う。通常は，改訂長谷川式簡易知能評価スケール（HDS-R：**図10-3**）やMini-Mental State Examination：MMSE（表3-4, 28頁）を使用して認知機能をテストする。しかし，通常の会話の中の問いかけ（朝食に何を食べたか，最近よく聞かれるニュースは何か等），部屋の掃除や整頓，着替え，金銭管理の様子等を観察することからでも認知機能のアセスメントは可能である。また，家族の話に耳を傾け，おかしな言動や行

### 図10-3 改訂長谷川式簡易知能評価スケール (HDS-R)

| | | | | | | |
|---|---|---|---|---|---|---|
| 1 | お歳はいくつですか?（2年までの誤差は正解） | | | 0 | 1 | |
| 2 | 今日は何年の何月何日ですか？　何曜日ですか？<br>（年月日，曜日正解でそれぞれ1点ずつ） | 年 | | 0 | 1 | |
| | | 月 | | 0 | 1 | |
| | | 日 | | 0 | 1 | |
| | | 曜日 | | 0 | 1 | |
| 3 | 私たちがいまいるところはどこですか？<br>（自発的にでれば2点，5秒おいて家ですか？　病院ですか？　施設ですか？<br>のなかから正しい選択をすれば1点） | | 0 | 1 | 2 | |
| 4 | これから言う3つの言葉を言ってみてください。<br>あとでまた聞きますのでよく覚えておいてください。<br>（以下の系列のいずれか1つで，採用した系列に○印をつけておく）<br>1：a) 桜　b) 猫　c) 電車　　2：a) 梅　b) 犬　c) 自動車 | | | 0 | 1 | |
| | | | | 0 | 1 | |
| | | | | 0 | 1 | |
| 5 | 100から7を順番に引いてください。<br>（100-7は？，それからまた7を引くと？と質問する。<br>最初の答えが不正解の場合，打ち切る） | (93) | | 0 | 1 | |
| | | (86) | | 0 | 1 | |
| 6 | 私がこれから言う数字を逆から言ってください。<br>（6-8-2，3-5-2-9を逆にいってもらう。3桁逆唱に失敗したら打ち切る） | 2-8-6 | | 0 | 1 | |
| | | 9-2-5-3 | | 0 | 1 | |
| 7 | 先程おぼえてもらったら言葉をもう一度言ってみてください。<br>（自発的に回答があれば各2点，もし回答がない場合，以下のヒントを与えて正解であれば1点）<br>a) 植物　b) 動物　c) 乗り物 | a : 0 | 1 | 2 | | |
| | | b : 0 | 1 | 2 | | |
| | | c : 0 | 1 | 2 | | |
| 8 | これから5つの品物を見せます。それを隠しますのでなにがあったかを言ってください。<br>（時計，鍵，タバコ，ペン，硬貨など必ず相互に無関係なもの） | | 0 | 1 | 2 | |
| | | | 3 | 4 | 5 | |
| 9 | 知っている野菜の名前をできるだけ多く言ってください。<br>（答えた野菜の名前を右欄に記入する。途中でつまり，<br>約10秒間待ってもでない場合にはそこで打ち切る）<br>0〜5＝0点，6＝1点，7＝2点，8＝3点，9＝4点，10＝5点 | | 0 | 1 | 2 | |
| | | | 3 | 4 | 5 | |
| | | 合計得点 | | | | |

出所：加藤伸司ほか（1991）：改訂長谷川式簡易知能評価スケール（HDS-R）の作成，老年精神医学雑誌(11)：1339-1347.

動がないか観察する。

**❷ 服薬管理とアセスメント**

すでに認知症をもつ人に対しては，薬剤管理と生活支援を行い，進行予防を図る必要がある。同時に，自宅生活がどこまで可能か見極めることも大事である。認知症の症状を改善する薬剤（塩酸ドナペジル，ガランタミン臭化水素酸塩，メマンチン塩酸塩，リバスチグミン）を使用している者に対しては，きちんと服薬しているかどうか確認する。塩酸ドナペジル（アリセプト®）は錠剤のほかに，口内溶解錠，内服ゼリー，細粒がある。ガランタミン臭化水素酸塩（レニミール®）は錠剤や口内溶解錠のほかに水溶液があるので飲み物に混ぜた服用が可能

である。リバスチグミン（リバスタッチ® パッチ・イクセロン® パッチ）は貼り薬のため胃腸障害の副作用がなく，内服が困難な人に有効である。これらの3種類の薬剤はコリンエステラーゼ阻害剤だが，メマンチン塩酸塩（メマリー®）はグルタミン酸の働きを抑制して神経細胞を保護し，中度から高度の認知症に対して使用される。薬剤を使用する際には，必ず副作用に注意する。塩酸ドネペジルは陽性反応が出やすいので，興奮気味の認知症高齢者が服薬すると，余計に怒りっぽくなることが報告されている。この場合，塩酸ドネペジルよりメマンチン塩酸塩の処方を医師に相談することが望ましい。また，レビー小体型認知症では薬剤過敏性のため，副作用が現れやすい。たとえば，頻尿改善薬を投与すると尿が出なくなる，抗うつ剤を投与したらよけい症状が悪化した等の副作用が現れることがある。訪問看護師は本人や家族への服薬管理だけでなく，主治医に対して服薬の相談や調整が求められる。

❸　生活アセスメントと在宅療養の見極め

アルツハイマー病の疾患者では，「困っていませんか？」と尋ねると，「大丈夫です」と言う場合がある。看護師はその言葉の裏に隠されている真のニーズを見極めなければならない。着ている洋服がちぐはぐではないか，財布に小銭が貯まっていないか，エアコンのリモコンの冷暖房の設定が間違っていないか，冷蔵庫に同じ食材が大量に入っていたり，異物や腐敗物が入っていないか，トイレは汚れていないか，部屋は散らかっていないか，ゴミは捨てられているか，近所に迷惑をかけていないか，お風呂の水が出しっぱなしになっていないか等，生活の状況を細かく観察する。そして，具体的な生活支援の必要性を判断したら，ケアマネジャーに相談しサービスの導入を迅速に行う。

また，居宅サービスの利用後も，事故や体調管理にも注意する。火事や盗難，悪徳セールスの被害はないか，脱水や感染症などの体調不良はないか。自宅生活に問題を発見，あるいはその徴候に気づいたら，ケアマネジャー等にサービス提供の見直しを依頼する。さらに，財産や金銭管理を他者に託す成年後見制度の検討も行う必要がある。

## 注

(1) 朝田隆編著（2007）：認知症に先手を打つ軽度認知障害，12，中外医学社.
(2) 山口晴保（2008）：認知症予防──読めば納得！　脳を守るライフスタイルの秘訣，17，協同医書出版社.
(3) 同前書，17.
(4) 同前書，18.
(5) 同前書，73.

(6) 同前書, 85.
(7) 同前書, 97.
(8) 山口晴保編著, 佐土根朗, 松沼記代 (2005)：認知症の正しい理解と包括的医療・ケアのポイント, 155, 協同医書出版社.
(9) 同前書, 156.
(10) 山口 (2005)：前掲書, 162.
(11) 内田陽子, 内田真理子, 町田沙紀子 (2009)：住民ができる認知症予防法の関連因子――介護予防講習会の参加者の自己評価から, 群馬保健学紀要, (30), 1-8.
(12) 山口 (2005)：前掲書, 162.
(13) 矢富直美, 杉山美香, 宮前史子 (2007)：失敗しない認知症予防のすすめ方, 111, 真興交易医書出版部.
(14) 川久保悦子, 内田陽子, 小泉美佐子 (2011)：認知症高齢者に対する「絵画療法プラン」の実践と評価, 北関東医学, 61(4), 499-507.
(15) 高橋多喜子 (2006)：補完・代替医療・音楽療法, 14, 金芳堂.
(16) 黒川由紀子 (2005)：回想法――高齢者の心理療法, 23, 誠信書房.
(17) 高橋幸男 (2008)：輝くいのちを抱きしめて, 26, 日本放送出版会.
(18) 同前書, 36.
(19) 藤本直規 (2009)：認知症の医療とケア――もの忘れクリニック・もの忘れカフェの挑戦, 127-128, クリエイツかもがわ出版.
(20) 惣万佳代子 (2007)：笑顔の大家族このゆびとーまれ, 12, 水書坊.
(21) 亀井智子, 糸井和佳, 梶井文子, 川上千春, 長谷川真澄, 杉本知子 (2010)：都市部多世代型デイプログラム参加者の12か月間の効果に関する縦断的検証, 日本老年看護学会誌, 14(1), 16-24.
(22) 同前書.
(23) 長谷川和夫 (2012)：認知症診療の作法, 55, 永井書房.
(24) 同前書, 56.
(25) 同前書, 58.
(26) 河野和彦 (2011)：危険な服薬副作用の改善, 46, 日総研.
(27) 同前書, 47.

# 第11章
## 在宅における医療処置の工夫点と留意点

## 1 衛生材料の入手と利用の工夫

### 衛生材料とは何か

衛生材料とは薬事法上一般医療機器に属する資器材を指し,「医療や介護など健康に関わる目的で製造,使用される主に使い捨て(ディスポーザブル)の資器材であり,ガーゼ,脱脂綿,アルコール綿,綿棒,包帯,マスク,手袋,絆創膏,サージカルテープ,エプロン,オムツなどを指す」また,社団法人日本衛生材料工業連合会が衛生材料や衛生用品として製造販売している製品には,「ガーゼ,脱脂綿,繃帯,清浄綿,ナプキン,絆創膏,タンポン,マスク,ウエットティッシュ,紙おしぼり,綿棒,パッド類,ペーパーシーツ類,おしりふき,救急絆創膏,汚染予防シーツ,尿取パッド,紙おむつ」等が含まれている。

訪問看護ステーションにおける在宅医療処置は,「介護サービス施設・事業所調査に関する統計」では,1999(平成11)年6月の医療的処置の発生率は50.6%,2010(平成22)年9月には67.6%と,11年間で17%増している。また,基本的な看護の提供時には一般(介護)的な衛生材料が多用され,医療処置時には医療材料が多用されている。

### 利用者宅で用いる衛生材料の種類

衛生材料の種類とその選定は,利用者の患部面積や部位・傷や創の状態・症状に応じて,材料の素材・形態を考え医師が選定するが,接する機会の多い訪問看護師の利用上の情報提供が欠かせない。一方,日常生活の様態や介護の機能に応じて(エンゼルケア,リハビリ用,リンパマッサージ用,日常生活機能の状態等),介護用品の選定はその機能に応じた選定を看護職に求められる。衛生材料を医療材料で整理すると以下の種類となる。

❶ 医療・一般脱脂綿(脱脂綿,綿球,綿棒,カット綿,テープ綿等)
❷ 医療・一般ガーゼ(滅菌・非滅菌・Yカット・マスク等)
❸ 滅菌済み手袋・非滅菌手袋品
❹ 創傷被覆・保護材料(ドレッシング材,防水テープ,抗菌・非抗菌等)
❺ その他の一般的衛生材料(清浄綿,ナプキン,絆創膏,タンポン,ウエットティッシュ,おしりふき,パッド類,ペーパーシーツ類,尿

**表11-1　衛生材料の供給方法とメンテナンス**

① 医療機関（医師）が処方し，医療機関（医師）が渡す。
② 医療機関（医師）が処方し，医療機器・器材販売業者・薬局・訪問看護事業所が調達し自宅に届ける。
③ 医療機関（医師）が処方し，家族等が薬局へ出向いて受け取る。
④ 退院時の場合：入院中に医師が処方し，退院時に医師や病棟ナース，在宅連携室ナース，メディカルソーシャルワーカー，薬剤師等が調整し，患者宅に配送する。または，退院時患者・家族に渡す。
⑤ 訪問看護事業所が医療機関（医師）から受け取り持参する等。
⑥ 保険衛生材料でない日常生活上必要な衛生材料は，販売事業者，薬局，訪問看護事業所，コンビニ，生活用品販売店等から本人（家族）が実費で調達する等。

取パッド，紙おむつ等）

### 処方とメンテナンス，調達方法

　在宅における衛生材料等の調達方法については，在宅療養指導管理料の通則に「保険医療機関が在宅療養指導管理料を算定する場合には，当該指導管理に要するアルコール等の消毒液，衛生材料（脱脂綿，ガーゼ，絆創膏等），酸素，注射器，注射針，翼状針，カテーテル，膀胱洗浄用注射器，クレンメ等は，当該保険医療機関が提供する。また，在宅難治性皮膚疾患処置指導管理料には，特定保険医療材料以外のガーゼ等の衛生材料は当該指導管理料に含まれる」と通達している。保健医療機関（医師）は，**表11-1**に示す供給形態で，患者宅に調達を図っている。

　さらに，平成23年5月13日付厚生労働省医薬食品局総務課・老健局老人保健課・保険局医療課への事務連絡「指定訪問看護事業者が卸売販売業者から購入できる医薬品等の取扱いについて」で，訪問看護ステーションが購入・保管できる医薬品として，「卸販売業者（薬局も可）から滅菌グリセリン，グリセリン浣腸液，白色ワセリン，オリーブ油，生理食塩液，滅菌蒸留水および精製水，消毒用エタノール，グルコン酸クロルヘキシジン，塩化ベンザルコニウム，ポピドンヨード液が購入できる。購入したものは訪問看護ステーションに保管することができる。また，使い捨て手袋，ガーゼ，カット綿，綿棒等（ドレッシング剤やテープ類も含まれる）の衛生材料についても保管することができる」とした。このことから，医療処置にともなう機器・材料の処方やメンテナンスは，疾病の症状に応じて医師が判断し，本人や家族が納得して使用するものを選択することとなる。診療にともなわない場合や保険外の一般的衛生材料等は，本人や家族が直接調達することとなる。

　**図11-1**は在宅療養指導管理料算定者の衛生材料等の供給元に関する調査結果である。医療材料の衛生材料であっても医療機関の供給不

### 在宅療養指導管理料

　当該指導管理が必要かつ適切であると医師が判断した患者について，患者または患者の看護にあたる者に対して，当該医師が療養上必要な事項について適正な注意および指導を行ったうえで，当該患者の医学管理を十分に行い，かつ，各在宅療養の方法，注意点，緊急時の措置に関する指導等を行い，あわせて必要かつ十分な量の衛生材料又は保険医療材料を支給した場合に算定する。

　ただし，当該保険医療機関に来院した患者の看護者に対してのみ当該指導を行った場合には算定できない[4]。

図11-1 在宅療養指導管理料算定者の各衛生材料・医療材料の供給元（費用を負担しているところ）

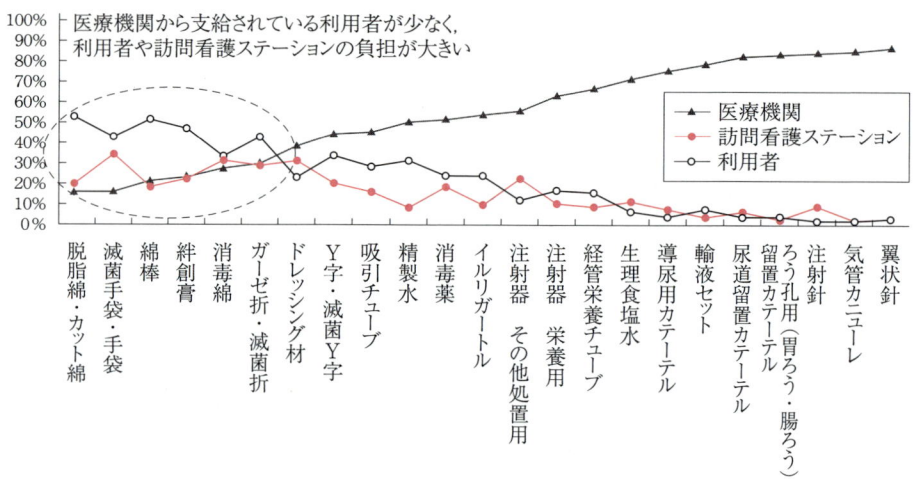

医療機関から支給されている利用者が少なく，利用者や訪問看護ステーションの負担が大きい

凡例：医療機関／訪問看護ステーション／利用者

横軸項目（左から右）：脱脂綿・カット綿，滅菌手袋・手袋，綿棒，絆創膏，消毒綿，ガーゼ折・滅菌折，ドレッシング材，Y字・滅菌Y字，吸引チューブ，精製水，消毒薬，イルリガートル，注射器 その他処置用，注射器 栄養用，経管栄養チューブ，生理食塩水，導尿用カテーテル，輸液セット，尿道留置カテーテル，ろう孔用（胃ろう・腸ろう）留置カテーテル，注射針，気管カニューレ，翼状針

出所：訪問看護事業の報酬体系・提供の在り方に関する調査研究事業：㈳全国訪問看護事業協会，平成19年度老人保健事業推進費等補助金，2008年3月．

足が発生しているのがわが国の実態である。

### ❏ 衛生材料利用の工夫

これまでにみたように衛生材料の種類は多様である。しかし在宅は医療機関のように，多様で豊富な機器・薬剤があるわけではない。必要な衛生材料を厳選し，調達不足とならないように，処方元である主治医や医療機関および調達先である医療機器・衛生材料販売事業者や薬局等の台帳作成（機関別機能の特徴，調達可能な器材料内容，単価一覧，配達エリア，緊急・夜間配達の可否，患者宅配達所要時間，備蓄量，受注時間等）による確認が必要となる。

在宅でのケアにおいては，衛生材料不足が発生しやすい。そのことは，事前に周知しておかないと本人や家族の不安や不信を招くことにつながる。そのために主治医や販売業者と密接に連携が取れるよう，訪問看護事業所内でも関与する職種も含めた多職種の参加と確認のもとに調整が必要である。

表11-2 訪問看護ステーションにおける消毒薬の使用目的

| ●医療処置・医療用具の消毒，医療従事者の感染対策 |
|---|
| ・事業所内や職員の感染対策としてのMRSA，結核・インフルエンザ・疥癬等などの除菌，消毒 |
| ・在宅医療機材料の除菌洗浄・消毒（吸引，吸入，PEG，人工呼吸器等医療機器・材料） |
| ・IVH，留置カテーテル，吸引，導尿，点滴，注射，採血，在宅腹膜透析等医療処置時の創傷部位，カテーテル挿入部位の皮膚・粘膜消毒，外陰・外性器の皮膚消毒など |
| ・訪問看護師など訪問前後における医療従事者の手洗い，手指消毒 |
| ・訪問後の衣服・靴下・タオル・ガウン等の消毒・洗浄（不衛生な住宅・患者への訪問） |
| ・患者の保清・口腔ケア時消毒 |
| ・浣腸，摘便，嘔吐，褥瘡，創処置等ケア実施前後の手洗い，手指消毒 |
| ・感冒予防等感染予防うがい薬，疥癬等感染症者の訪問入浴，清拭時消毒薬 |
| ・ターミナルケアの湯灌，保清時消毒 |
| ・その他 |
| ●訪問看護にともなう家族等感染対策 |
| ・家庭内・家族間の結核・インフルエンザ・疥癬等感染予防対策上の手洗い，手指消毒，うがい薬 |
| ・家族が行う浣腸，摘便，嘔吐，褥瘡，創処置等ケア実施前後の手洗い，手指消毒 |
| ・疥癬症患者の入浴時消毒薬 |
| ・まな板，フキン，食器類，調理器具等の除菌 |
| ・おもちゃ，ぬいぐるみの除菌 |
| ・介護用品，リネン類の除菌 |
| ・風呂，トイレ，室内清掃の除菌など |

注：太字の項目は医療従事者の感染対策。

## 2 消毒用品の入手と利用の工夫

　訪問看護ステーションが必要とする消毒薬は，訪問看護師等医療従事者自身の感染保護や予防のための手指・被服の消毒・殺菌，患者感染予防のための医療用具等の殺菌・消毒，手指消毒，処置にともなう消毒等として用いる消毒薬と，患者・家族の感染保護や予防，療養生活環境の除菌・消毒等に用いる消毒薬とに二分される（**表11-2**）。

　また，前節で記したように，訪問看護ステーションとしては患者用に購入・保管し使用できる消毒薬の保険制度の機能はなく，患者に用いる消毒液は，当該保険医療機関（医師）が提供する（保険適用）ものを使用しケアを行うこととなる。一方，訪問看護ステーションで医療従事者自らの感染対策として使用する消毒液はその適用にはないので，消毒対象物に応じた薬品（非保険適用）を購入し対処することとなる。

　消毒薬の入手は前節の**表11-1**で整理した方法と同様で，医師の処方により供給されるが，消毒薬の調達不足もあること等から，処方元

表11-3 消毒対象物についての消毒剤の効力分類

○：有効　△：効果が得られないことがある　×：無効

| 消毒剤名（カッコ内は製品名） | 環境（浴室，浴槽，冷蔵庫，トイレ，ベッド介護用品，遊具等） | 器具（陶器，ガラス，プラスチック製品，カテーテル，医療用具に応じて使い分ける） | 手・皮膚 | 粘膜 |
|---|---|---|---|---|
| 強酸性水 | ○ | ○ | ○ | ○ |
| 次亜塩素酸ナトリウム：（ミルトン，ピューラックス-S） | △ | ○ | △ | △ |
| 消毒用エタノール | △ | ○ | ○ | × |
| ウエルパス | × | × | ○ | × |
| イソプロパノール | △ | ○ | ○ | × |
| ポピドンヨード（イソジン） | × | × | ○ | ○ |
| 希ヨードチンキ | × | × | ○ | × |
| 塩化ベンザルコニウム（オスバン） | ○ | ○ | ○ | ○ |
| 塩化ベンザトニウム（ハイアミン，マキロン） | ○ | ○ | ○ | ○ |
| クロールヘキシジン（ヒビテン） | ○ | ○ | ○ | × |
| 両性界面活性剤（テゴー51） | ○ | ○ | ○ | ○ |

出所：都築正和監修（1991）：殺菌・消毒マニュアル，199，医歯薬出版．を参考に筆者作成。

である医療機関（医師）や調達先である医療機器・衛生材料販売事業者や薬局等との連携が必要となる。

　消毒対象物についての消毒剤の効力分類を**表11-3**に示したが，在宅の看護においては，患者の医療処置内容や皮膚・粘膜の状態に応じた対応に加えて，療養室の清掃，家族感染予防にともなうリネン類の処理，日常生活用具使用後の処理，排泄介助・身体清潔にともなう処理と感染予防，ゴミ・危険物の処理にともなう消毒や除菌にまで踏み込んだ対応を考慮しなければならない。

　加えて，訪問看護の対象者は乳幼児から高齢者まで，処置からターミナルケア，エンゼルケアに加え，日常生活を持続するための消毒薬の活用や工夫が必要となる。

# 3 褥瘡のケア

　褥瘡は局所の問題ではなく，栄養状態も含めた全身的な病態である。在宅における医療ケアは，療養者の介護家族に任せられている場合が多い。また，訪問診療や訪問看護，訪問介護という「点でのかかわり」をつなぎ合わせて状態をアセスメントし，適切なケアを行わなければならない。ゆえに，介護家族の褥瘡ケアに対する知識の有無と関わるスタッフの連携が日常的な褥瘡ケアの良否を左右する。したがって，介護家族が継続可能なケアや治療法を選択することが重要となる。

## ❑ 褥瘡のアセスメント

　褥瘡の発生要因として，療養者の全身的・局所的個体要因や社会的環境・ケア要因があげられる（**図11-2**）。わが国では，褥瘡予防のアセスメントツールとして，Braden Scale や OH スケール，在宅で使用しやすい在宅版K式スケールなどが用いられている。また，発生した褥瘡の状態評価スケールとして，褥瘡治癒判定スケール NPUAP（National Pressure Ulcer Advisory Panel）の分類が汎用されており，近年は日本褥瘡学会による DESIGN-R が推奨されている。

　在宅療養者の身体的状態，生活環境，介護力，サービスの利用状況等により褥瘡発生率が異なる。在宅における褥瘡の好発部位は，仙骨部・尾骨部が多く，褥瘡深達度ではステージⅡが多いが[5]，さまざまな部位に褥瘡が発生しうるので，褥瘡の好発部位を重点的に観察するとともに，全身をきちんと観察することが肝要であり，初期段階での発

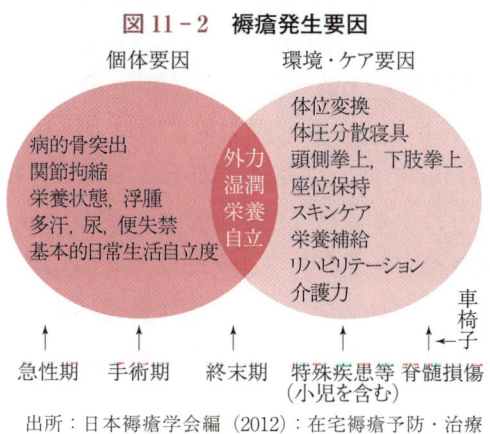

**図11-2　褥瘡発生要因**

個体要因
- 病的骨突出
- 関節拘縮
- 栄養状態，浮腫
- 多汗，尿，便失禁
- 基本的日常生活自立度

環境・ケア要因
- 体位変換
- 体圧分散寝具
- 頭側挙上，下肢挙上
- 座位保持
- スキンケア
- 栄養補給
- リハビリテーション
- 介護力

（重なり部分）外力／湿潤／栄養／自立

↑急性期　↑手術期　↑終末期　↑特殊疾患等（小児を含む）　↑脊髄損傷　←車椅子

出所：日本褥瘡学会編（2012）：在宅褥瘡予防・治療ガイドブック第2版，40，照林社．

見を心がける。

### ❑ 褥瘡の予防

#### ❶ 栄養管理

栄養は褥瘡予防・褥瘡治癒状況に影響する。高齢者の栄養評価を目的に作成された MNA（Mini Nutritional Assessment）は，「食事摂取量の減少」「体重減少」「精神的ストレス・急性疾患」「BMI」「移動性」「神経・精神的問題（認知障害の有無）」という項目からなり，簡便なアセスメントツールとして褥瘡予防の管理を行う場合にも有効である。

#### ❷ スキンケア

尿・便失禁による皮膚の湿潤・汚染は，仙骨部・尾骨部の褥瘡発生リスクを高める。オムツは体格に応じてサイズを選択し，排泄の状況に応じた効果的な使用をすすめる。排泄記録をとり，排泄リズムをつかんで皮膚を清潔に保つようにする。湿潤した皮膚は傷つきやすい状態であるため，擦らず愛護的に洗う。そして，撥水効果のあるクリームや被膜剤を塗布して排泄物の付着による浸軟を防ぐようにするとよい。

尿漏れ（股もれ）防止のために，オムツをたくさん当てる対応はしない。オムツは両側にあるギャザーを立たせ鼠径部にあてがうようにすることがポイントである。

#### ❸ 体圧管理

在宅療養者の身体状況にあった体圧分散寝具の選択と圧の管理が重要である（**図 11 - 3**）。

### ❑ 褥瘡の処置

#### ❶ 創洗浄

洗浄液は体温程度に温めて使用する。生理食塩水，蒸留水，水道水のいずれを用いてもよい。洗浄圧は適切な洗浄圧が求められる。創表面に壊死組織や付着物がある場合は，有効に除去する必要があるために圧をかけて洗浄する（30 m$\ell$ の注射器に18 G の注射針を付けて洗浄する適度な圧が得られる）が，肉芽組織がある場合は，損傷により治癒が遷延しないようにするために圧をかけずに洗浄する。また，創部の周囲皮膚も浸出液やドレッシング，テープなどの粘着物質の付着があるので，洗浄範囲はドレッシングで被覆する範囲よりやや広くし，石けん分や汚染物質を残さないように十分すすぐ。

#### ❷ ドレッシング材の貼付方法

ドレッシング材は創を十分に覆うように貼付する。創周囲が脆弱な

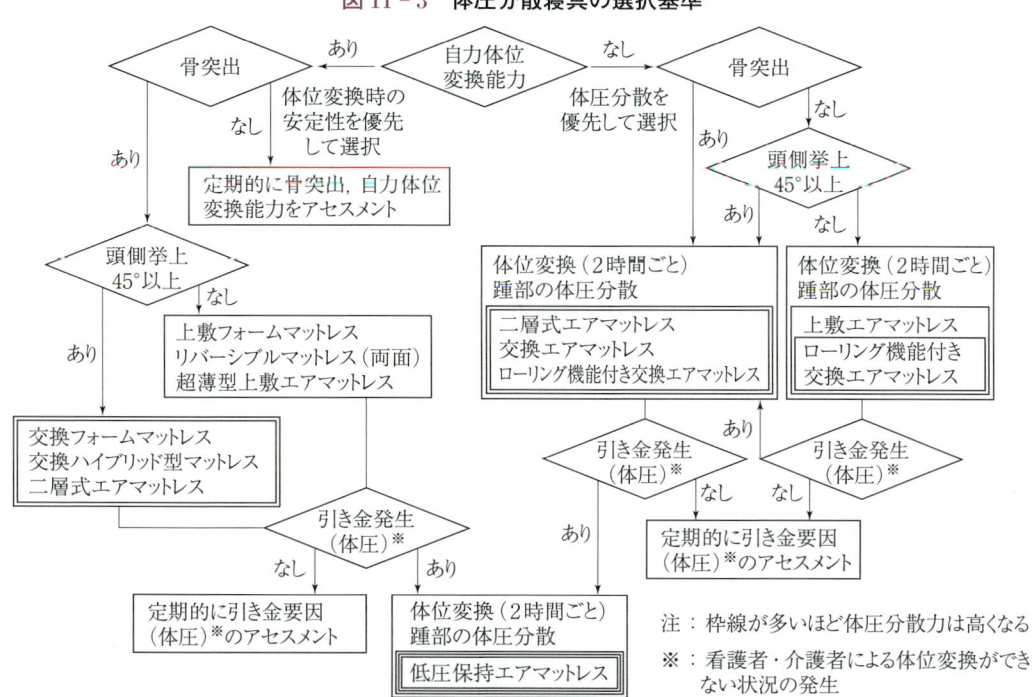

## 図11−3 体圧分散寝具の選択基準

出所：日本褥瘡学会編（2012）：在宅褥瘡予防・治療ガイドブック第2版，58，照林社．

皮膚（乾燥，浮腫，易出血など）の場合，ハイドロコロイドドレッシングや皮膚被膜剤を用いて皮膚を保護した後にテープを貼付する。また，テープ貼付部位は，毎回変更するなど，同一部位への負担を避ける。

❸ **ラップ療法**（開放性湿潤療法/Open Wet-dressing Therapy）は，正しい適応の理解と安全な処置が行われなければ，創を悪化させる恐れがある。褥瘡の治療について十分な知識と経験をもった医師の責任のもとで療養者および家族に十分な説明をして同意を得たうえで実施する。[9]

❹ 心理的配慮

褥瘡発生にともなう創部の痛みや褥瘡処置にともなう苦痛が考えられる。ケア時の体位や回数による苦痛，ドレッシング材の交換による剥離時の痛みや洗浄にともなう痛み等，これらの苦痛はケア拒否につながることもあるため，苦痛や疲労を最小限にするケアの工夫をする。

▶ラップ療法
　非医療機器の非粘着性プラスチックシート（食品包装用ラップ）などを褥瘡治療のドレッシング材として用いる方法[10]。

## 4 経腸栄養法と胃瘻の管理

### ❏ 経腸栄養法とは

人が生命を維持して活動に必要な食物を摂取する方法には①経口栄養法，②経腸栄養法，③静脈栄養法があるが，経腸栄養法とは胃や空腸などの消化管に挿入されたチューブをとおして，水分や栄養を補給する方法である。

### ❏ 経腸栄養の利点とリスク

利点は以下である。経腸栄養は経静脈栄養（中心静脈栄養）に比べると，生理的な栄養補給路である。経口摂取と同じように消化管から栄養素を吸収するために，消化管運動や消化液分泌などの消化管の機能を促進する。また栄養素が上皮から吸収される際に，そのまま粘膜細胞の栄養基質となるために，腸管免疫の賦活による全身免疫状態の改善にもつながる。

また，リスクとしては以下があげられる。ヒトの形態として，口腔から咽頭は1本の管で，喉頭で食道と気管が分岐しているために，胃に貯留した栄養剤は，高齢者は特に嘔吐や食道への逆流によって食道に隣接した気管に容易に流れ込み，肺炎等をひきおこしやすくなる。

### ❏ 胃瘻とは

経腸栄養法には，鼻から消化管（胃）にチューブを挿入して栄養剤を注入する方法（経鼻法）と，胃や空腸などに瘻孔を造設して，瘻孔に挿入されたチューブをとおして栄養剤を注入する方法がある。胃瘻による経管栄養は，経鼻法より利用者の違和感や不快感が少ない。経管栄養のトラブルの一つであるチューブの自然抜去を確認する方法も簡便で，長期間の栄養管理を要するときに用いられることが多い。

### ❏ 胃瘻からの経管栄養の手順

表11-4に液体栄養剤の注入法の手順について示す。

---

➡ 静脈栄養法
末梢静脈を介して栄養を補給する末梢静脈栄養法と，中心静脈にカテーテルを挿入して高カロリー輸液を行う，中心静脈栄養法がある。
経口以外の栄養法の一つである。

表11-4 胃瘻(いろう)からの経管栄養の手順

| 手順 | 手順の細目 | 注意事項 | 理由根拠 |
|---|---|---|---|
| 物品をそろえる | 注入用バッグ<br>栄養剤<br><br>微温湯 | 常温のまま使用<br>栄養剤には，液体栄養剤と半固形栄養剤，その他自家製の栄養剤がある<br>半固形栄養剤の場合は専用の粘度のある水分を使用する | 冷たい栄養剤を注入すると，刺激により急激な蠕動運動が誘発され下痢を引きおこす可能性がある |
| 注入のセット | クレンメを閉める | | クレンメを閉めないと流れてしまう |
| | 指示量を確認し栄養剤をバッグに入れる | 不潔にならないようにする | |
| | ドリップチャンバーを指でゆっくり押しつぶして，3分の1～2分の1程度栄養剤を充填する | | |
| | フィーディングチューブ内に栄養剤を満たす | | 空気が胃袋に入らないようにするため |
| 体位を整える | ベッドの頭側を上げ，ファウラー位をとるのを助ける | ゆっくりファウラー位にする | 高齢者は自律神経が減弱し，急激な頭部の挙上は眩暈や血圧の低下を引きおこす |
| | | | 重力による栄養剤の逆流防止 |
| | 体位の安楽を図る | 無理な体位に補正しない | 1～2時間ファウラー位で過ごすため褥瘡のリスクを減らす必要がある |
| 胃瘻チューブの確認 | 胃瘻チューブがバンパーやバルーンで止まっているか，チューブを軽く上下に引き，確認する | 誤注入を避けるため，胃瘻チューブであることを確認する<br>痛みがない程度に引く<br>2mm程度チューブが上下するか確認する | バンパーの破損，バルーンの空気の抜けなどの早期発見<br>チューブが抜けると胃瘻が狭窄し再挿入が簡便にできない |
| | | チューブに破損がないか | 破損により腹部へ栄養剤が漏れる恐れがある |
| | | バンパーが過度に胃瘻周囲の腹部を圧迫していないか | |
| | 胃瘻チューブを一回転させ向きを替える | ボタン型など一箇所への圧迫がないか | 常に圧迫している場所を替える |
| チューブの接続 | 栄養剤を所定の位置につるす | | |
| | クレンメを閉めたまま，経管栄養のチューブを接続する | | |
| | クレンメをゆっくり緩める | | |
| | 重力で約100～200mℓ/時間注入する | 滴下速度が適切か（半固形の場合は専用の注入装置，あるいは手動で5分から15分で注入をする） | 栄養剤が急激に多量に胃内に流入すると胃部膨満感，悪心嘔吐を誘発する。胃瘻周囲からの漏れがある場合は瘻孔が広すぎる可能性がある |

| 手順 | 手順の細目 | 注意事項 | 理由根拠 |
|---|---|---|---|
| 注入中の観察 | 異常の早期発見 | 呼吸状態，冷や汗，脂汗，苦痛の訴え苦痛様顔貌，意識状態，腹部膨満，下痢，嘔吐，胃瘻周囲からの栄養剤の漏れ等に注意 | 胃内に栄養剤が入ることによって，胃袋が拡張し横隔膜に挙上するため肺を押し上げる |
|  |  |  | 栄養剤が注入されることにより，消化管が刺激され悪心，嘔吐がおこる可能性がある |
|  |  |  | 栄養剤が吸収されて，高血糖がおこる可能性がある |
|  |  |  | 循環動態の変化により脳虚血などが考えられる |
|  | 注入速度の観察 | 滴下速度が一定であるか |  |
| 注入の終了 | 注入が終わったらクレンメを閉じる。その後チューブをはずして注入口から微温湯を流しチューブの中の栄養剤を洗い流す | 半固形栄養剤の場合，注入後，多量に微温湯を入れると胃内で栄養剤の粘度が低下し，栄養剤が半固形状態から液体状態になるので，水分が必要な場合は食間に注入をするか粘度が高い専用の水分を注入する | 栄養剤によってチューブがつまらないようにするため。チューブ内に栄養剤が残ると細菌の培地になるため |
| 施行後体位を整える | 注入終了後も30〜60分は上体挙上の位置を保つ | 安楽な姿勢を保つ | 胃食道の逆流を防ぐため |
| 利用者の観察 | 食後2〜3時間に異常がないか |  |  |
| 物品の片付け洗浄 | 速やかに片付け，洗浄をする |  | 細菌の感染を防ぐ |

**図 11－4　胃瘻チューブの種類**

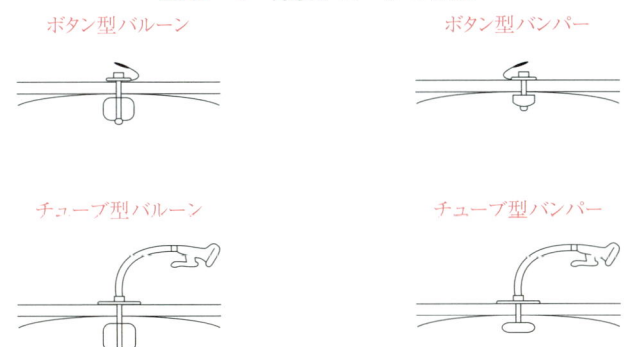

ボタン型バルーン　　　　　ボタン型バンパー

チューブ型バルーン　　　　チューブ型バンパー

## ◻ 胃瘻の日常管理

　胃瘻周囲は発赤や湿潤など炎症所見がなければ消毒も保護も必要がない。炎症の所見など，スキントラブルは，①カテーテルによる圧迫，②外部ストッパーによる圧迫，③栄養剤の付着，④テープの貼付，⑤スキンケア不足が考えられるので，洗浄等のスキンケアを行い担当医と相談する。

　創部に感染の徴候がなければそのまま保護せずに入浴する。発赤など感染の徴候があればフィルムなどで保護する。

　胃瘻カテーテルは内部ストッパーと外部ストッパー，カテーテルから構成されている。内部ストッパーがバルーン型，それ以外をバンパー型と大別できる（**図 11－4**）。

　胃瘻チューブの交換はバルーン型なら 1～2 か月に一度，バンパー型なら 6～8 か月に一度交換をする。交換時の手技により出血などのトラブルをおこすことがあり，交換後は胃瘻周囲からの出血や便の性状等に注意をし出血が続くようであれば医師に相談をする。

## ◻ 胃瘻のトラブルとその対処

❶　胃瘻周囲から栄養剤が漏れる

　胃瘻の周囲から栄養剤があふれるように漏れる場合がある。交換したチューブが合っていない場合やカテーテルの老朽化，噴門の狭窄がある場合，消化管の蠕動運動の低下など胃部内の圧が高まるためにおこる。

　対処として，注入を中断し，カテーテルの問題かどうか見極め，カテーテルに問題がなければ胃瘻チューブ側のキャップを解放して栄養剤を膿盆などに受けて減圧する。

　またベッドの頭の角度を高くして体位を工夫する。その他注入速度や胃部を圧迫するような体位であったなどの理由であれば次回の経管

栄養の滴下は速度を下げる。

❷　栄養剤の滴下が止まる

チューブのつまりや，胃の圧が高い場合に起こる。体位の調整や，チューブのミルキングをする。嘔気や嘔吐がみられていなければ，注射器に10 ccほど白湯を入れて胃瘻チューブに接続して一気に白湯を流す。

❸　胃瘻チューブが引っ張られて抜ける

胃瘻チューブはバルーンやバンパーの破損により抜けてしまうことがある。抜けてしまった場合は，胃瘻が閉鎖しないように，新しい尿留置カテーテルや吸引チューブなどを胃瘻に挿入しておいて，医師に連絡をする。チューブの胃瘻の閉塞は栄養状態によっても個人差があるために，あらかじめ対処方法を医師と相談しておくことが望ましい。

❹　嘔吐がある

栄養剤の注入を中止して，胃瘻チューブ側のキャップも開放して栄養剤を膿盆などに受けて減圧する。

液体栄養剤は幽門が弛緩している高齢者は嘔吐をしやすいこともあるため，医師と相談の上栄養剤に増粘剤を入れ嘔吐や，胃瘻からの漏れを防止する方法もある。

また，2012（平成24）年4月から，「社会福祉士及び介護福祉士法」（昭和62年法律第30号）の一部改正により，介護福祉士及び研修を受けた介護職員等が，一定の条件の下で経管栄養を実施できることになった。看護師の職務としてケアカンファレンスなどでの指導体制を整え，ヒヤリハットの分析や利用者が急変したときの連携など安全体制を整える必要がある。

## 5 尿道留置カテーテルの管理

### ◻ 尿道留置カテーテルとは

　尿道留置カテーテルは，外尿道口から膀胱内にカテーテルを挿入し，持続的に排尿を促す排泄方法である。在宅では長期にわたり留置する場合も少なくない。加齢や身体的障害，療養のために尿道カテーテルを留置されたとしても，本来一時的に行うことを理解し，カテーテルを留置した後も，必要性を常にアセスメントし，抜去の可能性を模索し検討する。介護軽減のために尿道カテーテルを留置することは避けなければならない。適応となるのは以下の状態のときである。

- 神経因性の尿閉がある場合
- 尿の膀胱内貯留による尿路感染を防ぐ場合
- 導尿（尿を誘導すること）により，尿汚染による皮膚湿潤や褥瘡を防ぐ場合
- 身体的苦痛やADL低下により，排尿の負担が大きい場合
- 綿密な水分出納管理が必要な場合
- 終末期ケアでの安楽を提供する場合

### ◻ おこりえる問題

　尿道カテーテルの（長期）留置にともなう問題は，尿路感染，膀胱刺激症状，尿道皮膚瘻，膀胱粘膜損傷，委縮膀胱，さらに，尿道狭窄，膀胱結石などがある。特に，尿路感染は，閉鎖式導尿システムにおいても，留置30日後には高率に発症する。また，尿道カテーテル留置にともなう不快感，疼痛，拘束感，活動意欲の減退，自尊心の低下等，身体的・心理的に影響をおよぼす。

### ◻ 尿道カテーテル留置中のケア

**① 観察**

- 尿の量，性状（色，混濁，におい，出血，浮遊物等），流出状態，カテーテル周囲からの尿漏れ，カテーテルの屈曲やねじれ・圧迫の有無，膀胱刺激症状，蓄尿バッグの位置
- 下腹部の不快感，倦怠感，発熱，尿道口やその周囲の痛み
- カテーテル固定部位および周辺皮膚の発赤や腫脹，水疱，かゆみ

◼ 尿路感染
　カテーテル関連感染（CAUTI: catheter-associated urinary tract infection[13]）。留置カテーテルに関連して発症する尿路感染症。尿道カテーテルの留置は，生体に異物が挿入されることによる感染リスクと，カテーテルを経由した微生物の侵入経路をつくる感染リスクを発生させる[14]。

表11-5 カテーテル留置中のスキントラブル

| 部位 | トラブル | 原因として考えられること |
|---|---|---|
| カテーテル刺入部,挿入部の皮膚 | 紅斑, びらん, 潰瘍 | ・刺入部感染(全周性)<br>・カテーテルの動揺による刺激(重力のかかる方向に部分的)<br>・同一方向のみへの固定(固定されている方向に部分的) |
| 周囲の皮膚 | 紅斑, かゆみ, 浸軟 | ・尿の脇漏れによる刺激<br>・消毒薬の重ね塗り<br>・皮膚の清潔が保たれていない |
| カテーテル固定部位 | 紅斑, 水疱, びらん, ドライスキン | ・粘着剤による接触性皮膚炎<br>・粘着テープの貼り方により形成した緊張性水疱<br>・粘着テープの剝離刺激<br>・同一部位への粘着テープの貼付と剝離により角質層の菲薄化 |

出所：内藤亜由美（2012）：カテーテル留置中患者のスキントラブルの予防と発生後ケア，泌尿器ケア17(1)：38-43．

❷ カテーテルの固定管理

・適切なカテーテルの固定管理によりスキントラブルの予防に努めるとともに，トラブルの早期発見と適切な対処を行う（**表11-5**）。
・固定部位は，ADL可動性を考慮し，カテーテルの牽引と尿道損傷を予防するために適切な部位の選定をする。男性は腹部，女性は大腿部に固定する（原則）。
・テープを貼るときは，皮膚を引っ張った状態で貼付しない。テープに切れ込みを入れるなど，皮膚に負担をかけず剝がれにくい固定を工夫する。
・テープを剝がすときは，皮膚を押さえるようにして，テープは剝がす方向へ折り返すように支えながら（90度以上の剝離角度が望ましい），ゆっくりと剝がす。

❸ 感染予防

尿道カテーテルへの細菌の侵入経路については**図11-5**を参照。尿道カテーテルが挿入されることで2つの侵入経路ができる。

Ⅰ カテーテルの外側を通るルート（**図11-5**の①）
Ⅱ カテーテルの内側を通るルート（**図11-5**の②③）

・手洗い
・陰部洗浄を行い，外尿道口の清潔に努める。特に，おむつ内への排便では尿道口が汚染されることがあるため，排泄後は石けんと微温湯で洗浄する。
・蓄尿バッグは，尿の逆流を防ぐために，膀胱より低い位置にする。また，床に直接置かない（排液口を床に接触させない）。
・水分制限がなければ，排尿量は1500～2000 mℓ確保するように，十分な水分摂取をうながす。

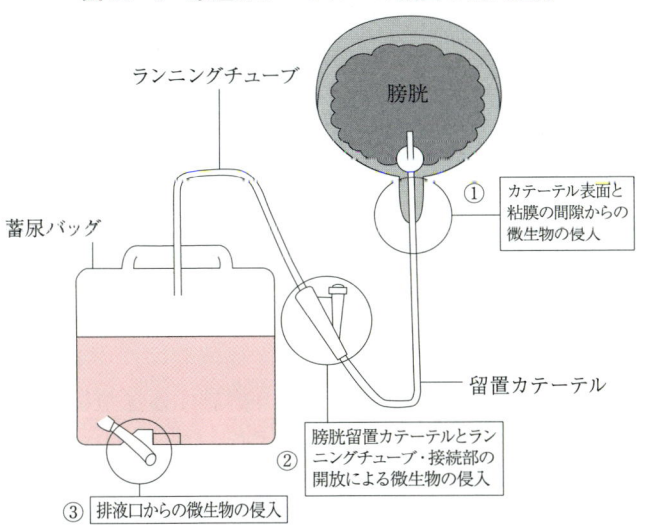

図11-5　尿道カテーテルへの細菌の侵入経路

- 膀胱
- ランニングチューブ
- 蓄尿バッグ
- 留置カテーテル
- ① カテーテル表面と粘膜の間隙からの微生物の侵入
- ② 膀胱留置カテーテルとランニングチューブ・接続部の開放による微生物の侵入
- ③ 排液口からの微生物の侵入

出所：CDC（1983）：Guideline for Prevention of Catheter Associated Urinary Tract Infections. *Am J Infection Control*, 11(1), 28-33.

・蓄尿バッグの排液は，バッグがいっぱいになるまで放置せず，適宜，廃棄する。
・尿道カテーテルおよび蓄尿バッグの交換について，至適交換時期については個人差があるが，一般には，閉塞がなくとも１～２か月に１回の交換が推奨されている。ただし，２か月以上同一カテーテルを留置し続けることはしない。[23]
　ただし，尿路感染やカテーテルの閉塞，閉鎖式導尿システムが破綻した場合は，すみやかに交換する。

❹　その他

・入浴やシャワーは，カテーテルと蓄尿バッグを接続したままで可能である。やむを得ず，接続を外した場合は，カテーテルとランニングチューブの接続部を消毒してから再接続する。
・使用物品や薬剤は診療報酬の範囲内である（特定保険医療材料：膀胱留置カテーテル，キシロカインゼリー，蓄尿バッグ）。

## 6 在宅酸素療法

### ❑ 在宅酸素療法とは

在宅酸素療法（Home Oxygen Therapy：HOT）は，高度慢性呼吸不全，肺高血圧，慢性心不全，チアノーゼ型先天性心疾患患者等を対象として，自宅や職場において酸素吸入を継続的に行う治療法である。

1985年に健康保険の適用が開始され，実施する医療機関は当初は承認制，1986年に届出制となり，1994年4月からは届出も廃止となり，導入する医療機関が拡大し，患者数は現在15～16万人となっている。

適用疾患は，高度慢性呼吸不全，肺高血圧症，慢性心不全，チアノーゼ型先天性心疾患，無呼吸・低呼吸等で病態が安定した者であるが，HOTを行う患者の基礎疾患は，肺気腫が48％を占め，ほかに肺結核後遺症18％，肺がん，肺線維症・間質性肺炎・じん肺15％となっている。

### ❑ HOT 患者の生活

慢性呼吸不全患者は，体内への酸素供給不足により，息切れ，動悸，食欲低下，消化管運動の機能低下，易疲労性，不眠，うつ，チアノーゼ等の症状が生じやすい。また，咳や痰が長期に続くことも特徴である。安静時には息切れがなくても，歩行，動作，階段昇降等労作時の息切れが生じることも多い。

MRC息切れスケール（**表11-6**）等を用いて，客観的に息切れの程度を評価することが必要である。気管拡張剤，去痰剤等の内服薬，ステロイド剤，気管拡張剤などの吸入薬の処方を受けていることも多いため，正しく使用できているか，手技や吸入のタイミングが合っているか，吸入薬の残量を把握する方法を理解しているか確認する。

在宅酸素療法が開始される場合は，本人の意思を確認し，本人と家族の思いをよく聞きながら，自宅内の酸素供給器設置場所の調整，酸素供給器の取り扱い方法や呼吸リハビリテーション，日常生活等の留意点について指導する。同時に，介護保険制度の申請を行い，必要な介護サービスを利用し，酸素とともにQOLの高い生活を行えるよう，必要な手続きについてもアドバイスする。かかりつけ医の意見書とともに，家族等が介護保険担当窓口で申請を行う。訪問看護ステーションでは医師から訪問看護指示書を受け，処方されている薬剤，合併症

表11-6 MRC息切れスケール

| Grade 0 | 息切れを感じない |
|---|---|
| Grade 1 | 強い労作で息切れを感じる |
| Grade 2 | 平地を急ぎ足で移動する，または緩やかな坂を歩いて登るときに息切れを感じる |
| Grade 3 | 平地歩行でも同年齢の人より歩くのが遅い，または自分のペースで平地歩行していても息継ぎのため休む |
| Grade 4 | 約100ヤード（91.4m）歩行したあと息継ぎのため休む，または数分間，平地歩行したあと息継ぎのため休む |
| Grade 5 | 息切れがひどく外出ができない，または衣服の着脱でも息切れする |

などの状況を十分把握した上で，訪問看護を開始する。

### 訪問看護開始（退院）前の退院支援

患者が退院する前に訪問看護の依頼を受けた場合は，病床訪問して対象者との面談を行う。入院先の医療機関でのカンファレンス，また介護保険によるケアプラン作成のためのサービス担当者会議があれば参加し，入院中の経過，呼吸リハビリテーションの習得状況，使用する酸素供給器の機種，酸素使用時間，酸素流量，退院後の留意点，必要な介護保険サービスなどの基本的な情報を把握する。あわせて，携帯用酸素ボンベに取りつける呼吸同調型酸素供給装置，停電に備えたバックアップボンベの用意を行う。

### 使用機器の準備

**❶ 酸素供給器**

酸素濃縮器と液体酸素がある（**表11-7**）。酸素濃縮器は電源を必要とし，操作は機器の前面にあるスイッチ類で簡便にできる。空気の取り込み口のフィルターの清掃，蒸留水の交換などの手入れが必要である。

液体酸素は，-183度の液体酸素を少量ずつ気化して，高濃度酸素を供給するものである。電源は必要としないため，停電時にも使用可能である。本人や介護者が液体酸素の親容器から子容器に酸素を移充填して，携帯する。対象者の病状とライフスタイル，自宅の状況（エレベータがない住宅では，液体酸素のタンクの搬入は困難）に応じて適するものを選択する。酸素供給器を設置する場所は，主に療養者が生活する場所（自宅，または職場）を選び，トイレや浴室など，特に酸素吸入を必要とする所で酸素吸入が行える位置とし，かつ直火から2メートル以上離れた場所を検討する。窓際で，換気できる場所が適す

表11-7 液体酸素と酸素濃縮器の比較

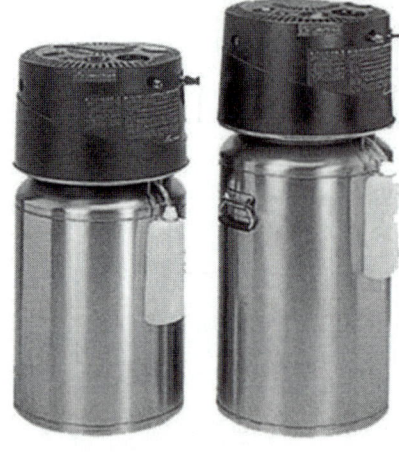

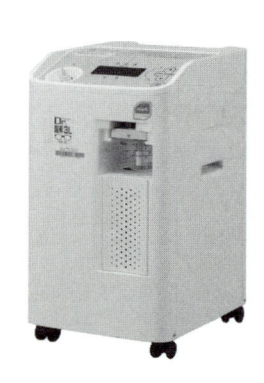

| | 液体酸素 | 酸素濃縮器 |
|---|---|---|
| 装置 | | |
| 方法 | ・液体酸素を気化して高濃度酸素を供給する<br>・携帯用には子容器を使用 | ・室内気を取り込んで窒素を取り除き，酸素濃度をあげて供給するシステム<br>・外出・停電時は携帯用酸素ボンベを使用 |
| 特徴 | ・電源は不要<br>・高濃度・高流量酸素投与が可能<br>・各自で子容器に移充填する<br>・酸素がなくなる前に容器ごと交換が必要 | ・電源が必要<br>・流量調整など操作が簡単<br>・加湿水を必要としないタイプもある<br>・フィルターの掃除が必要 |
| 利点 | ・電気代がかからない<br>・停電時も使用可能<br>・移充填して携帯できる | ・電源があれば，連続使用できる |

出所：写真提供は，株式会社星医療機器。

る。

❷ 携帯用酸素ボンベ，緊急用バックアップボンベ

屋外での活動や，酸素供給器に接続したチューブでは酸素が届かない場所では，携帯用酸素ボンベが必要である。酸素残量の見方，バルブの開閉，呼吸同調型酸素供給装置の取りつけについて指導する。緊急用バックアップボンベは，酸素濃縮器を使用している場合の停電に備えて用意する。

❸ パルスオキシメーター（自費で購入）

体内の酸素化を患者が自ら確認できるようにするため，可能であれば用意する。

❹ ピークフローメーター

喘息など，ピークフローの測定が必要な患者へは，外来で医師が指導し，本人にピークフローメータを渡すことになっている。

❺ 鼻カニューラ

鼻カニューラは，診療報酬（在宅酸素指導管理料）に含まれるため，

▶ピークフロー
呼気の最大瞬間風速のこと。喘息やCOPDなど閉塞性肺疾患では，肺胞虚脱による空気のとらえ込みが増すため，呼気が困難になり，ピークフロー値は低下する。喘息患者では，発作前にピークフローの低下が起こるため，その兆候を客観的に把握することができる。

▶鼻カニューラ
酸素供給器から供給される酸素を鼻腔まで送るための細いチューブのこと。

医療機関，または酸素供給業者が用意する。

❻　加湿水

酸素濃縮器の種類によって，酸素に加湿が必要であるため，蒸留水を用意する。

これらの機器や物品が自宅にいつまでに搬入されるか確認し，本人，または家族が各々の取り扱い方法を理解しているか把握し，必要な指導を行う。可能であれば，試験外泊を行い，実際に自宅に戻ってからの生活をイメージできるようにする。

## ❑ 経済面のアセスメント

HOTにかかる医療費は，診療報酬では，在宅酸素指導管理料2500点，酸素濃縮装置使用加算4000点（濃縮器使用の場合），携帯用酸素ボンベ加算880点（携帯用酸素ボンベ使用の場合），呼吸同調式デマンドバルブ加算300点（使用の場合のみ），計7680点（2013年1月現在）であり，国民健康保険等，3割負担の場合2万3040円，後期高齢者医療制度による1割負担の場合7680円となる。その他，酸素濃縮器を使用する場合，電気代1500円～5000円程度（24時間使用の場合），精製水1000円～1500円（月10本使用の場合）が必要である。医療費や生活費への不安がないか，経済面もアセスメントする。身体障害者福祉制度による身体障害者手帳の交付を受ける場合，等級によっては医療費の免除や通院の際のタクシー券の交付，日常生活用具の給付等が受けられる。

## ❑ 日常生活のアセスメントとセルフケア・自己効力感の把握

生活時間や生活リズム，仕事や日課としていること，睡眠と運動・活動，趣味や生きがい等を把握し，支援の必要性をアセスメントする。

そして，食事，排泄，更衣，歩行・移動，運動・活動，薬物使用，酸素濃縮器の管理，排痰など，HOTを継続するために必要な日常生活行動のセルフケア状況を収集し，アセスメントする。

また，酸素とともに生活することを成し遂げられるという感覚（結果期待）があるか，どの程度うまく行えそうか（効力期待）や自信等，自己効力感や在宅療養への思いを評価して在宅療養に前向きに取り組めるかを評価する。

## ❑ 訪問看護開始期・安定療養期の看護

HOT開始後は，なるべく早期に初回訪問を行い，基礎疾患や合併症に関するフィジカルアセスメント，症状の観察，酸素供給機器の取り扱いの確認，日常生活の様子，火気の扱い，HOTに対する本人・

家族の思い等を聞き，心理的な支援を行って，今後の生活を前向きに，自信をもって送ることができるよう支援する。

安定療養期には，急性増悪を予防するためのセルフケア指導と増悪の早期発見方法，酸素とともに安定的に在宅療養生活を送ることができるよう，**包括的呼吸リハビリテーション**によって，療養を支援する。

**❶ 薬物療法**

内服・吸入・貼用など，処方されている薬の効果，副作用を説明し，正しい方法で，正しい量を使用できるよう指導する。

**❷ 食事・栄養**

慢性閉塞性肺疾患（COPD）では，呼吸筋力や換気効率の低下によって，呼吸筋酸素消費量の増大，体謝の亢進が生じ，それに基づくエネルギーバランスが負の状態になりやすいため，やせをきたすことがある。低栄養は，運動耐容能の減少，免疫機能低下を招き，易感染状態を生じやすい。高タンパク，高エネルギー食の摂取により，栄養状態の改善を図り，適正体重を維持する。必要に応じて，主治医に栄養補助製剤の処方について検討を依頼する。

慢性呼吸不全の場合，呼吸商（単位時間あたりの$CO_2$排出量／単位時間あたりの$O_2$消費量）の低い栄養素を選択する（脂質約0.8，タンパク質約0.8，ブドウ糖1.0）ように指導し，代謝の過程で二酸化炭素を多く生じる食品の摂取をなるべく控える。また，ガスを多く発生させる食品や満腹を避け，腹八分の摂取を心がけ，食事による呼吸困難の増強を回避する。低栄養状態は，筋量減少や呼吸筋疲労へつながり，ますます呼吸困難感を増大させる。

**❸ 排泄**

排便時に腹圧をかけると息切れが増し便秘を生じやすい。排便をスムーズにするために，食物繊維を多く含む食品の摂取をすすめ，それでも改善がみられない場合は，緩下剤の服用を検討する。

**❹ 運動**

下肢筋力と呼吸筋力低下予防のための筋力運動，ゴムバンドなどを用いた上下肢の運動，20分以上の散歩，呼吸筋ストレッチ体操などを主治医に運動量を決めてもらったうえで，継続的に行う。やせの場合には，呼吸筋疲労を生じている場合もあるため，エネルギー摂取をすすめ，ある程度の体重増加がみられてから運動を開始する。

**❺ 気道浄化と肺理学療法**

聴診により，肺野の**ラ音**の有無，呼吸音を聴取し，痰の貯留がある場合，水分摂取と去痰剤の服薬後に**体位ドレナージ**を行い，気道クリーニングにより痰の喀出をうながす。息切れ時の口すぼめ呼吸，横隔

---

**■包括的呼吸リハビリテーション**
患者の呼吸機能を可能な限り維持・回復し，自立を支援するため，患者自らが疾患や薬物治療の理解，呼吸法の習得，運動の継続，風邪の予防，食事と栄養の留意点等，呼吸に関する包括的なリハビリテーションを指す。これらにより，QOLの高い生活を送ることをめざす。

**■ラ音**
肺の聴診時に痰や異物の貯留により生じる異常呼吸音のこと。「ラッセル音」の略。

**■体位ドレナージ**
痰の貯留部位を高くして，重力を利用して少ないエネルギーで効率よく，痰の喀出を促すための体位をとった排痰法のこと。

膜（腹式）呼吸，歩行・労作・排泄時等，呼気を使った呼吸法，呼吸困難発作時のパニックコントロールなど，日常生活においてうまく呼吸法が取り入れられるよう指導する。

❻ 酸素管理

酸素処方は，安静時，運動時，睡眠時別に流量と使用時間が処方される。室内の歩行や運動時には，そのつど自分で酸素流量を変更し，安静に戻る際には，流量を元に戻す。鼻カニューラの手入れ，機器の手入れは毎日行う。

❼ 禁煙

在宅酸素療法の実施のためには，禁煙が必要である。喫煙により酸素へ引火したことによる死亡事故が報告されており，注意喚起がなされている。

❽ 趣味・生きがい・社交活動

趣味やサークル活動，楽しみ等の時間や外出の機会をもち，閉じこもりを防ぐ。

❾ 療養ノートへの記録

毎朝，酸素飽和度，体温，血圧，痰の量，前日の食事摂取量等を自分で測定・観察し，療養ノート等に記録する。外来受診時に持参し，医師に提示し，経過の参考にする。

❿ 家族，重要他者との関係

配偶者，子ども等との関係性等を把握して，家族との関係で本人がストレスを感じることはないか等を検討する。

⓫ 生活の質

趣味や楽しみ，生きがいとしている活動等に参加できるように検討する。

また，あらかじめ酸素業者に連絡することで，旅行先に酸素濃縮器を設置してもらうことが可能であるため，計画的にすすめるようにする。航空機利用の場合は，航空会社に事前に医師の診断書を提出し，介護者が同行することで，携帯用酸素ボンベを持ち込んで搭乗することができる。航空会社によっては，航空会社が用意した酸素ボンベを使用する場合もある。

⓬ 社会資源

身体障害者手帳の申請は，所定の診断書と医師の意見書を添えて，福祉事務所で行う。介護保険は市区町村介護保険担当窓口に申請する。訪問調査と主治医意見書をもとに，介護保険認定審査会において要介護認定が行われる。

➡ 身体障害者手帳
身体障害者が福祉サービスなどを受ける際に必要となる証明書。「身障者手帳」と略して呼ばれる場合もある。障害の種類は，視覚障害，聴覚障害，音声・言語機能障害，そしゃく機能障害，肢体不自由，内部障害（心臓機能障害，呼吸器機能障害，じん臓機能障害，ぼうこうまたは直腸機能障害，小腸機能障害，免疫機能障害，肝臓機能障害）である。
障害の等級は数字が小さいほど重度であることを表し，6級以上の障害者に身体障害者手帳が交付される。

167

**写真 11-1　テレナーシングの例**

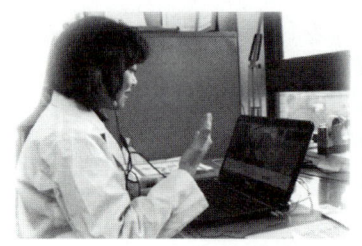

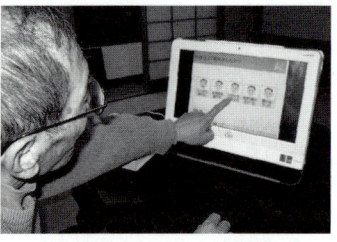

① テレナーシング実施の様子　　② 患者は自宅で心身状態をタッチパネルにより回答・送信

### ⓭　患者教育

　COPD 患者への教育では，単独では運動能力や肺機能の改善はもたらさないとされているが[27]，疾患管理や対応能力を高め，健康状態をある程度改善する可能性が報告されている[28]。また，包括的呼吸リハビリテーションの中で患者教育と運動は，中心的な構成要素となっている[29]。そのため，患者教育は増悪を防いで，入退院を減らし，安定した療養生活を送ることにつながるといえる。

### ⓮　テレナーシングの活用

　テレナーシング（**写真 11-1**）とは，患者ケアを強化するために，遠隔コミュニケーション技術を看護に利用するもので，音声，データ，動画によるコミュニケーション信号を伝達する電気チャンネルの使用を含むことである[30]。筆者らは，COPD Ⅳ期で在宅酸素療法を行う者を対象として，日々の心身のモニタリングに基づいたトリアージを行い，テレメンタリングと看護・保健指導を含むテレナーシングを開発している。ランダム化比較試験により，テレナーシングを受けた群には有意に急性増悪の発症リスクが少なく，在院日数も短いことが示されている[31]。これらは，増悪兆候のある早期に，看護・保健指導を行うことができ，また患者自身が毎日酸素飽和度や体温，血圧等を測定し，情報端末を利用して，モニターセンターに報告を行うことにより，自己管理意識が向上するためと考えられる。また，テレナーシングの有効性に関するシステマティックレビューとメタアナリシスからは，在宅モニタリングに基づくテレナーシングは，COPD 患者の入院リスクを減少させること（エビデンスⅠ），救急受診リスクを減少させること（エビデンスⅠ），急性増悪発症リスクを減少させること（エビデンスⅡ），在院日数を減少させること（エビデンスⅢ），COPD 患者の死亡率には影響を与えないこと（エビデンスⅠ），健康関連 QOL によい影響を与えること（エビデンスⅡ）を示している[32]。これらの報告から，テレナーシングは COPD Ⅳ期の患者に導入することが推奨されるといえる。現在のわが国では，診療報酬上の評価はなく，これから発展

していく看護の分野であるが，諸外国では，すでに保険制度が適用され，患者が希望した場合は遠隔医療が提供できるようになっている国もある。

### ◻ 急性増悪期の看護

HOT患者の33%は1年間に1回以上再入院している。再入院の主な原因は，呼吸不全急性増悪である。急性増悪の兆候は，患者個別に異なるようであるが，痰に色がつく，息苦しさが増す，背中がゾクゾクするなどがあげられ，本人は増悪のなんらかの兆候をとらえていることも多い。それを訪問看護師に伝え，増悪初期に訪問看護師は，手持ち処方薬があれば服用させて経過を観察し，そうでなければタイミングよく受診するようすすめ，早期に治療につなげることが重要である。

## 7 在宅人工呼吸管理

1990年の健康保険適応，その後の適応疾患の拡大にともない，在宅人工呼吸療法者数は加速度的に増加した。筆者がはじめて，在宅人工呼吸療法を行っている自宅に行ったのは，その1990年代であった。居室でテレビやラジオ，タンスや棚に囲まれて，人工呼吸器が規則正しく静かな音をたて，穏やかな顔で佇むA氏を見たとき，これが，家で過ごす，ということなんだということを実感した。そうはいっても，人工呼吸器が生命維持装置であり，その管理には，構造や作動原理の理解，安全作動（日常生活上）のためのケア，そして，移動や災害など非日常を含んだケアへの知識と技術が必要となる。

### ◻ 人工呼吸器の構造理解

人工呼吸器の働きは，「換気の代替」である。人工呼吸器を「レスピ」(Respirator) と呼ぶことがあるが，厳密には，ベンチレーター (Ventilator) である。つまり，人工呼吸器は，呼吸運動の補助をするが，（酸素を添加しない限り）酸素化の補助はしない。通常，自発呼吸では，空気を吸うときに横隔膜が下がり，胸郭が広がることで，胸腔内が陰圧になり，空気が肺に流入する（陰圧呼吸）が，人工呼吸では，機械的に肺に空気を送り込むこととなる。このとき，胸腔内は，陽圧となるため，陽圧呼吸ともいう。空気を送りこむ方法に，現在のとこ

図 11-6 在宅で使用される人工呼吸器回路の一例

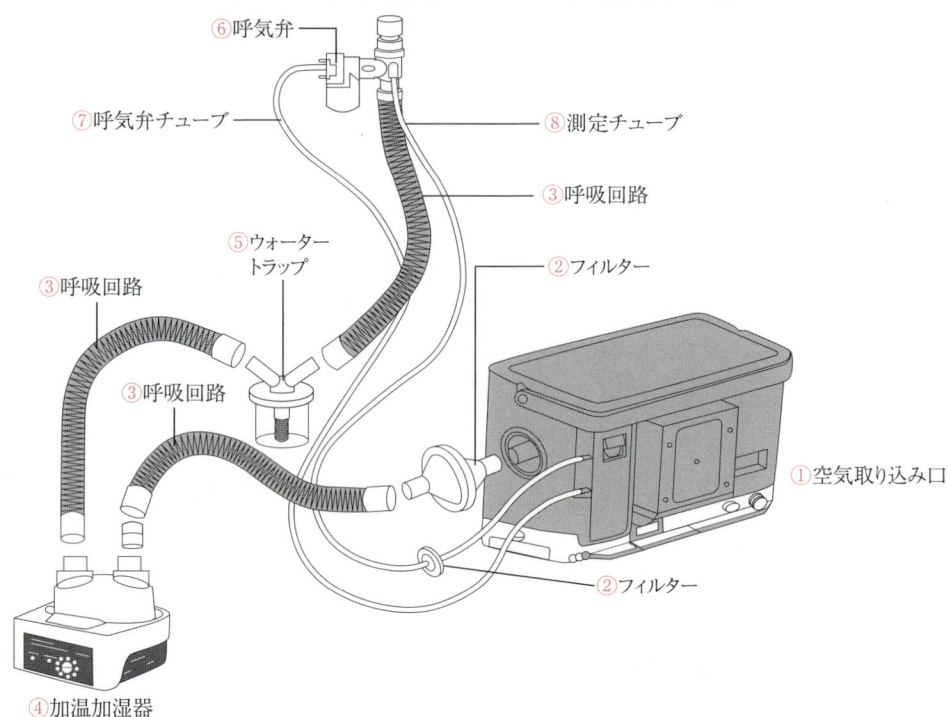

① 空気取り込み口
② フィルター
③ 呼吸回路
④ 加温加湿器
⑤ ウォータートラップ
⑥ 呼気弁
⑦ 呼気弁チューブ
⑧ 測定チューブ

出所：フィリップス・レスピロニクス社提供（名称一部変更）。

ろ2種類ある。専用のマスクやマウスピースを使った方法は、非侵襲的陽圧呼吸療法（Noninvasive Positive Pressure Ventilation：NPPV）という。また、気管内挿管による方法は、侵襲的陽圧呼吸療法（Invasive Positive Pressure Ventilation：IPPV）という。気管内挿管が長期にわたる場合には、気管切開に移行することとなり、在宅人工呼吸療法での侵襲的呼吸療法は、気管切開式陽圧人工呼吸療法（Tracheostomy Positive Pressure Ventilation：TPPV）と呼ぶ。

在宅用人工呼吸器には、さまざまな機種がある。これまで、NPPV専用機とTPPV専用機に分かれていたが、最新の機種では、1台でNPPV・TPPV両方使用可能になってきている。

人工呼吸器は、呼吸器本体と回路から構成されている（図11-6）。いわゆる動力源（電気）である本体（呼吸運動の代替）と気管にあたる呼吸回路に分かれる。在宅用人工呼吸器の本体（A）は、室内の空気を空気取り込み口（①）から取り込み、設定された空気を送るポンプの役割を果たす。取り込み口と放出口にそれぞれ空気中の埃等を除去する口や鼻の役割となるフィルター（②）がある。そこから、空気は呼吸回路（③）を通過する。この途中で、加温加湿器又は人工鼻（④）を通過することで、乾燥した空気に適度な湿気が与えられる。回路には、湿気が過度になり結露が生じた場合に備え、ウォータート

▶人工鼻

気管切開等を行った場合に使うもので、鼻の代わりに加温加湿を行う器具のこと。気管切開を行った利用者は、喉の開口部から空気を取り入れることになり、空気が鼻を通ることがなくなる。鼻は、息を吸う際に、空気に温度と湿度を追加して、気管を痛めないようにする機能があり、これを代行するのが人工鼻である。Heat and Moisture Exchanger の略でHMEと呼ばれることもある。

ラップ（⑤）という水受け口がある場合がある。さらに，在宅用人工呼吸器の多くは，一本回路といって吸気と呼気が同じ回路内を通る。吸気と呼気の切り替えは，呼気弁（⑥）を通して行われる。呼気弁が閉じることで，閉鎖回路となり，空気が前述したインターフェース（マスクや気管切開）を介し，患者の肺に届く。呼気弁が解放されることで，空気が呼出される。NPPVの専用器では，呼気弁を介さず呼気ポートと呼ばれる穴から呼気が呼出されるものもある。呼吸回路には，呼気弁を閉じたり開いたりするための呼気弁チューブ（⑦）や気道内圧，換気量やリーク量を測定するための測定チューブ（⑧）が接続されている

### ❏ 人工呼吸器の作動原理の理解

人工呼吸器の学習には，呼吸生理の理解が求められ，それは大変複雑である。詳細な解説は，他書に譲るとして，ここでは，在宅療養の場に必要なポイントのみに絞って記載する。

大きくは，従量式と従圧式の2つにわかれる。前者は，設定した空気の量を送り，後者は，設定した気道内圧に達するまで，空気を送るものである。従量式では，確実に換気量が得られる半面，気道内圧が変動してしまう欠点がある。従圧式では，気道内圧が一定に保たれる半面，換気量が一定しないという欠点がある。

これまでの在宅用人工呼吸器では，空気の量を設定する方法が主流であったが，最新の機種では，ブロアー式などで量・圧をともに設定できるようになっている。特にNPPV専用器では，吸気時と呼気時の圧を設定すること（その差が呼吸の補助となる）で，より自発呼吸を補助しやすい構造となっている。両者のちがいは，アラームの解釈の差につながるため，最低限どちらの換気様式で作動しているかは把握する必要がある。

また，この2つの作動方式に加え，「どの程度呼吸の補助をするか？」という視点で，完全に呼吸を代替するモード（調節呼吸）と，自発呼吸の補助をするモード（補助呼吸）等の換気モードの分類がある。

### ❏ 安全作動

在宅用人工呼吸療法の最大の目標は，呼吸器の正確で安全な作動につきる。そのために，日常点検が重要である。日常点検でのチェック項目の例を**表11-8**にあげる。

この中で重要なのは，作動電源の確認である。前述したように，呼

表11-8　TPPVの日常点検チェック項目の例

| 点検項目 | | 内容・設定 | 月　日<br>（　　） |
|---|---|---|---|
| 本　体 | 電源・コンセント① | コンセントを抜いてインジケーターの確認 | |
| | 電源・コンセント② | コンセントを差し込んでインジケーターの確認 | |
| | 異常音・異臭 | 呼吸器からの音・臭い | |
| | フィルター | 吸気フィルターの清掃／交換 | |
| 換気条件の設定項目[1] | 換気モード | | |
| | Vt（1回換気量） | ㎖ | |
| | 吸気圧（IPAP） | （hpa・cmH$_2$O） | |
| | PEEP（EPAP） | （hpa・cmH$_2$O） | |
| | 吸気トリガー | | |
| | 呼吸回数（Backup数） | 回／分 | |
| | I/E・吸気流量・吸気時間 | | |
| 警報の設定 | 低圧アラーム | （hpa・cmH$_2$O） | |
| | 高圧アラーム | （hpa・cmH$_2$O） | |
| | 換気量アラーム | | |
| 回　路 | 回路接続／亀裂 | | |
| | 加温加湿器の電源確認 | | |
| | 加湿器の水位確認 | | |
| | 人工鼻使用者は点検・交換 | | |
| 酸　素 | 酸素流量 | l／分 | |
| | 接続の確認 | | |
| 実測値 | Vt（1回換気量） | ㎖ | |
| | 気道内圧 | （hpa・cmH$_2$O） | |
| | 換気回数 | 回／分 | |
| 装着時間 | 呼吸器装着時間 | h／日 | |
| 療養者 | SPO$_2$ | ％ | |
| | 脈拍 | 回／分 | |
| バッテリー | 充電状況 | | |
| 点検者サイン | | | |

注：機種によって設定条件等が異なるため，医師と相談する。
出所：東京都医学総合研究所（2013）：難病患者在宅人工呼吸器導入時における「退院調整・地域連携ノート」東京都福祉保健局，25.

吸器は，電気で作動するため，どの電源で動いているかは大切な視点である。確認を怠ると，掃除や移動等で気づかないうちに内部電源の作動となり，突然の呼吸停止ということにもなりかねない。

次に重要な点は，回路である。人工呼吸器に関するヒヤリハットは，呼吸器本体よりも回路が原因となることの方が多い。各接続部に緩みやはずれがないか，確認を行う。結露に対する水滴の除去も定期的に行うとよい。さらに，人工呼吸器は機械であるため，家電やパソコン同様，ほこりや湿気に弱い。機械まわりの清掃や湿気の多い場所での設置を避ける等の工夫が必要となる。

❒ 移動時のケア

小型・軽量化という在宅用人工呼吸器の最大の特徴は，「可搬性」をもたらすことといえよう。すなわち，移動を前提とした管理が必要になる。それには，前述した作動電源の確認をはじめとする電源管理が必要である。通常の AC コンセントの利用ができない移動時には，DC 電源を主体とする外部電源が必要となる。外部電源には，各人工呼吸器に対応した純正バッテリーや機種によっては，内蔵バッテリーが備えられている。

近年は，災害対策という観点からも外部電源の確保は重要な課題となっている。人工呼吸器の電源として使用できる外部電源として，①各種バッテリー，②自動車のシガーライター，③発電機，④無停電装置（UPS），⑤蓄電池の利用等が想定される。いずれも，インバーターを介し，100 V 出力に変換する必要がある場合がある。また，正弦波出力が可能な機種でないと正常作動を妨げるおそれがある。純正品以外の方法は，メーカーの保証対象外であるため，自己責任に基づく対応が基本となっている。

近年，医療用・一般型の大型蓄電池や MPS（Multi-purpose Power Supply：多用途電源供給装置）等の製品化が進んでおり，電源対策への効果が期待される。

## 8 気管カニューレ

### 🔲 気管カニューレとは

　気管カニューレは，気道管理（気道確保と気道分泌物管理）の目的で留置される。一般に，1週間以上の長期の気道管理が必要な場合に選択される。気管切開は，死腔がないため，気管内吸引がしやすい，カニューレを固定しやすく，（挿管と比べ）苦痛が少ない等のメリットがあるが，手術侵襲をともなう手技であり，気道感染，気管粘膜の潰瘍，壊死，出血等の合併症の危険がある。加えて，一般的には話せない（話しにくい），食べられない（食べにくい）等の弊害も多く，適応を見極める必要がある。

### 🔲 気管切開カニューレの分類

　気管切開カニューレの分類としては，①カフの有無，容量・形，②サイドチューブの有無，③構造（単管 or 複管），④側孔の有無，⑤材質，等がある（**表 11 - 9**）。

　カフは，カニューレの固定と上気道からの誤嚥（垂れ込み）軽減（完全には防止できない）の目的で用いられる。人工呼吸管理をする場合には，リークをなくすために，カフが必要だが，気管が発達途上の小児や気管切開のみの場合には，用いられないこともある。カフの圧迫により，気管への侵襲があるため，カフ圧管理は重要である。通常，静脈還流を遮断しない，20～30 cmH$_2$O 以内での管理が望まれる。カフを適正圧に保つ機構を備えているカニューレ（ランツシステム，コヴィディエン）もあり，その形や容量にいくつかの種類がある。最近では，大容量低圧カフというものが気管にかかる圧力を分散させるとして，用いられることが多い。

　サイドチューブは主に，カフ上部の吸引孔として用いられることが多いが，ボーカレードと呼ばれるタイプがあるように，空気を流すことで，発声に用いる場合もある。

　近年，カフ下部（カニューレ内部）に吸引孔をもつタイプのカニューレも市販（ダブルサクションチューブ高研）されている。これを用いることで，低定量持続吸引器での吸引が可能となり，自動吸引システムとしても知られている。気管内吸引に関する介護負担を軽減させる方策となっている。

> **🔲 死腔**
> 　気道において血液とガス交換を行わないガスの導管部を占める領域。自発呼吸では，空気は，口・鼻・気管等の上気道と下気道を通過し肺に達するが，この上下気道の空間容積約 150 mℓ は，直接ガス交換には関与していないため，解剖学的死腔と呼んでいる。気管切開では，上気道における死腔をいわばバイパスして空気を出し入れすることになる。

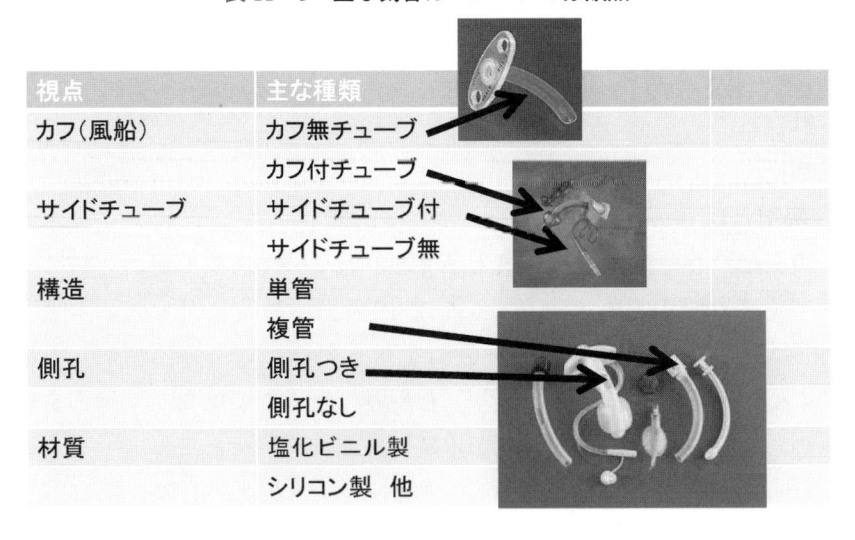

表11-9 主な気管カニューレの分類点

| 視点 | 主な種類 |
|---|---|
| カフ（風船） | カフ無チューブ |
| | カフ付チューブ |
| サイドチューブ | サイドチューブ付 |
| | サイドチューブ無 |
| 構造 | 単管 |
| | 複管 |
| 側孔 | 側孔つき |
| | 側孔なし |
| 材質 | 塩化ビニル製 |
| | シリコン製　他 |

　構造については，主に単管か内筒を備えた複管かに分けられる。在宅療養の場では，定期的なカニューレ交換が行われているが，分泌物が多く内腔がつまりやすい状態等の際に，内腔洗浄をする場合やスピーチカニューレを使用する場合等に複管を用いる。

　側孔は，カニューレにあいている穴で，スピーチカニューレでは，この穴から声帯部に空気を通しやすくする役割がある。人工呼吸器を使用する際には，リークの原因になるので，内筒で閉じるなど，複管式で使い分けが可能となる。

　近年，人工呼吸器装着下で，一方弁を用い，側孔式のカニューレで発声を可能とするタイプのカニューレが市販されている（Blomスピーチカニューレ）。

　材質は，塩化ビニル製やシリコン製等があるが，近年はディスポーザブルのため，ほとんどが塩化ビニル製である。療養者との相性もあり，吸引回数にも影響する場合もある。また，材質によっては，カフの空気が抜けやすくなる場合もあるので，注意する。以上のように，気管切開イコール話せない，食べられない，ということではない。発声の機能があれば，カニューレの選択の工夫で，会話は可能である。また，誤嚥の危険を軽減するような方策にて，嚥下機能が維持されていれば，食べる楽しみも継続できるといえ，機能の見極めと適切なカニューレの選択支援が重要であるといえる。

## 9 吸引

### ❏ 吸引とは

　吸引は，在宅療養の場で最も多くなされている医療処置の手技の一つである。吸引を行う部位から口腔内吸引・鼻腔吸引・気管内吸引（気管切開）等に分類される。吸引を行うのは，気道分泌物が，吸引によって除去されるときであり，むやみに行うのではなく，適応を見極め，必要最小限に行うことが重要である。

　さらに，吸引ありきではなく，吸引は，「気道ケア」の一部に過ぎないことを知る必要がある。気道ケアは，身体の水分バランスや活動の量と内容，気温や環境の調整，人工気道管理，咳の力の保持等といった多項目から構成され，呼吸と全身状態の把握と調整が重要になるため，日々の看護等医療による状態把握が必要不可欠である。日常の排痰ケアの実施，すなわち，重力の力を利用するため，身体の向きを変える，身体を起こす等体位ドレナージに通じるケア，痰の粘性を保つための身体の水分バランス調整と気道粘膜を傷つけないケア，そして咳の力を保持・増強するための咳の補助のケアの実施が，少しでも苦痛が少ない吸引のための重要な要素であるといえる。

### ❏ 吸引の方法

　吸引については，ガイドラインが乏しく，現場で混乱を来している状況にあるといえる。特に在宅療養下においては，吸引物品の清潔保持に関して，病院とは異なり，エビデンスとして確立されていない最も悩ましい点であるといえる。さまざまな事情や療養環境があり，画一的な統一を図ることが不可能に近いからである。

　まず，原則論であるが，気管吸引に際しては，「滅菌した1回使用のカテーテルで無菌操作が大前提であり，経済的側面から再生利用を行うことは，本末転倒」といえる。多くの病院では，ディスポーザブル（1回1吸引チューブ）が採用されてきているが，在宅療養の場に，この原則を取り入れるのは，困難な場合が多く，多くの場合，吸引チューブは再利用されている。その際の保管方法には，消毒液に浸す浸漬法とチューブを乾燥させ保管する乾燥（ドライ）法の2種類に大別される。

　2つの方法は，どちらが優れている，というものではなく，一長一

短である。たとえば、浸漬法は、手間、コストがかかり、消毒液が汚染を受けることにより、効果が減弱することが指摘されている。それに対し、乾燥法は、簡便な方法として、近年急速に広まっているが、十分乾燥する前に使用するような吸引回数が多い状況下においては、菌汚染が報告されており、適切ではないので、注意が必要である。また、適切に実施できているか、見分けがつきにくいことも指摘される。

それぞれの方法の適応を見極め実施することが求められる。また、両者に共通して大事なことは、消毒液の汚染や菌汚染は、タンパク分解からはじまるため、吸引チューブの内腔に吸引物が残らないようにすることである。吸引後100 mℓ以上の洗浄水で洗浄を推奨しているものもある。

在宅療養に際し、吸引方法の指導は、移行期支援の中で行われているが、退院時の家族指導では、病院によって異なるさまざまな方法で指導されているのが現状である。

## 介護職の吸引

2012年4月より「介護サービスの基盤強化のための介護保険法等の一部を改正する法律」が施行され、「社会福祉士及び介護福祉士法」が改正された。これにより、介護職等非医療職が、認定特定行為業務従事者として、痰の吸引を業務として実施する制度がはじまった。

この制度の運用ならびに、療養者の安全の確保のために、看護職が果たす役割は大きい。この制度下では、看護職は、痰の吸引等を基本研修や実地研修の場で、指導する「指導看護師」としての役割のほか、当該療養者の個別ケアチームの一員として、個別具体的な方法についての指導や安全な実施体制の提供ならびに、定期的な指導内容の確認等の役割をもつことになる。

**認定特定行為業務従事者**
社会福祉士及び介護福祉士法の改正により、2012（平成24）年4月から介護職員等が喀痰吸引等の一定の医療行為が実施可能となった。この実施可能者は、都道府県が登録した研修機関にて一定の研修を修了し、都道府県知事より認定証が発行された者であり、この者を認定特定行為業務従事者と呼ぶ。なお、一定の研修には、実施対象である利用者が不特定である場合の第1号研修、第2号研修と特定の利用者に対する場合の第3号研修とがある。

**指導看護師**
上記の介護職員等対象の研修における指導者のこと。第1号、2号研修においては、国または都道府県等が実施する指導者講習（対象は医師・看護師等）を修了した者（指導看護師等）が、介護職員に対する講義・演習指導・実地研修の指導を行うことになっている。第3号研修においては、指導者養成事業への申し込みにより、指導者マニュアルとDVDの提供を受け自己学習を行い、指導者養成事業報告書を提出することで、指導看護師となることができる。

# 10 嚥下障害，窒息予防と吸引

## ❏ 定義とメカニズム

　嚥下障害は，機能的原因（筋・神経障害，脳血管障害，脳腫瘍，頭部外傷，認知症，パーキンソン病，筋委縮性側索硬化症，強皮症，嚥下中枢の障害等），あるいは器質的原因（先天異常，腫瘍，狭窄，外傷，歯牙の欠損，舌や咽頭等の炎症，食道憩室，加齢性変化等による嚥下筋の変性）により，飲食物を口腔から胃に送るまでに障害がある状態をいう。

　嚥下とは，食物を認識してどのように食べるか判断し（先行期），食物を口に取り入れ，咀嚼し，食物を唾液と混ぜて飲みこみやすいよう食塊を形成し（準備期）（**図 11 - 7 の①**），食塊を舌によって咽頭へ送り込み（口腔期）（**図 11 - 7 の②③**），誘発される嚥下反射により食物を咽頭から食道へ送り込み（咽頭期）（**図 11 - 7 の③④⑤**），食塊を食道から胃に送る（食道期）（**図 11 - 7 の⑥**）までをいい，このいずれかに障害が生じることが嚥下障害である。

## ❏ 嚥下プロセスの障害

　嚥下の各プロセス別に障害が生じやすい点をあげた。

**❶　先行期**

　先行期の障害では，認知機能の低下により，食物をみても，食物と認識できないか反応しない，開口が困難である，食物を口の中に溜め込んでしまう，食物を一度に多量に口に入れてしまう等があげられる。

**❷　準備期**

　準備期の障害では，開口できない，唾液分泌の低下により，食塊が形成しづらい，歯牙の欠損などのため咀嚼ができない，閉口が不完全で食物が口からこぼれてしまう等がある。

**❸　口腔期**

　口腔期の障害では，嚥下する前に，食物が咽頭へ流れ込む，閉口が不完全で，口から食物がこぼれる，食物が口の中に残留する等がある。

**❹　咽頭期**

　咽頭期の障害では，誤嚥する，嚥下の後で咽頭がゴロゴロする，食塊が鼻にまわり，漏れる等がある。

**❺　食道期**

　食道が狭窄している等のため，食塊が食道を通過できない，胃に入

図11-7 嚥下のプロセス

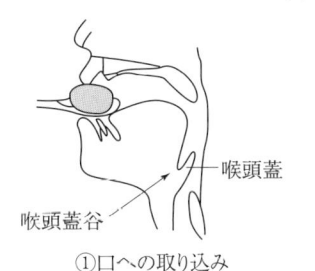

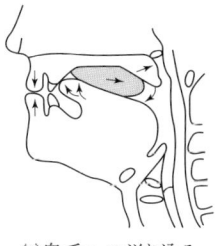

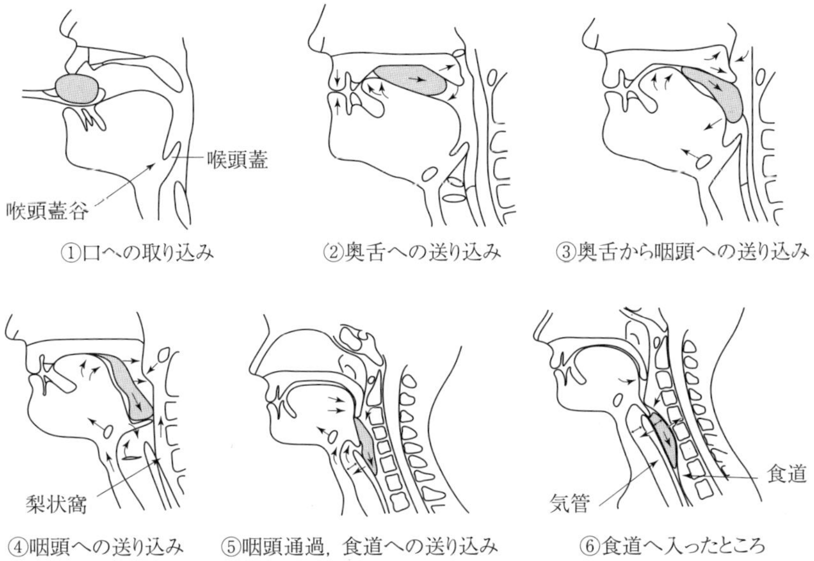

喉頭蓋谷 —喉頭蓋
①口への取り込み　②奥舌への送り込み　③奥舌から咽頭への送り込み

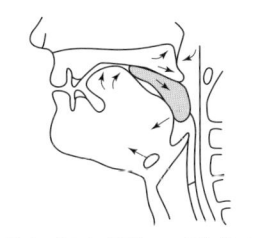

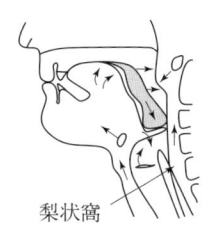

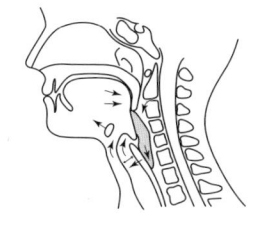

梨状窩　　　　　　　　　　　　　　気管　食道
④咽頭への送り込み　⑤咽頭通過、食道への送り込み　⑥食道へ入ったところ

出所：藤島一郎（2005）：脳卒中の摂食・嚥下障害第2版, 19-29, 医歯薬出版.

った食塊が逆流する，むせる等がある。

❏ **嚥下障害によって生じる問題**

　嚥下障害により誤嚥し，食物が気道を閉塞すると，呼吸困難が生じ，窒息を引きおこすことがある。また，食物と一緒に，口腔内や咽頭内の細菌を誤嚥すると，誤嚥性肺炎の原因となる。嚥下障害が重度になると，栄養状態の不良，体重減少を生じ，低栄養となる。嚥下障害により特に水分の摂取が不足すると，脱水症を生じることがある。

　嚥下障害による問題への対応策として経鼻胃チューブ（NGT）や胃瘻（PEG）造設等が行われている。しかし，メタアナリシスからは，PEGグループの肺炎発症率は32.5％，NGTグループでは39.2％で，両群で肺炎のリスクに差がなく，また，死亡率はPEGグループ37.2％，NGTグループ35.7％で両群間には差がないことを示している[42]。このことから，肺炎予防や死亡率の低下を目的としてNGTやPEGを造設する医学的な理由はないと考えられる。

❏ **アセスメント**

　嚥下障害の程度，発症の速度，既往歴，現病歴，食べこぼしや食事中のむせの程度，咳や痰の量，咽頭の違和感，食物の残留感，声の変化，肺炎を繰り返すか，食欲不振，脱水症状，体重，血中アルブミン値，食事の好みの変化等について情報収集とアセスメントを行う。

図 11-8　指交差法　　　　　　　図 11-9　指拭法

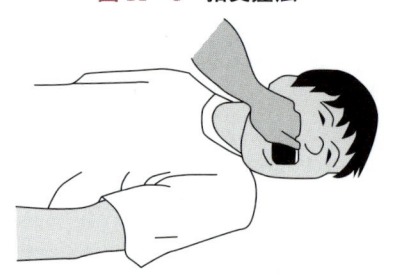

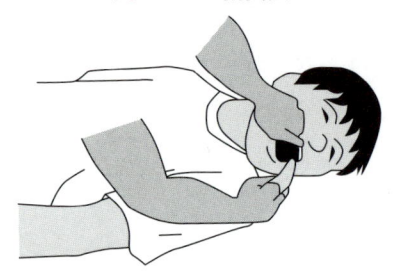

### 窒息予防・吸引

　声が出せない場合，呼吸音は聴取できても，ゴロゴロとした音が咽頭や胸部で聞きとれる場合等では，異物による気道閉塞が生じていると考えられる。

❶　指交差法による開口と指拭法

　第1指を上歯に，第2指を下歯にあて，指をひねるように開口する（指交差法：図11-8）。異物があれば顔を横に向け，異物を取り出す（指拭法：図11-9）。咳払いが可能であれば，本人に咳払いをうながす。

❷　上腹部圧迫法（ハイムリック法）

　患者の後方に回り，片手で握りこぶしを作り，脇の下から親指側を上腹部にあて，もう一方の手でその握りこぶしを握り，すばやく内上方に向かって引き上げるように圧迫する（ハイムリック法：図11-10）。

❸　吸引

　患者宅に吸引器がある場合，吸引器を用意し，口腔・鼻腔・気道内の吸引を行う。吸引カテーテルを吸引器に接続し，吸引圧を調整し，吸引を行う。気管内チューブ，および気管カニューレからの吸引圧は成人の場合100〜150 mmHg（13〜20 kPa），口腔内・鼻腔内吸引では，それより高い100〜300 mmHg（13〜40 kPa）とする。（40 kPa = 300 mmHg とした場合）。不顕性肺炎を予防するために，吸引時は常に頭部を15度挙上する。停電時や携帯用として，充電式，手動式，足踏み式の吸引器がある。

### 嚥下機能の評価

　咀嚼の様子，喉頭の動き，咳やむせ込み，嚥下音，食事にかかる時間を観察する。反復唾液嚥下テスト（RSST）により，30秒間に何回嚥下ができる（対象者の咽頭隆起・舌骨に指腹をあて，咽頭隆起・舌骨は嚥下運動により指腹を乗り越え，前方に移動し，また元の位置に戻る）かを評価する。高齢者では3回以上できれば正常とする。

図11-10　ハイムリック法

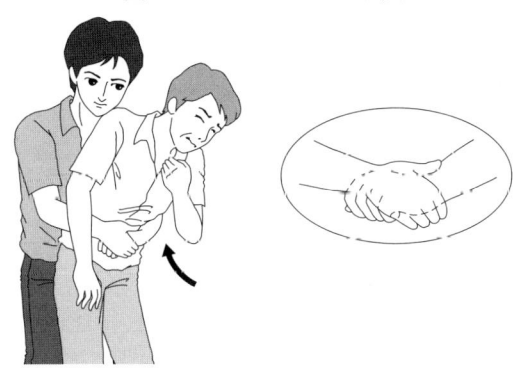

　また，嚥下造影検査（VF）法は，レントゲン透視下で，バリウムの入った液体やとろみ液，ペースト，ゼリー等を飲み込んで，嚥下機能を評価するもので，姿勢や食べ方によってどのように嚥下状態が変化するのかを評価するものである。

### ❏ 口腔ケア
　舌苔があればスポンジブラシなどにより取り除く。歯ブラシや歯間ブラシによる歯牙の清掃を行い，舌の動き具合や唾液の貯留状態を観察する。義歯は外して，歯ブラシで清掃する。全介助を要する場合，45度ギャッチアップし，枕で姿勢を保持する。吸引チューブ付きの歯ブラシを用いて微温湯で口腔内を洗浄しながら，吸引するとよい。

### ❏ 食事の援助と水分補給
　嚥下機能に応じて食事の種類，形状を選択する。パサパサした物，固いもの，繊維の多いもの，こんにゃくなど，変形するがかみちぎりにくいものは検討が必要である。食事時の体位は上半身を30度挙上した頸部前屈位とすることで，重力により咽頭へ食塊が送り込みやすく，気管に入りにくい体位となる。覚醒状態のよい時間に食事時間を合わせ，食事にかかる時間が長引かないよう，1回の嚥下量や，ペース，食事時間等を調整する。
　液体は嚥下障害のある者には摂取しにくい形態である。水でむせる場合は，とろみ剤を使用し，誤嚥を防ぐ。

### ❏ 嚥下リハビリテーション
　食物を用いないで行う間接訓練と，食物を用いて行う直接訓練がある。障害の部位や認知機能によって適応が異なる。

図11-11　アイスマッサージ

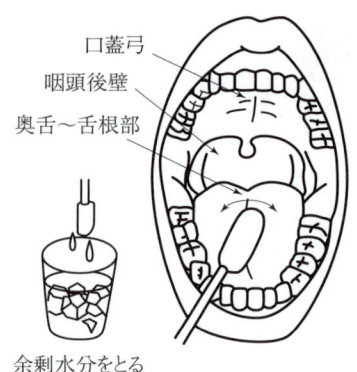

口蓋弓
咽頭後壁
奥舌〜舌根部

余剰水分をとる

❶　間接訓練
- 口唇・頬の伸展マッサージ：自動運動，他動運動がある。用手的方法や，綿棒，舌圧子等を使用する方法がある。人差し指と親指を使って，唇をストレッチする。人差し指を口唇に差し込んで，飴玉を転がすように，口唇を伸展する。
- 舌・口腔周囲の可動域訓練：顎の後ろの柔らかい部分に親指を挿入し，押し上げる。
- アイスマッサージ（冷圧刺激法）：冷綿棒で奥舌から舌根，口蓋弓，咽頭後壁を1〜2回刺激して，空嚥下を行う。これを20〜30回行う（図11-11）。
- 氷なめ：小さい氷片をなめさせ，嚥下させる。少量の水が嚥下を誘発しやすくする。
- 嚥下反射促通手技：甲状軟骨から下顎下面へ指で皮膚を下から上へ摩擦する。
- メンデルゾーン手技：嚥下時に甲状軟骨の下部を指で押さえ，数秒間その状態を保たせる。嚥下時に咽頭を拳上させ，食道入口部を開かせる。

❷　直接訓練

嚥下造影検査（VF）による評価から，その患者に適した食事時の姿勢，1回量，食べ方，食物や水分のとろみの硬さを探し，食べる訓練と観察を行う。開始前に，精神的にリラックスさせ，身体のストレッチや食べる前の準備運動を行うことで，嚥下時に筋肉がスムーズに動くよう準備する。

☐ 経管栄養法の管理

低栄養のため栄養状態の改善が必要な場合，経管栄養が行われる。経鼻胃管（NGT），胃瘻（PEG），腸瘻があり，1か月以上継続する場

合は，胃瘻，腸瘻とすることが多い。

　栄養剤の注入時はファーラー位とし，注入量，注入速度，温度を調整する。注入中はルートの屈曲や滴下速度に留意する。腹部膨満感や下痢などを生じる場合は注入量や方法を調整する。カテーテルやボタンの刺入部には潰瘍形成，自然抜去，出血等が生じる場合があるため，チューブの固定や選択を的確に行う。発熱，敗血症等，チューブからの細菌感染に留意し，清潔保持に努める。

# 11 HPN（在宅中心静脈栄養法）の管理

## ❏ HPN（在宅中心静脈栄養法）の目的

中心静脈栄養法とは，中心静脈に留置したカテーテルを介して高カロリー輸液を投与する方法である（図11-12）。生命維持や成長に必要なエネルギー，各種栄養素を経静脈的に必要十分量投与できるので，栄養状態の維持・改善を目的に使われている。腸管の機能不全や大量切除を行った場合は永続的な中心静脈栄養法による栄養補給が必要となる。この中心静脈栄養法を在宅で行うことが在宅中心静脈栄養法HPN（Home Parenteral Nutrition）である。在宅中心静脈栄養法は，1985年に「在宅中心静脈栄養指導管理料」として在宅医療の評価を得て診療報酬上設定された。

在宅中心静脈栄養法の目的は，経口摂取・経管栄養が不可能，または不十分な場合に栄養や水分を補うことで，在宅療養が継続できることである。

▶ 高カロリー輸液
　糖質，アミノ酸，電解質を含む栄養液を通常の消費エネルギーと同等あるいはそれ以上の熱量で経静脈的に投与する方法である[43]。

## ❏ 対象者の特徴

がん（末期）患者の在宅療養が増加するとともに，在宅中心静脈栄養法の対象者もがん（末期）患者で，消化管の閉塞がおこりやすい・おきている場合に，栄養・水分補給のため在宅中心静脈栄養法を行う場合がある。がん（末期）患者以外の在宅中心静脈栄養法の対象者は，クローン病患者の消化管の安静や栄養補給目的，短腸症候群，慢性下痢症，腸管機能不全等である。

近年，在宅中心静脈栄養法を行うための在宅用輸液ポンプや調剤薬局での輸液の在宅への配達など在宅中心静脈栄養法を安全に行うための機器や安全に使用するためのサポートシステム，調剤薬局による薬剤の調達が整備されたことも対象者の増加に関与している。

## ❏ アセスメントの具体的内容

❶　全身状態　体温，血圧，脈拍，呼吸，尿量・排便量・発汗量・不感蒸泄等，腹水（腹囲），浮腫（体重），胸水の有無・貯留量（呼吸音の聴取），うっ血性心不全徴候（咳嗽の出現や不整脈の悪化，顔面の浮腫），可能な場合は血糖値・腎機能・電解質等の血液データ，感染徴候等

### 図11-12 在宅中心静脈栄養法
(Home Parenteral Nutrition：HPN)

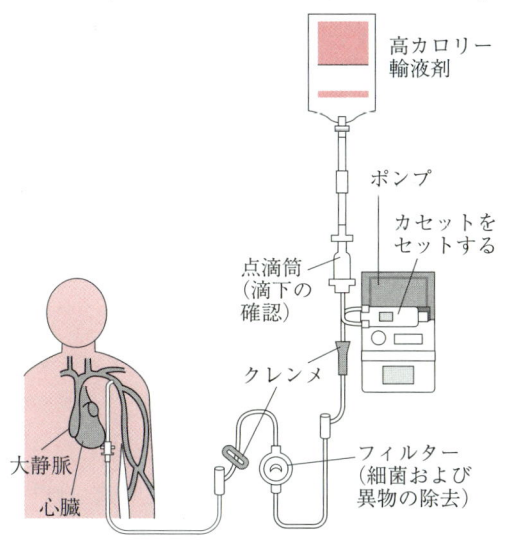

高カロリー輸液剤
ポンプ
カセットをセットする
点滴筒（滴下の確認）
クレンメ
フィルター（細菌および異物の除去）
大静脈
心臓

❷ 針刺入部の状況　発赤・腫脹など感染所見
❸ 介護状況，HPNに関する手技の確認（清潔に安全に実施できているか）

### ❏ 必要物品と手順

在宅では，HPNの場合<u>皮下埋め込み型中心静脈（CV）ポート</u>を用いることが多いため，皮下埋め込み型中心静脈（CV）ポートを用いた実際について記する。

中心静脈栄養法には，カテーテルの設置ルートにより体外式と埋め込み型（図11-13）がある。

必要物品は，輸液，輸液セット，フィルター，CVポート用穿刺針，固定用の滅菌フィルム・絆創膏・滅菌ガーゼ（必要時），ディスポポビドンヨード綿棒，在宅用輸液ポンプ，ディスポーザブル10 mℓ生理食塩水，キャリーバック・点滴台・S字フックなどである。

手順は以下❶から❿である。
❶ 手洗い消毒をする（操作する清潔な場所の確保）。
❷ 指示されている輸液薬剤を調合する（調剤された状況で薬局より届く場合もある）。
❸ 輸液セット，フィルター，CVポート用穿刺針を接続し，フィルター部を逆さまにしながらルートを液で満たす。
❹ 固定用の滅菌フィルムや絆創膏，滅菌ガーゼなどを準備する。
❺ ポートの位置を皮膚の上から触知して確認する。ポビドンヨード液で中心から外側に向かって消毒し乾燥するのを待つ。

❏ 皮下埋め込み型ポート

ポートとカテーテルがすべて皮下（前胸部や上腕）に埋め込んである静脈アクセスである。ポートは，プラスチック製の本体とシリコン製のセプタム（針穿刺部）から構成されていて，セプタム下部のタンク部分を通じて接続されたカテーテルに薬液が流れる。セプタムは，ヒューバー針を穿刺する場所で，約2000回程度の穿刺が可能である。

図11-13　皮下埋め込み型ポート

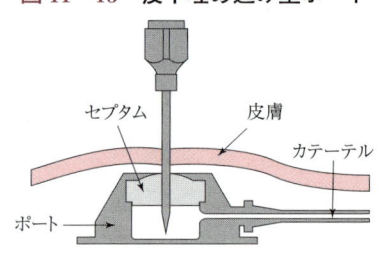

❻　穿刺針の両翼部分を通常の翼状針と同様に上で合わせて利き手の第1指と第3指でつまみ，針を刺すときの抵抗に耐えるように第2指を添え，針のキャップを取る。利き手ではない手の第1指と第2指でポートが動かないように挟み込んで押さえ，ぐらつかないように第3指を折って添える。針を刺すときに痛みをともなうので十分な声をかけ針を刺す。ポートの中心に針を刺す（辺縁には針が刺さらない）。針先がポートの底面に接触する感触があるまで深く穿刺する。

❼　クレンメを開いて薬液の滴下を確認し，輸液セットを在宅用輸液ポンプにセット（指示流量の確認）する。

❽　滅菌フィルムドレッシング・絆創膏で固定する。痩せているなど穿刺針の翼部分と針の浮きを安定するため滅菌ガーゼ（切り込み入り）を用い固定する。

❾　抜針時は10 ml の生理食塩水（主治医の指示によりカテーテルの種類によってはヘパリン入りを用いることがある）を注入する。最後の0.5 ml を注入しながらCVポート用穿刺針のクランプを止めることにより，上大静脈にあるカテーテル先端への血液逆流による血栓形成を防止する。

❿　専用のキャリーバックや点滴台，Ｓ字フック等を活用してどのような生活を送るか，移動の状況などを自宅の状況に合わせ準備する。

### 利用者・家族への安全を留意した教育のポイント

❶　病棟看護師と訪問看護師との協働

　利用者・家族は，手順を入院中にセルフケアできるよう教育を受ける。訪問看護師は，セルフケアが確認できる時期から病棟看護師と一緒に手順の確認を行う。病棟看護師と訪問看護師の使用する言葉や少しの説明のちがいでも利用者・家族はとまどうことがあるため，病棟看護師と訪問看護師が協働しサポートする意義がある。また，利用者・家族にとっては，針を刺すという行為は，何か間違いがあり利用者の体に悪化をおよぼすことになっては，と看護師が思っている以上に緊張することを認識する。

❷　トラブルに対する対応

　トラブルなど緊急時の対応に関しては，内容により，主治医，訪問看護師，調剤薬局，在宅用輸液ポンプ提供会社等どこに相談すればよいかをわかりやすく説明する。

　入院中は，利用者・家族がセルフケアできていても，実際在宅で行うと些細な内容も自信がなくなることもあるので，訪問看護師と一緒に行うなど，利用者・家族のセルフケア能力を勘案しながら，訪問看護計画を立てる。利用者・家族の状況によっては，訪問看護の前に抜針し入浴を済ませる，入眠中にHPNを実施する，日中にHPNを実施し，抜針して入眠するなど，利用者・家族の生活の質を確保できるよう，注入時間を検討し，薬剤師や主治医と相談し決定する。

❸　廃棄の方法

　針のような先端が尖っているものは，カテーテルから切り，ふたつきのびんや缶などの容器に入れ主治医の医療機関へ医療ゴミとして提出する。市町村の廃棄物の取り扱いにより異なることもあるが，尖っていないものは一般ゴミとして廃棄していることが多い（ビニール袋などに入れ廃棄する）。

❹　衛生材料・薬剤等の調達

　使用する衛生材料や薬剤は，主治医に報告し，主治医または調剤薬局等から必要量が提供できるよう連携を図る。

# 12 在宅自己注射

## 在宅自己注射の対象と目的

利用者に対する注射は，医師等の有資格者が実施することが原則であるが，医師の指示，指導により，利用者自身や家族が行うことも可能である。在宅自己注射には健康保険等が適用され，在宅自己注射指導管理料が算定される。その対象となる薬剤は，「欠乏している生体物質の補充療法や，生体物質の追加による抗ホルモン作用・免疫機能の賦活化等を目的としており，注射で投与しなければならないものであって，頻回の投与又は発作時に緊急の投与が必要なものであり，外来に通院して投与し続けることは困難と考えられるもの」とされている。対象薬剤の例を**表 11-10** に示す（具体的には，インスリン製剤，インターフェロンα製剤，インターフェロンβ製剤，性腺刺激ホルモン製剤等20種類を超える薬剤がある）。

利用者自身または家族が注射を行うことにより，入院や頻回の外来受診をすることなく，在宅で治療を続けることができ，利用者の日常生活，社会生活の向上につながる。

## 在宅自己注射の実際：インターフェロンβ

在宅自己注射の手技は注射製剤により異なり，**皮下注射**，**筋肉注射**，**静脈注射**等がある。本章では，在宅看護の現場でみられる薬剤として，**多発性硬化症**に対するインターフェロンβと糖尿病に対するインスリンとを取り上げ，それぞれについて述べる。

多発性硬化症の治療に使われるインターフェロンβ製剤には，インターフェロンβ-1a とインターフェロンβ-1b の 2 種類があり，化学構造と投与方法が異なる。ここでは，筋肉注射で投与するインターフェロンβ-1a について説明する。

**❶ 販売名**

アボネックス筋注用シリンジ30μg（遺伝子組換え型インターフェロンβ-1a 製剤），あらかじめ注射器に薬液が充填されたプレフィルド製剤。

**❷ 効能・効果**

多発性硬化症の再発予防。

---

■ **皮下注射**
　皮膚と筋層の間の皮下組織（脂肪組織と結合組織）に薬液を注入する方法。

■ **筋肉注射**
　筋層内に薬液を注入する方法。

■ **静脈注射**
　静脈内に直接薬液を注入する方法。

■ **多発性硬化症**
　中枢神経系に脱髄性病変が多発する慢性疾患であり，平均発症年齢は30歳前後だが，小児や高齢者が発症することもある。症状は，脱髄病変のおこった場所に規定され極めて多彩であり，寛解・再発を繰り返すことが特徴であり，根治方法がない。症状の主なものとしては，視覚障害，感覚障害，運動麻痺，小脳性失調，排尿障害，認知・感情障害，性機能障害，疼痛，疲労等がある。

表11-10　在宅自己注射で使用される薬剤

インスリン製剤
性腺刺激ホルモン製剤
ヒト成長ホルモン剤
遺伝子組換え活性型血液凝固第Ⅶ因子製剤
遺伝子組換え型血液凝固第Ⅷ因子製剤
遺伝子組換え型血液凝固第Ⅸ因子製剤
乾燥人血液凝固第Ⅷ因子製剤
乾燥人血液凝固第Ⅸ因子製剤
顆粒球コロニー形成刺激因子製剤
性腺刺激ホルモン放出ホルモン剤
ソマトスタチンアナログ
ゴナドトロピン放出ホルモン誘導体
グルカゴン製剤
グルカゴン様ペプチド-1受容体アゴニスト
ヒトソマトメジンC製剤
インターフェロンα製剤
インターフェロンβ製剤
エタネルセプト製剤
ペグビソマント製剤
スマトリプタン製剤
グリチルリチン酸モノアンモニウム・グリシン・L-システイン塩酸塩配合剤
アダリムマブ製剤
テリパラチド製剤
アドレナリン製剤
ヘパリンカルシウム製剤
アポモルヒネ塩酸塩製剤

❸　用法

通常，成人にはインターフェロンβ-1a として，1回30μg を週1回筋肉内投与する。

❹　必要物品

アボネックス筋注用シリンジ30μg，注射針1本，消毒用アルコール綿2枚，絆創膏1枚（出血したときのため），廃棄用容器（使用済み注射器・注射針専用）1個。

❺　手順

・必要物品を準備する前に両手を石鹼でよく洗う。
・注射器の使用期限，中の薬液を確認する。使用期限を過ぎていたり，薬液の性状や量に異常があったりした場合は，その注射器は使わずに新しいものを使用する。
・注射器と注射針を接続する。
・消毒用アルコール綿で注射部位を消毒する。注射部位については図 **11-14** に示す。
・利き手で注射器を持ち，もう一方の手で周囲の皮膚を伸ばす。

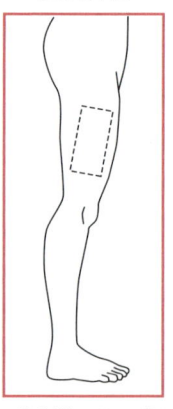

図 11-14　筋肉注射部位

自分で注射　　　　　　　　　　　　家族が注射
太もも前側　　太もも外側　　　　　　上腕
　　　　　　　　　　　　　　　　　　　　　肩の骨の水平ライン
　　　　　　　　　　　　　　　　　　　　　脇の下の水平ライン

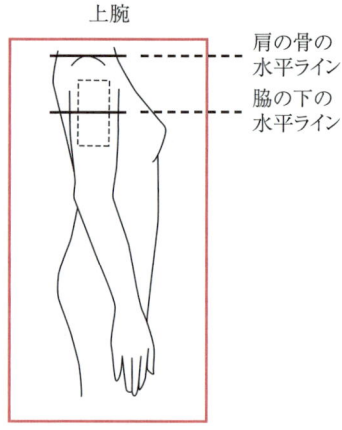

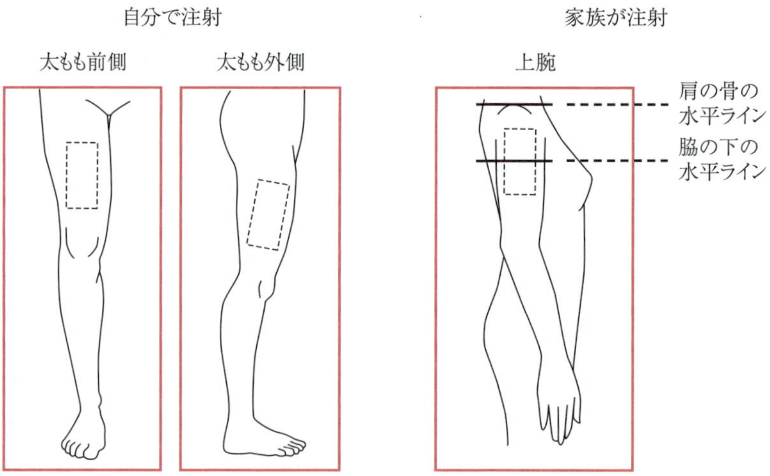

出所：アボネックス筋注用シリンジ30μg自己注射ガイドより。

- 皮膚に対して垂直に素早く注射針を刺す。注射針を刺す深さは主治医の指示に従う。
- 皮膚を伸ばしていた手を緩め，ピストンをゆっくりと押して薬液を注入する。
- 注射針の近くにアルコール綿を当ててから，注射針をまっすぐに素早く皮膚から引き抜く。
- アルコール綿で数秒間注射部位を押さえ，円を描くように優しくマッサージする。
- 注射器，注射針を専用の廃棄用容器に廃棄する。
- すべてのものを廃棄してから，もう一度両手をよく洗う。

❻　留意点
- 薬液は，2〜8℃の冷蔵庫に保存し，凍結させない。
- 使用済みの注射針および注射器は，専用の廃棄容器に入れ，医療機関から指示された方法で廃棄する。
- 投与ごとに注射部位を変える。
- 発赤，発疹，傷，疼痛等，皮膚症状のある部位には注射しない。

❼　利用者のアセスメント・看護の実際

　長期的な継続投与が必要な薬剤のため，自己注射を行う患者自身が，治療の意義，適切な使用方法，おこりうる副作用について十分に理解していること，また，自己注射を生活の中にうまく組み込むことが重要である。さらに，上肢の機能低下等，病状の変化により自己注射が困難となることがあるため，病状のアセスメントとともに，注射の手技が正確に行えているか確認することが必要である。以下に具体的なポイントを示す。

疾患や治療に対する受容と理解度を把握し，不安や疑問があれば解決できるようサポートする。

毎日の生活状況やADLから，病状の変化を把握する。また，適切な方法で確実に注射できているか確認し，必要時助言する。場合によっては，家族や，訪問看護師等の医療者が注射を行う。そして，薬剤を適切に管理できているか確認する。

薬剤の副作用の予防，早期発見，早期対処に努める。副作用に対する理解度を把握し，不安や疑問があれば解決するようサポートする。アボネックスの最もよくみられる副作用には，インフルエンザ様症状（発熱，悪寒，頭痛，筋痛，無力症，疲労，悪心および嘔吐等）が多く，次いで注射部位反応（発赤，発疹，疼痛等）がある。インフルエンザ様症状は投与の2～8時間後に発現し，24時間以内に消失するといわれている。就寝前に注射する等，不快感をできるだけ軽減できるようにする。また，仕事や学校になるべく影響が出ないように，生活リズムに合わせて投与する曜日を選ぶ。また，対処として解熱剤を内服する場合もあり，その効果を確認する。注射部位反応については，まず予防のために，注射の準備から終了まで清潔を保つ，注射部位を毎回変える，注射前に薬剤を室温まで戻す，注射前に注射部位を冷やすこと等を患者に伝えておく。もし反応が出た場合は，次回からはその部位を避けて注射する。感染をおこした場合は，入浴を禁止し，できるだけ早く受診するように説明する。

予定の注射日と，旅行，出張，学校行事等のイベントが重なる場合は，支障が出ないよう，医師に確認しながら，注射日の変更を検討する。

患者日誌（アボネックスダイアリー）への記録を習慣づけ，自己注射の状況把握，主治医とのコミュニケーションに活用する。

### ❏ 在宅自己注射の実際：インスリン治療

インスリン治療には，絶対的な適応である1型糖尿病と，相対的な適応である2型糖尿病がある。インスリン治療を導入後にインスリン治療から離脱できることは，近年数多く報告されている。2型糖尿病では，糖尿病罹病期間が短くなおかつインスリン産生・分泌する膵臓のβ細胞の機能低下に陥る以前の比較的早い段階でインスリン治療を開始する方が離脱できる可能性が高くなる。インスリン注射を行う患者には，厳格な血糖コントロールが必要であり，訪問看護師として在宅インスリン注射の適切な管理と支援が求められる。

図11-15 インスリン製剤の種類

| 分類 | 作用動態モデル (時間) 0 2 4 6 8 10 12 14 16 18 20 22 24 26 28 | 血糖低下作用のおよそのめやす | | | 使用上の注意点 | |
|---|---|---|---|---|---|---|
| | | 作用発現時間(時間) | 最大作用発現時間(時間) | 最大作用持続時間(時間) | 攪拌の必要性 | 静脈内投与 |
| 超速効型 | | 10〜20分 | 1〜3 | 3〜5 | 不要 | 不可 |
| 速効型 | | 約30分 | 1〜3 | 約8 | 不要 | 可 |
| 中間型 | | 約1.5 | 4〜12 | 約24 | 要 | 不可 |
| 混合型 | | 約30分 | 2〜8 | 約24 | 要 | 不可 |
| 2相性インスリンアナログ | | 10〜20分 | 1〜4 | 約24 | 要 | 不可 |
| 特効型溶解 | | 1〜2 | 明らかなピークなし | 約24 | 不要 | 不可 |

出所：門脇孝，真田弘美（2011）：すべてがわかる最新糖尿病，照林社，159.

❶ 目的

血糖値の正常化を図り，糖尿病合併症の予防と進行の防止である。健康人と変わらない生活の質（Quality of life）の維持と生命を守るためには良好な血糖の維持が必要である。

❷ インスリン製剤の種類と注射器

インスリン製剤は，その作用時間等から基礎分泌補充に使われる中間型・持効型溶解と追加補充に使われる速効型・超速効型，これらの混合製剤と超速効型とそのNPH製剤を混合した2相性インスリンアナログ製剤の6種類に大別される（**図11-15**）。

バイアルから直接引く**インスリン専用注射器**と，**カートリッジ製剤**（インスリンを入れ替えるタイプの注射器）と，**プレフィルド製剤**（インスリン薬液と注射器が一体化したもの）に分けられる。ここでは小型で持ち運びやすいだけでなく，正確なインスリンの注入量を確保でき，操作方法も簡単で災害時に利便性が高いプレフィルドタイプの注射器について述べる。

❸ 必要物品

プレフィルド製剤，ペン型注射器用使い捨て注射針，アルコール綿，医療廃棄物用の容器（空き瓶）。

❹ インスリン自己注射の実際

注射部位は，上腕，腹部（臍の周囲は避ける），臀部，大腿に行う。インスリンの吸収速度は，腹部＞上腕＞臀部＞大腿の順に速いため注射部位を変えることで血糖コントロールが不良となる。腹部なら腹部と注射部位を決めて実施する。

皮下注射部位についてであるが，皮下から皮下組織までの距離が1.5〜4.0mmである。皮下注射をしようとする部位をつまみ上げて，対象者の皮下組織の厚さをアセスメントする。皮膚をつまみあげた皮

◘ インスリン専用注射器
「単位」または「UNIS」の表示がある注射器をいう。バイアルからインスリンを吸引する細かな単位合わせが必要である。

◘ カートリッジ製剤
インスリンを入れ替えるタイプの注射器であり，細かな単位合わせが不要でダイヤル式やノック式で簡単に単位を合わせることができる。

◘ プレフィルド製剤
インスリン薬液と注射器が一体化したものをいう。

図11-16　皮下注射部位

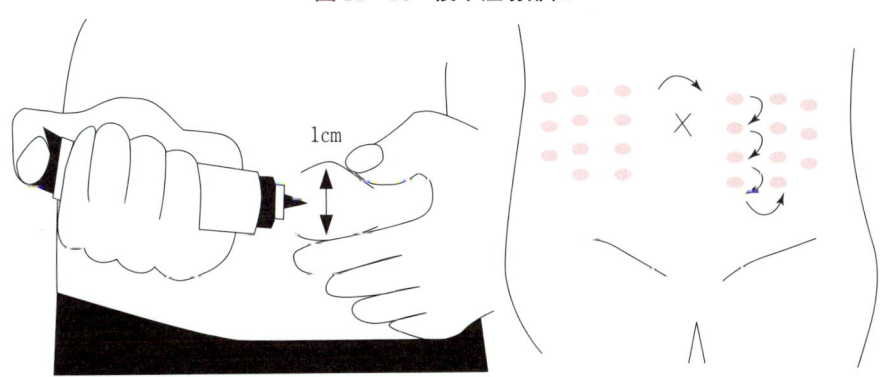

膚の厚さ（皮膚をはさんでいる指と指の幅）が1cm以上の部位を選択する。針刺入の角度は90度とし，つまみあげた皮膚が1cmであれば5mmの深さ，1cm以上であれば6mm程度の深さにすることで確実な皮下注射が行える（図11-16）。

❺　手順
(1) 手洗いを行う。
(2) インスリンの混和：中身が均一に混和するよう，ゆっくりと上下逆さまになるよう往復10回以上反転させる（透明なインスリン製剤は混ぜる必要はない）。
(3) ゴム栓を消毒し，注射針を取り付ける。
(4) ダイヤル表示を「2」に合わせ，空打ち（試し打ち）をする。
(5) ダイヤル表示を指示された単位数に合わせ，注射する。皮膚をつまみ1cmなら5mmの深さで皮膚面と針がほぼ垂直になるように刺す。注入ボタンを押したまま10秒数え，ゆっくり針を抜く。なお，医療廃棄物（使用済の針や血糖チェックしたセンサー等）は，医療機関で廃棄する。

## ❏ インスリン自己注射の注意点

・インスリン製剤は凍結を避けた冷暗所で保管する。使いかけのインスリンは室温保存とする。外出時，車内などの高温環境には置かない。
・注射してから5秒以上は針を抜かない（液漏れ防止）。すぐ抜くと正確なインスリン量が注入されないことがある。
・同一部位に繰り返し注射すると皮下組織に硬結を生じる。毎回2～3cmずらして注射する（インスリンリポジストロフィー防止）。
・注射部位を揉まない。インスリン注射直後に注射部位を揉んだり，入浴や運動を行うことでインスリンの吸収速度が早くなり，血糖の

コントロールに影響を与えることがある。
・血液や液が出てきたら10秒以上おさえる。

### ◻ 低血糖の対応方法

**低血糖**の原因としては，食事時間の乱れ，食事摂取量の不足，インスリンと食事のタイミング，アルコールの多飲，運動量過多，インスリン注射量の間違いなどが多い。原因をともに考え生活改善や適切な教育を行うことで予防できる。

血糖値が60mg/dℓ以下になると，カテコラミンやアセチルコリンの分泌が増加して，自律神経症状が出現する。著しい空腹感，動悸，手指のふるえ，冷汗，イライラ，脱力感などの症状を呈す。これを警告症状という。血糖値が50 mg/dℓ以下になると，中枢神経系のグルコース欠乏にともなう機能低下症状が出現する。自覚的には頭痛，視力異常，脱力感，眠気，他覚的に錯乱，奇異行動，発語困難，興奮等の症状が現れ，これが続けば痙攣や昏睡へと至ってしまう。ただし，いきなり昏睡状態になることはほとんどない。血糖自己測定ができる人は，おかしいなと思ったら血糖を測る。低血糖が不意におこることもあるため，常にブドウ糖（砂糖よりもブドウ糖の方が望ましい）を携帯し，低血糖になったときのために準備しておくことが大切である。低血糖症状が出現したら，ブドウ糖約20ｇをとり，SMBGがあれば10～15分後に血糖測定を行い，血糖値が80 mg/dℓになるまでブドウ糖の摂取を繰り返す。糖尿病の経過が長く，糖尿病性自律神経障害をともなう人では，低血糖症状に気づかずにいきなり昏睡状態になる場合があるため十分注意する。その他のインスリン注射の際におこる可能性がある副作用は，インスリンアレルギーや**インスリンリポジストロフィー**である。

### ◻ インスリン注射と管理

在宅でインスリン療法を継続していくためには，医師と，インスリン療法を行う患者（家族）と，その患者をサポートする訪問看護師，医療機関の栄養士，地域の薬局等の連携が重要である。インスリン療法導入後のサポート体制は，インスリンの確実投与だけでなく生活環境や食事時間，患者の置かれている現状を理解し，患者のレベルに適した（発達過程や心理的変化に寄り添いともに）治療を行う姿勢が大切である。これまでできていたことが行えない等の状況も想定し，インスリン注射実行に関して患者がどの程度実施可能か適宜評価する。予防をしていても低血糖や**シックデイ**などの対応に遅れる場合がある。

◼ **低血糖**
一般的に血糖値（血漿ブドウ糖濃度）が50～60 mg/dℓ未満に低下した状態をいう。

◼ **インスリンリポジストロフィー**
長時間インスリン注射を続けていると，インスリンを注射している場所の皮下脂肪が膨らんだり（皮下脂肪組織過形成），逆に痩せてしまったり（局所の進行性脂肪組織の委縮）すること。

日ごろからかかりつけの医療機関の連絡方法や夜間・休日を含めた緊急時の連絡体制を整える必要がある。

### ❏ 高齢者のインスリン注射とその管理

　視力・握力の低下や手先の知覚低下，加齢による理解力・集中力の低下から高齢者の自己注射にはさまざまな問題がある。主に単位数がよく見えない，空打ちしたときインスリンが出ているかわからない，インスリンの入れ替えなど複雑な操作ができない，注射手技が不安定（自己判断で誤った方法に変更している例が見られる），皮下脂肪の減少や皮膚弾力の低下により皮下注射が不正確になる，などがある。

　視力低下に対して，眼鏡の使用や虫眼鏡を使用する。補助器具として専用ルーペがある。さらに見えにくい場合には，ワンノック式のペン型注射器を用いる。空打ちしたときにインスリンが出ているかわからない場合には，手のひらにかかるようにすることで確認することができる。自己注射の初期指導が終了し自己注射を開始したのちも定期的に注射手技を確認する。いざというときのために家族や介護者の人たちもインスリン注射の指導を受けることが不可欠である。患者（その介護者）のレベルや生活に適した方法を指導できるよう，考慮し指導することが重要である。

### ❏ 小児のインスリン注射とその管理

　学校で共同生活をすることになるため保護者と主治医は学校側と協議し，糖尿病を十分に理解してもらうことが必要である。学校内でインスリン注射や血糖測定あるいは低血糖時の対応が安心してできる場所を確保し，万が一に備えて緊急時の対応連絡法を徹底することも大切になる。

　療養にマイナスとなる問題行動として，学校生活や友人，ときには家族との関係によるストレス等を契機とする不登校，血糖自己測定値の虚偽申告，小児では症状があっても言葉で十分に表現できない，遊びや運動に夢中になり低血糖症状に気がつくのが遅れる等である。成長発達に合わせ食事量やインスリン量を検討する必要があり，行動や食事記録とあわせて低血糖をおこさないよう注意する。

### ❏ 管理ノートの活用方法

　インスリン投与量の調整のためには，血糖自己測定（Self Monitoring Blood Glucose）が欠かせない。血糖値は，常に変動しており，血糖値が高いときにはなぜ血糖値が高くなったのか，そのときの

---

**🚨 シックデイ**

　糖尿病の患者が，糖尿病以外の病気に罹ったときのことをSick dayといい，特別な注意が必要である。発熱，風邪等の感染症や下痢，腹痛等ささいな病気でも，血糖コントロールが乱れて，糖尿病が悪化しやすいので対応の仕方を知っておくことが大切である。血糖コントロールが乱れると風邪，発熱，下痢などの病気も治りにくくなり，そのことがさらに血糖コントロールを悪化させるという悪循環になる。対応方法は，まず原因となった病気の治療である。自己測定できる場合は，1日7回（毎食前後，就寝前）測定することで血糖コントロールを保ち，悪循環を断ち切る。そして，大切なことはインスリン注射をやめないことである。食事を工夫して，できるだけ普段と同じ量のカロリーを摂取する。自己判断でインスリン量を調整し，誤った自己治療をすると，場合によっては危険な状態になる。早めに受診し，主治医とよく相談する。

写真11-2　自己管理ノートの例

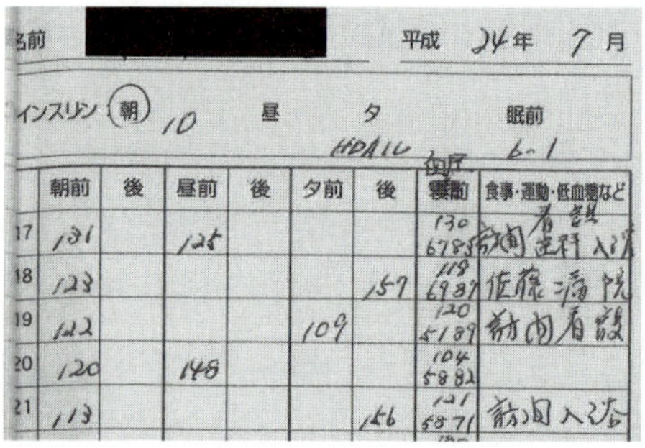

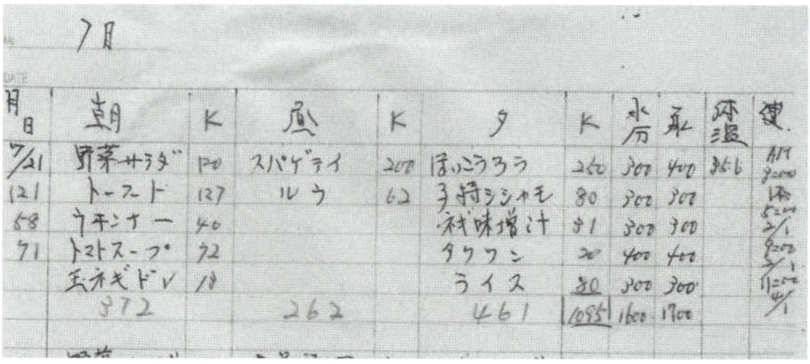

食事や運動を見直すことが必要である。血糖値の変動に関して，朝食前血糖値の上昇には<u>暁現象</u>と<u>ソモジー効果</u>という2通りの機序があり，血糖が不安定となることがある。また，風邪や嘔吐・下痢，腹痛等の体調の変化のあったとき等は，血糖コントロールが乱れやすくなる（Sick day）。患者が今の血糖値について高い・低い等の気づきがあるか，次に次回どうすることで高値や低値を防げるのか，そして今後の対応方法まで理解しているか指示するのではなく患者自身が気づき考えられるように支援することが重要である。

血糖自己測定のノート（**写真11-2**：自己管理ノート）には血糖値を記録するだけでなく，気がついたことも記録するとよい。A4サイズのノートに食事内容・摂取カロリー，水分量・尿量，運動，体調の変化等身体状態の変化を記録することでより的確な治療に役立てることができる。外来受診時や訪問看護師に見せ，上手に活用する。

## 災害時の対応方法

水害や地震等の自然災害が発生した場合に備えてさまざまな準備が必要になる。災害時では平時で安定していた糖尿病コントロールが乱れ生命を脅かすことになる。糖尿病医薬品は2週間分以上のゆとりをもつとよい。

経口血糖降下薬，インスリン注射関連器具一式，血糖自己測定器（血糖測定器の予備電池，低血糖対応としてブドウ糖，お薬手帳や糖

◘ **暁現象**
　健常人の基礎インスリン分泌は，午前3時ごろに最低値となる。インスリン拮抗ホルモンが増加するとそれに対抗してインスリン分泌が増加してくるが，早朝の拮抗ホルモン増加に対抗できるだけのインスリン作用が得られず高血糖となる，この現象をいう。

◘ **ソモジー効果**
　インスリン治療中に夜間の基礎インスリン量が過剰であると低血糖を生じ，それに反応してインスリン拮抗ホルモンが分泌されて朝の高血糖をきたすことがある，この現象をいう。

**写真11-3　強化インスリン療法**

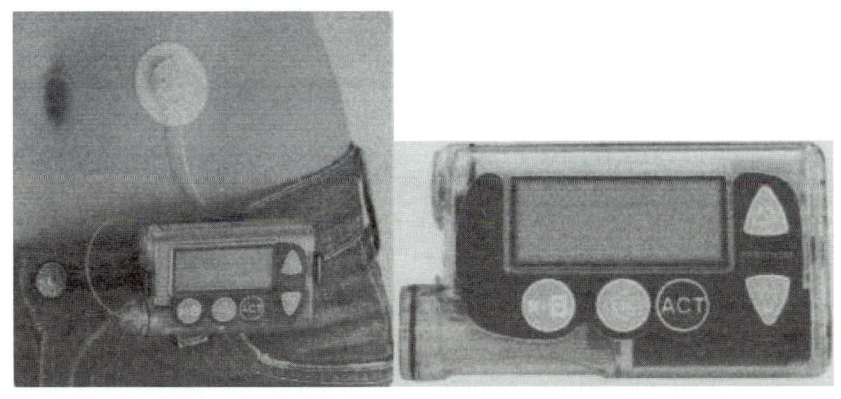

尿病連携手帳または自己管理ノートを携行・保管常備すると投与内容を把握でき，災害時には調剤を受けやすくなる。また，不意の低血糖症状や不測の事態に備え，糖尿病患者であることを示すカードを常備携帯することも推進されている。インスリン量と種類，病院名や主治医名も記入しておくとよい。

### 🔲 旅行時の注意点

普段の生活リズムと異なることが多いため，旅行が決まった時点で主治医へ相談する。英文の診断書が必要となる場合や緊急時に適切な対応が受けられるよう英文のカードを持参するとよい。また，航空会社や宿泊先にインスリンの持ち込み方法や糖尿病食の有無について事前に確認しておくとよい。

### 🔲 強化インスリン療法

強化インスリン療法によるインスリン持続皮下注入（Continuous Subcutaneous Insulin Infusion）は，血糖コントロールが難しい場合や妊娠患者の管理や合併症の発症や悪化を防ぐためにより厳格な血糖コントロールを必要とする場合に，腹壁などの皮下に留置した小型の携帯型インスリンポンプを使用して24時間安定した効果を持続させることができる（**写真11-3**）。

CSII療法は，頻回注射療法と比べ0.2〜0.4％のHbA1c低下を呈し，その有用性が改めて再認識されている。

# 13 人工肛門

## ❏ 人工肛門とは

人工肛門（消化管ストーマ）とは腸管の一部を腹壁に引き出して便を排泄する出口としたもので，排泄経路が変更される。主に悪性疾患，炎症性腸疾患，縫合不全，穿孔，外傷，先天性奇形等が原因で造設する。人工肛門には回腸ストーマ（イレオストミー）と結腸ストーマ（コロストミー）があり，治療目的によって，時期がくればストーマを閉鎖する一時的ストーマと，生涯にわたり排泄経路が変更となる永久的ストーマがある。肛門のように括約筋がなく，便やガスはいつ排泄されるかわからない失禁状態となるため便を貯留する袋を人工肛門周囲に常に着けた排泄管理が必要となる。

人工肛門造設患者，介護者の高齢化と入院期間の短縮化により，セルフケア指導や装具評価が十分でないまま退院するケースが増加している。2011（平成23）年7月に厚生労働省から，専門的な管理を必要としない場合には，ストーマ装具の交換は原則として医行為に該当しないことが通達され，医師や看護師ではない介護職等による装具交換が可能となった。

## ❏ ストーマ装具交換

必要物品は，交換用ストーマ装具一式，粉状皮膚保護剤，剥離剤，使用中の装具の裏紙，ノギスまたはゲージ，石鹸，洗面器，微温湯，ゴミ袋，清拭用布（ガーゼ，不織布，キッチンペーパーなど）数枚，はさみ，マジック，等になる。

装具交換手順は，以下の❶～❿である。

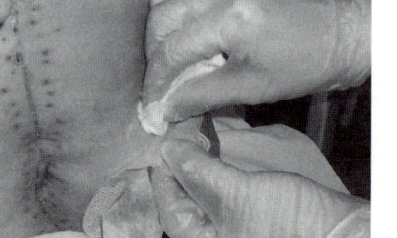

❶ 装具を愛護的に剥がす

濡らしたガーゼや剥離剤で軽く腹壁を押すように少しずつ装具を剥がす

❷ 面板の裏側の観察

面板ストーマ孔の溶解部分や，便のもぐり込みや漏れの有無を観察する

---

▶ **人工肛門（ストーマ）**
ストーマはもともとギリシャ語で"口"という意味であり，それが手術によって人工的に腹壁に造られた排泄孔を表す。

▶ **ストーマ装具**
ストーマに装着する器具のことである。皮膚に貼る平板状の面板と排泄物を貯留するストーマ袋からなる。

❸ ストーマ周囲皮膚の清潔
- 泡立てた石鹸で優しくストーマ周囲を洗う
- 石鹸成分はお湯で洗い流すか，濡れたガーゼでふき取る

❹ ストーマ，ストーマ周囲皮膚の観察
- ストーマ：色，出血，浮腫，ストーマの陥没や脱出，粘膜壊死，狭窄
- 周囲皮膚：発赤，発疹，びらん，潰瘍，疼痛，熱感，硬結，掻痒感

❺ ストーマサイズの測定
- 使用中の装具の裏紙をストーマにあて，ストーマ径より2～5mm程度の大きさであれば型紙として使用する
- 型紙がない場合はゲージやノギスで測定する

❻ 面板のカット
- 面板をストーマ径より2～5mm大きくカットする（ほぼ正円形であれば既製孔の装具を使用すると簡便である）

❼ 粉状皮膚保護剤の散布
- 粘膜皮膚接合部やびらん部分に粉状皮膚保護剤を散布し，その後は余分な粉をよく落とす

❽ 装具の貼付
- 腹壁の皺を伸展させて貼る
  ❾ 排泄口を閉鎖する
  ❿ 後片付けをする

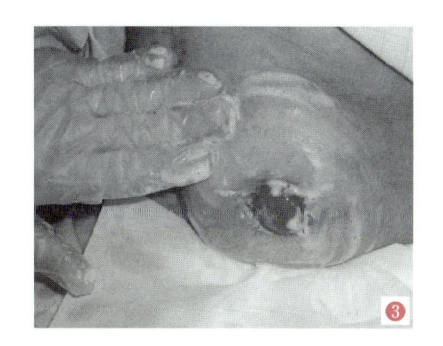

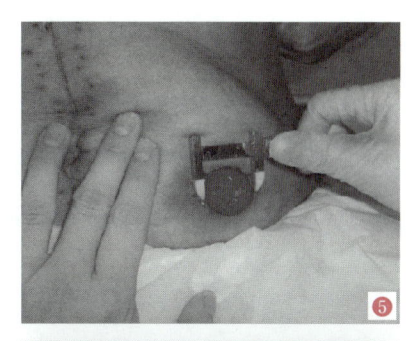

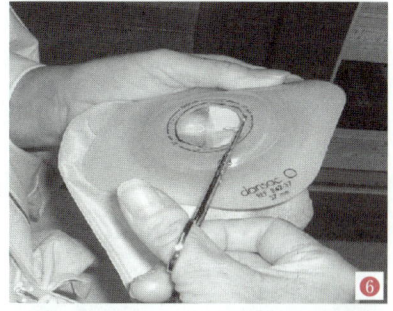

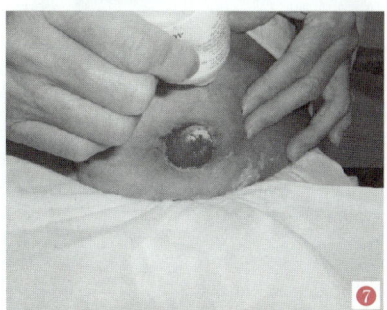

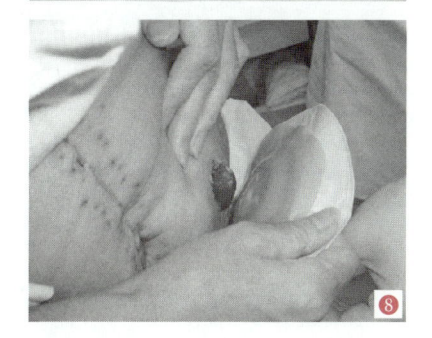

装具交換の目安は，面板ストーマ孔の溶解・膨潤（白くふやけている部分）が10 mm程度で交換する。

### ◻ ストーマに関連したトラブルと主な対処方法

どこにどのようなトラブルが発生するかを観察することで原因を予測し，適した対策を行うことができる。ストーマに関連したトラブルの種類と原因，主な対処方法を表11-11，11-12に示す。なお，部位の呼称は図11-17を参照。

### ◻ 心理サポート

ストーマは疾病ではなく，治療によって本来の排泄機能が失われた中途障害である。ボディイメージの変化と今までの排泄習慣，ライフスタイルの変更などさまざまなストレスを抱える。セルフケアの確立が困難な要因には身体・認知機能だけでなくストーマの拒否感が関与していることが多い。本人，家族の気持ちを受け止めながら，少しずつ可能なセルフケアができるように関わることが重要である。

### ◻ 日常生活指導

**❶ 食事指導**
- 結腸ストーマは特に食事内容の制限はない。
- 回腸ストーマの場合，約1.5ℓ／日以上または尿量1000 mℓ／日以上の水分摂取を目標にする。食物繊維を多く摂取すると通過障害をきたしやすい。よく噛む，加熱し柔らかくする，刻む，裏ごしする等工夫が必要である。

**❷ 入浴**
- 体内の圧は浴槽の水圧より高く，湯がストーマ内に入ることはないため装具を外した入浴は可能である。プリンのカップ等をストーマ部分にあてる方法もある。
- ガス抜きフィルターに湯の侵入を防ぐテープの貼付が必要な装具がある。

**❸ 外出**
- 携帯用バッグにストーマ用品の1回使用分，ウェットティッシュや拭き取りタイプの皮膚洗浄剤を入れておく。

**❹ ストーマ装具の管理**
- ストーマ造設後に既製孔の製品で退院した場合，ストーマ径が安定する数か月間は約1か月分の数を購入する。
- 皮膚保護剤は温度や湿度の影響を受けるため，直射日光を避けた涼

表11-11 ストーマのトラブル

| 部位 | 種類 | 原因 | 主な対処方法 |
|---|---|---|---|
| ストーマ | 浮腫 | 術後の一時的な静脈の環流障害 | ・ストーマが損傷しないよう面板ストーマ孔を大きめにカットする |
| | 出血 | ストーマ粘膜の物理的刺激 | ・適切な面板ストーマ孔のサイズにする<br>・ベルトなどストーマを擦る要因がないか確認する<br>・出血部位をガーゼで圧迫する(大量出血や止血しない場合は受診する) |
| | 腸管脱出 | 筋膜・腹部のストーマ孔が大きい<br>筋膜の組織耐久性の低下 | ・仰臥位になり腸管を軽く押さえて腹腔内に戻す<br>・面板ストーマ孔を大きめにカットする |
| 腹壁 | ストーマ傍ヘルニア | 筋層部分のストーマ孔が大きい | ・便秘にならないよう排便コントロールする<br>・外観が気になるのであればヘルニアベルトを使用する |

表11-12 スキントラブル(発赤,発疹,びらん,表皮剥離,膨瘤疹など)

| 部位 | 原因 | 主な対処方法 |
|---|---|---|
| 粘膜皮膚近接部 | 便が皮膚に付着している | ・皮膚が露出しないよう適切な面板ストーマ孔のサイズにする<br>・適切な交換間隔,または1〜2日早く交換する<br>・緩い便であれば有形便への調整をする<br>・皺や窪みの部分に練状皮膚保護剤などで補整する |
| 皮膚保護剤貼付部位 | 剥離刺激<br>発汗での雑菌の繁殖<br>皮膚保護剤の接触性皮膚炎<br>・アレルギー | ・剥離剤を使用する<br>・貼付部位の体毛は電気カミソリで剃るまたはハサミでカットする<br>・入浴後は汗がひいた後に装具を貼付する<br>・適切な交換間隔,または1〜2日早く交換する<br>・装具(皮膚保護剤)を変更する |
| テープ貼付部位 | 粘着剤の成分<br>剥離刺激<br>発汗での雑菌の繁殖 | ・被膜剤を使用する<br>・テープの使用を中止する<br>・皮膚保護剤の固定テープに変更する |
| 装具隣接部位 | 発汗での雑菌の繁殖 | ・パウチカバーなど使用し吸湿性,通気性をはかる |

図11-17 ストーマ周囲皮膚の区分

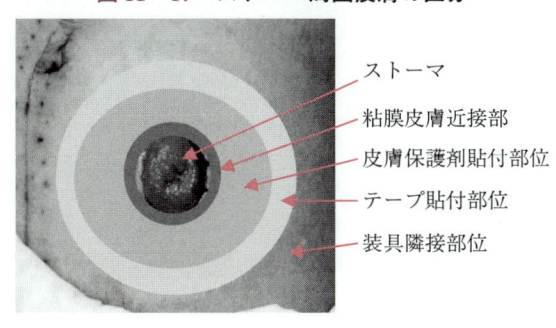

- ストーマ
- 粘膜皮膚近接部
- 皮膚保護剤貼付部位
- テープ貼付部位
- 装具隣接部位

しい場所で保管する。

**❺ 災害時の備え**

・災害時の避難袋にストーマ用品を約1週間分，ウェットティッシュ，ティッシュペーパーやゴミ袋，メモ（使用中のストーマ製品名・サイズ・製品番号・会社名・販売店の住所・電話番号）を入れておく。

### 社会福祉制度

　永久ストーマの場合は内部障害者として身体障害者に認定され，ストーマ用装具の給付や税の減額，免除の資格が受けられる。また各自治体により助成金制度の有無や装具の助成金の金額が異なるため，居住している市町村役所の福祉課か，社会福祉事務所に確認する。

　ストーマ装具の購入費用は医療控除の対象となる。購入時の領収書と，医師の証明を受けたストーマ装具使用証明書を保管しておく。

## 14　疼痛管理

### 疼痛管理の目的

　1979年国際疼痛学会では，疼痛を「組織の実質的あるいは潜在的な損傷に関係するか，またはそのような損傷に関して表現された不快な感覚や感情経験」と定義している。つまり，痛みは対象者本人の感情や経験が関係・影響する主観的な感覚である。

　よって，在宅における看護師の役割（目的）は，対象者の抱える疾病に関連した症状として出現する「疼痛」という感覚を，各対象者の今までの個人的・主観的な体験を踏まえ，対象者の主訴やデータ・心身的所見等さまざまな側面から客観化し（**全人的苦痛**），薬物療法やさまざまな疼痛緩和療法を用いることより，対象者の「痛い」という自覚症状が緩和され，その人らしい日常生活を過ごせるような効果的介入を行っていくことと考える。

### 対象者の特徴

　疼痛管理が必要な対象者にはどんな特徴があるだろうか？　地域においてはさまざまな疾患により疼痛の管理が必要な対象者がいるが，本項では薬物療法の導入や看護介入の効果が評価しやすい，がん患者の疼痛緩和を中心に述べる。在宅療養でみられる疼痛管理が必要な非がん患者には，慢性関節リウマチ，脊柱管狭窄症，神経難病，慢性閉

▪**全人的苦痛（トータルペイン）**
　対象者の痛みは，身体面だけでなく，精神面，社会面，スピリチュアルな影響を受けるため，包括的にアセスメントすることが重要である。特に身体的側面の疼痛管理は，全人的苦痛の緩和の基本ともなる（図11-18）。

塞性肺疾患（COPD），筋筋膜性疼痛症候群，帯状疱疹（ヘルペス），廃用症候群がある。このような疾患や認知症や精神疾患をもつ対象者の場合，痛みを知覚していても他人に伝えることが困難なことがある。地域で対象者の生活の場で関わる看護師は，病名や薬物療法にとらわれるだけでなく，後述する痛みを緩和させる因子等にも関心を寄せ，対象者の言語化されない反応を観察し，家族や他職種等からの情報を得ながらさまざまな介入を試みることが望まれる。

## 疼痛のアセスメント

まずは，対象者が自覚している疼痛の状況をアセスメントシート等を用い，痛みの部位や程度，種類を確認し，疼痛の管理（緩和）に関わるチームで対象者の状況を共有する。アセスメントのためのツールには「疼痛の評価シート」（図11-19），「痛みのフェイススケール」（図11-20），「デルマトーム（脊髄神経の皮膚知覚帯）」（図11-21），「痛みの種類と部位・性質のアセスメント」（表11-13）等がある。

また前述のように，痛みは主観的な感覚であるため，痛みの原因そのものは変わらなくても，対象者の状況によって痛みの閾値は変化することも考慮する（表11-14）。

## 疼痛管理（疼痛緩和）の方法──薬物療法

身体的苦痛の緩和に効果的な方法の一つである。WHOは1986年に対象者のさまざまな痛みの緩和が可能となるように，WHO3段階除痛ラダーを明らかにしている（図11-22）。また，在宅では病院や施設のように常に専門家がいないことが多いが，特に**オピオイド**等内服中は，決められた時間や量の鎮痛薬を服用することで疼痛緩和が期待できるので，医療者が不在の日も本人と家族等により可能な限り正しく薬を管理することが求められる（表11-15）。鎮痛薬の投与経路や用法について，対象者の身体状況や生活スタイル（がん罹患後も就業したり家事に従事する等）や家族の介護力に合わせて，安全で痛みのない生活を医師や看護師，薬剤師等医療関係者だけでなく，ヘルパーやケアマネージャー等チームで支援・調整していくことが期待される（**レスキュー・ドーズ**）。

## オピオイド・NSAIDs以外の疼痛治療

鎮痛補助薬のほか，神経ブロック，ビスホスホネート製剤，放射線治療，脊髄鎮痛法等ががん診療連携拠点病院等で行われるようになってきているが，在宅における疼痛管理において，保険適用外の薬剤等

▶**オピオイド**
麻薬及び向精神薬取締法により，その使用者や管理方法が決められている薬剤。悪用される他の麻薬との混同や歴史的に間違ったイメージから，オピオイド（医療用麻薬）に対する誤解のために導入が難しくなることがある。適切かつ円滑に使用されるよう，導入時にていねいな教育が行われることが重要である。また，オピオイドの副作用として起こる，眠気，吐気，便秘，せん妄等に対しても，適切な薬物療法等の予防的対策が不可欠である[45]。

▶**レスキュー・ドーズ**
がん性疼痛のある患者に対して，オピオイドの徐放性製剤を定期的に使用していても，突出痛が出現することがあり，その場合速効性製剤をレスキューとして使用する。一般的に同じオピオイドの種類の製剤を使用する。

▶**NSAIDs（非ステロイド性抗炎症薬）**
除痛ラダーの第一段階にも用いられている疼痛緩和に効果的な薬剤である。一方で消化器症状が出現したり内服が困難になると投与が中止になることが多いが，NSAIDsの貼用薬や消化器症状の副作用の少ないアセトアミノフェンの使用等により，投与経路や薬剤の変更等で継続して投与されることが望ましい。

図11-18 全人的苦痛（トータルペイン）

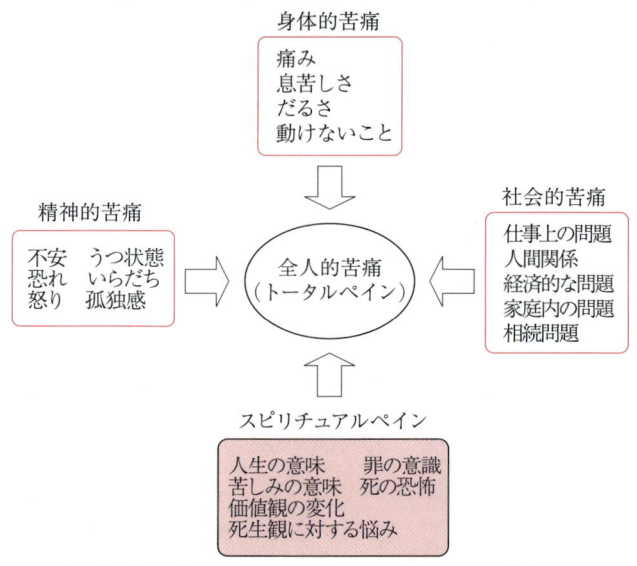

**身体的苦痛**
- 痛み
- 息苦しさ
- だるさ
- 動けないこと

**精神的苦痛**
- 不安　うつ状態
- 恐れ　いらだち
- 怒り　孤独感

**社会的苦痛**
- 仕事上の問題
- 人間関係
- 経済的な問題
- 家庭内の問題
- 相続問題

**スピリチュアルペイン**
- 人生の意味　罪の意識
- 苦しみの意味　死の恐怖
- 価値観の変化
- 死生観に対する悩み

→ 全人的苦痛（トータルペイン）

出所：独立行政法人国立がん研究センターがん対策情報センター（http://ganjoho.jp/public/support/relaxation/palliative_care.html，2012.9.15アクセス）．

図11-19 疼痛の評価シート

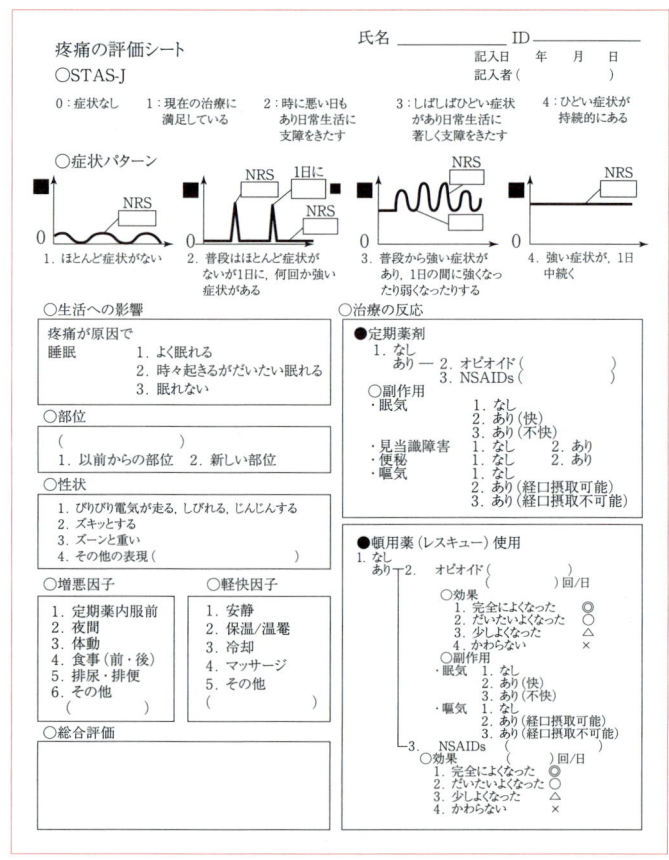

疼痛の評価シート
○STAS-J
- 0：症状なし
- 1：現在の治療に満足している
- 2：時に悪い日もあり日常生活に支障をきたす
- 3：しばしばひどい症状があり日常生活に著しく支障をきたす
- 4：ひどい症状が持続的にある

○症状パターン
1. ほとんど症状がない
2. 普段はほとんど症状がないが1日に，何回か強い症状がある
3. 普段から強い症状があり，1日の間に強くなったり弱くなったりする
4. 強い症状が，1日中続く

○生活への影響
疼痛が原因で
睡眠　1．よく眠れる
　　　2．時々起きるがだいたい眠れる
　　　3．眠れない

○部位
（　　　　　）
1．以前からの部位　2．新しい部位

○性状
1．ぴりぴり電気が走る，しびれる，じんじんする
2．ズキッとする
3．ズーンと重い
4．その他の表現（　　　）

○増悪因子
1．定期薬内服前
2．夜間
3．体動
4．食事（前・後）
5．排尿・排便
6．その他

○軽快因子
1．安静
2．保温/温罨
3．冷却
4．マッサージ
5．その他

○治療の反応
●定期薬剤
1．なし
あり — 2．オピオイド（　　）
　　　 3．NSAIDs（　　）
○副作用
・眠気　1．なし
　　　　2．あり（快）
　　　　3．あり（不快）
・見当識障害　1．なし　2．あり
・便秘　1．なし　2．あり
・嘔気　1．なし
　　　　2．あり（経口摂取可能）
　　　　3．あり（経口摂取不可能）

●頓用薬（レスキュー）使用
1．なし
あり — 2．オピオイド（　）回/日
○効果
1．完全によくなった　◎
2．だいたいよくなった　○
3．少しよくなった　△
4．かわらない　×
○副作用
・眠気　1．なし
　　　　2．あり（快）
　　　　3．あり（不快）
・嘔気　1．なし
　　　　2．あり（経口摂取可能）
　　　　3．あり（経口摂取不可能）
3．NSAIDs（　）回/日
○効果
1．完全によくなった　◎
2．だいたいよくなった　○
3．少しよくなった　△
4．かわらない　×

○総合評価

出所：評価ツール，1．症状マネジメントのためのツール，がん対策のための戦略研究「緩和ケア普及のための地域プロジェクト」OPTIM（http://gankanwa.umin.jp/pdf/tool04.pdf　2013年12月10日アクセス）．

図11-20　痛みのフェイススケール

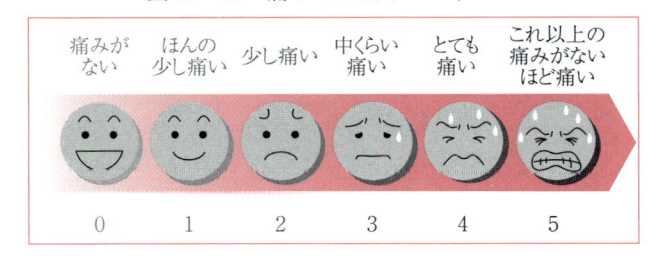

| 痛みがない | ほんの少し痛い | 少し痛い | 中くらい痛い | とても痛い | これ以上の痛みがないほど痛い |
|---|---|---|---|---|---|
| 0 | 1 | 2 | 3 | 4 | 5 |

図11-21　デルマトーム

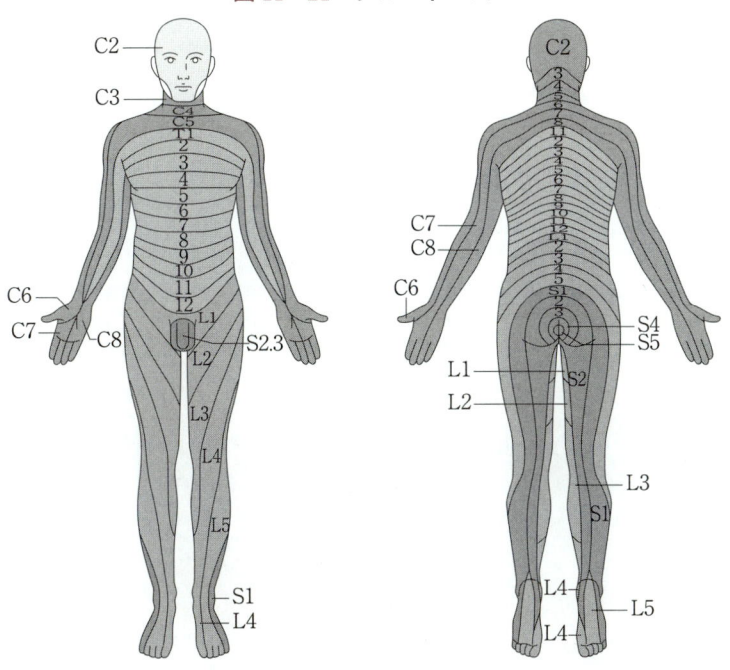

表11-13　痛みの種類と部位・性質のアセスメント

|  | 体性痛 | 内臓痛 | 神経障害性疼痛 |
|---|---|---|---|
| 部位 | 限局した痛み | 局在性が不明確，離れた部位に関連痛 | 神経分布に沿って出現 |
| 性質 | うずくような痛み | 鈍痛，重苦しい痛み | しびれる，電気が走るよう |
| 特徴 | 体動時に増強，NSAIDsが奏功 | オピオイドが奏功 | NSAIDs，オピオイド効きにくい，鎮痛補助薬が効果あり |
| 主な原因 | 骨転移，皮膚転移等 | 実質臓器の腫瘍 | 脊髄圧迫，腹腔神経叢障害，腕神経叢障害等 |

出所：林章敏，中村めぐみ，高橋美賀子編（2010）：アセスメントで把握すべき内容，がん性疼痛ケア完全ガイド，42，照林社，を参考に作成。

表11-14 痛みの閾値に影響を及ぼす因子

| 分類 | 増強させる因子 | 減弱させる因子 |
|---|---|---|
| 身体的 | 不眠,疲労,倦怠感 | 痛み以外の症状の緩和,睡眠 |
| 精神的 | 不快,不安,恐怖,怒り,悲嘆,抑うつ,孤独,絶望感,緊張 | 安心,安堵,気分の高揚,精神的集中,緊張感の緩和 |
| 社会的 | 社会的地位・収入の喪失,家庭での役割喪失 | 人とのふれあい,他人からの理解,創造的活動 |
| スピリチュアル | 在籍感,存在意義の喪失 | ゆるし,存在意義の発見 |
| その他 | リズムのない明暗環境 | 鎮痛薬,抗不安・抗うつ薬,鎮痛補助薬,補完代替療法 |

出所:武田文和監訳(2003):トワイクロス先生のがん患者の症状マネジメント,18 医学書院,を参考に作成。

図11-22 WHO3段階除痛ラダー

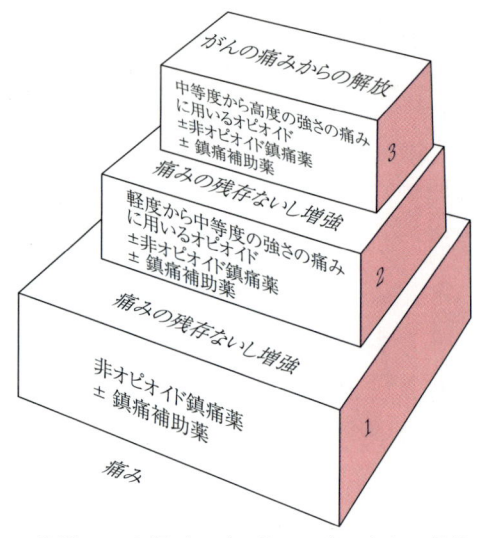

（ピラミッド図）
1: 痛み — 非オピオイド鎮痛薬 ± 鎮痛補助薬
2: 痛みの残存ないし増強 — 軽度から中等度の強さの痛みに用いるオピオイド ± 非オピオイド鎮痛薬 ± 鎮痛補助薬
3: 痛みの残存ないし増強 — 中等度から高度の強さの痛みに用いるオピオイド ± 非オピオイド鎮痛薬 ± 鎮痛補助薬
頂上: がんの痛みからの解放

出所:WHO編(1996):がんの痛みからの解放——WHO方式がん疼痛治療法,第2版,17,を参考に作成。

表11-15 鎮痛剤使用の5原則

① 経口的に(by mouth)
② 時刻を決めて規則正しく(by the clock)
③ 除痛ラダーに沿って(by the ladder)
④ 患者ごとの個別的な量で(for the individual)
⑤ その上で細かい配慮を(with attention to detail)

出所:日本緩和医療学会緩和医療ガイドライン作成委員会編(2010):がん疼痛の薬物療法に関するガイドライン,2010年版,31-33,金原出版,を参考に作成。

の調整等，緩和医療に精通している在宅診療診療所との連携が必要である。

### ❏ その他の疼痛緩和療法

日常生活のケアとして，罨法（あんぽう）やマッサージ，安楽な体位の工夫や，入浴介助等が疼痛緩和に効果を期待できるものも多い。さらに鍼灸や代替補完療法等も効果的な場合もある。

対象者にとって，自宅で療養すること自体が精神的な安心感をもたらし，対象者のQOLを高めることにつながることが多い。支援者は本人および家族の状況を総合的にアセスメントし，ニーズに沿って全人的苦痛の緩和に取り組むことが望まれる。

現在わが国は国民の2人に1人はがんに罹患する時代となり，がん等に罹患後，闘病期間が長期にわたることが予測される。在宅や地域で対象者に関わるナースは，対象者の疼痛を管理するだけでなく，対象者と家族に長期的・全人的に関わり，信頼される資質と知識の研鑽が望まれている。

# 15 がん緩和ケア

## ❏ 背　景

　わが国の緩和ケアは，2007年に施行されたがん対策基本法，およびがん対策推進基本計画に基づき，全国どこでも質の高いがん医療を受けることができる「均てん化」や，診断時からの緩和ケアの推進が推奨されている。2012年に討議されている緩和ケア推進委員会等では，がん性疼痛等を抱えた患者に対してより迅速かつ適切な緩和ケアを提供するために，各都道府県拠点病院等において入院・外来・在宅の連携拠点として「緩和ケアセンター」の整備が検討されている。

　また，平成24年度診療報酬の改定において，医療保険の訪問看護関連項目では，在宅緩和ケアの推進の一環として，ターミナルケア加算の算定要件の見直し，外泊日の訪問看護の新設，専門性の高い看護師の訪問の評価等が追加された。

　さらに2012年7月に公表された「在宅医療・介護あんしん2012」においても，施設中心の医療・介護から，可能なかぎり住み慣れた生活の場（在宅）において，療養および看取りの場の確保は，国民全体にとって差し迫った課題である。

　これらの背景のもと，在宅における緩和ケアにはどのような特徴があるか，考えてみる。なお，緩和ケアの対象疾患はがんに制限されないが，本項では紙面の関係上がん終末期の療養者へのかかわりを中心に述べる。

## ❏ 在宅におけるがん緩和ケアの特徴

❶　生活の場における医療の提供
❷　家族や友人と過ごす時間
❸　家族や介護者の負担
❹　緊急時の対応
❺　サービスの提供体制が複雑

## ❏ 在宅ターミナルケア

❶　対象者
・がんの終末期の人
・さまざまな疾患等で死が間近に迫っている人

▶緩和ケア
　2002年 WHO（World Health Organization：世界保健機関）にて「緩和ケアとは，いのちを脅かす疾患による問題に直面している患者とその家族に対して，疾患の早期より痛みやその他の身体的，心理社会的，スピリチュアルな問題に関して的確な評価を行い，それが障害とならないように予防したり対処したりすることで，クオリティ・オブ・ライフを改善するアプローチである」と定義されている。

・老衰などで死を目前にしている人
  ❷ 在宅ターミナルケアの条件
・本人と家族に在宅で過ごしたい，過ごさせたいという意思があること
・介護力があること（家族でなくてもよい，一人暮らしでもよい）
・24時間支援できる在宅チームが存在すること
・病院等医療機関との連携があること

　在宅緩和ケア開始時に自宅で亡くなりたい，看取りたいと思っても，在宅療養が困難になることもある。療養者や家族の状況に応じて，緩和ケア提供の場に柔軟性があることが望ましい。
  ❸ 在宅ターミナルケアにおける訪問看護の役割
・症状マネジメント
・日常生活援助
・家族ケア（死の準備教育を含めて）
・チームのコーディネート（ケアマネジメント）
・人生を自分らしく生ききることへの支援

## ❏ これからのがん緩和ケア
  ❶ 切れ目のない緩和ケアの提供
  ❷ 意思決定・自己決定の尊重
  ❸ 家族ケア（遺族ケア）
  ❹ 緩和ケア教育

## ○ 注

(1) Weblio 辞書（http://www.weblio.jp）（2012.8.5）
(2) 厚生労働省：介護サービス施設・事業所調査に関する統計（平成11年6月と平成22年9月の看護内容の割合を比較）.
(3) 平成22年3月5日保医発0305「診療報酬の算定方法の一部改正に伴う実施上の留意事項について.
(4) 『平成24年社会保険診療報酬点数表』社会保険研究所.
(5) 阿曽洋子（2007）：訪問看護ステーションにおける褥瘡患者の実態；在宅医療委員会実態調査報告1，日本褥瘡学会誌，9(1)，103-108.
(6) 水原章浩ほか（2006）：水道水による褥瘡洗浄，褥瘡会誌，8(1)，84-88.
(7) 市岡滋ほか（2001）：創洗浄における洗浄圧の検討，褥瘡会誌，3(1)，27-31.
(8) 貝谷敏子ほか（2005）：褥瘡創部の洗浄方法，Expert Nurse，21(12)，46-47.
(9) 日本褥瘡学会（2010）：いわゆる「ラップ療法」に関する日本褥瘡学会理事会会見について，（http://www.jspu.org/jpn/info/pdf/20100303.pdf）
(10) 鳥谷部俊一（2005）：褥瘡治療の常識非常識―ラップ療法から開放性ウエットドレッシングまで，三輪書店.

⑾　上田朋宏（2003）：高齢者の排尿管理目的で安易にカテーテル留置をしてはいけない，治療，85，南山堂，564-566.
⑿　http://www.cdc.gov/ncidod/dhqp/gl catheter assoc.html
⒀　CDC（2009）：Guideline for Prevention of Catheter-associated Urinary Tract Infections.
⒁　坂木晴世（2007）：第6回尿道留置カテーテル関連感染，INFECTION CONTROL，16(9)，96-100.
⒂　田中純子（2006）：排尿のコンチネンタルケア尿道カテーテルの管理の指導，月刊ナーシング，26(10)，86-91.
⒃　CDC（1983）：Guideline for Prevention of Catheter Associated Urinary Tract Infections. Am J Infection Control, 11(1), 28-33.
⒄　新谷寧世（2008）：カテーテル管理についての疑問・質問①，泌尿器ケア，13(3)，25-32.
⒅　谷杉裕代ほか（2003）：膀胱留置カテーテル，月刊ナーシング，23(2)，6-15.
⒆　武川智美ほか（2009）：尿道カテーテルの固定方法に関する検討，泌尿器ケア，14(1)，89-95.
⒇　内藤亜由美（2012）：カテーテル留置中患者のスキントラブルの予防と発症後ケア，泌尿器ケア，17(1)，28-33.
(21)　高柳智子他（2003）：高齢者への医療用粘着テープの剥離方法に関する研究　皮膚への影響に関する剥離角度の検討，日本老年看護学会誌，8(1)，14-21.
(22)　CDC（1983）：*op. cit.*
(23)　日本泌尿器科学会泌尿器科領域における感染制御ガイドライン政策委員会（2009）：泌尿器科領域における感染制御ガイドライン，日本泌尿器科学会雑誌，100(4)，巻末1-27.
(24)　ガスレビュー，No.709号，2010（http://www.gasreview.co.jp/gasreview/kiji10/gr_709_4.html）（2012.12.28）
(25)　日本呼吸器学会（2010）：在宅呼吸ケア白書2010，メディカルレビュー.
(26)　日本呼吸ケア・リハビリテーション学会・日本呼吸器学会・日本リハビリテーション医学会・日本理学療法士協会編（2007）：呼吸リハビリテーションマニュアル──患者教育の考え方と実践，照林社.
　　　日本呼吸ケア・リハビリテーション学会・日本呼吸器学会・日本リハビリテーション医学会・日本理学療法士協会編（2012）：呼吸リハビリテーションマニュアル──運動療法第2版，照林社.
(27)　Ries A. L., Kaplan, R. M., Limberg, et al. (1995)：Effect of pulmonary rehabilitation on physiologic and psychological outcomes in patients with chronic obstructive pulmonary disease, *Ann Intern Med*, 122, 823-832；Ashikaga, T., Vacek, P. M., Levis, S. O. (1980)：Evaluation of a community-based education program for individuals with chronic obstructive pulmonary disease, *J Rehqbil*, 46, 23-27；Janelli, L. M., Scherer, Y. K., Schmieder, L. E, et al. (1991)：Can a pulmonary health program alter patients' ability to cope with COPD? *Rehabil Nurs*, 16, 199-202.
(28)　Celli, B. R. (1995)：Pulmonary rehabilitation in patients with COPD, *Am J Respir Crit Care Med*, 152, 861-864.
(29)　Ries A. L., Bauldoff G. S., Carlin B. W, et al. (2007)：Pulmonary Rehabilitation: Joint ACCP/AACVPR Evidence-Based Clinical Practice Guidelines, Chest, 131, 34-35.
(30)　International Council of Nurses (2001)：Telenursing Fact Sheet, 2013. 1.

24.(http://www.icn.ch/images/stories/documents/publications/fact_sheets/18b_FS-Telenursing.pdf)
(31) 亀井智子，山本由子，梶井文子他（2011）：COPD 在宅酸素療法実施者への在宅モニタリングに基づくテレナーシング実践の急性増悪および再入院予防効果；ランダム化比較試験による看護技術評価，日本看護科学学会誌，31(2)，24-33．
(32) Kamei T, Yamamoto Y, Kajii F, et al.（2012）：Systematic review and meta-analysis of studies involving telehome monitoring based telenursing for patients with chronic obstructive pulmonary disease, JJNS, doi: 10.111/j. 1742-7924.2012.00228.x.
(33) 日本呼吸器学会（2010）：在宅呼吸ケア白書2010，メディカルレビュー．
(34) 亀井智子（2003）：在宅酸素療法実施者の療養管理遠隔看護支援システムの開発，聖路加看護大学紀要，29，1-11．
(35) 水野優季，川村佐和子（2000）：難病と共に生きるボランティア活動，公衆衛生，64(12)，861-864，医学書院．
(36) 東京都福祉保健局難病医療ネットワーク（2013）：難病患者在宅人工呼吸器導入時における「退院調整・地域連携ノート」(http://nambyocare.jp/results/chikirenkei/chikirenkei.html)
(37) 山本真：自動吸引マニュアル，Dr. 山本の診察室（http://www3.coara.or.jp/~makoty/）
(38) Recommendations of CDC and the Healthcare Infection Control Practices, Advisory Committee（2003）: Guidelines for Preventinghealth-care-Associated Pneumonia, Association for Professionals in Infection Control and Epidemiology.
(39) 渋谷知恵（2002）：消毒法について気になる12の問題，コミュニティケア，16(2)．
(40) 林由佳他（2009）：気管内吸引カテーテルの再使用時の洗浄および保管方法に関する検討，山陽論業(16)，145-153．
(41) 全国訪問看護事業協会（2012）：介護職員等による喀痰吸引・経管栄養研修テキスト，中央法規出版．
(42) Car, G. J., Sas, L., Matos D. et al.（2012）：Percutaneous endoscopic gastrostomy versus nasogastric tube feeding for adults with swallowing disturbances（Review），The Cochrane Library, Issue 3.
(43) 日本外科代謝栄養学会（2004）：用語解説集，日本外科代謝栄養学会ホームページ（http://www.jsmmn.jp/dic/index.html）
(44) 山縣克之（2010）：がんとは無関係な痛み，今日からできる疼痛ケア，がん看護（2010増刊），15(2)，146-148．
(45) 梅田恵・射場典子編（2011）：オピオイドとは，緩和ケア，64，南江堂．
(46) 宮崎和加子（2006）：在宅での看取りのケア 家族支援を中心に，95-97，日本看護協会出版会．

## ◯ 引用・参考文献

〈第4節〉
蟹江治郎（2002）：胃瘻 PEG ハンドブック，117-122，医学書院．
小川滋彦（2003）：在宅 PEG 管理のすべて(4)——胃瘻のスキンケア(2)，日本醫事新報，4122：49-52．
平田雅子他（2002）：経管栄養に関する実験研究および理論的考察——経管栄

養における注入物の温度に関する理論的考察——，看護教育，43(11)，993-997.

本庄孝行，金子宏，篠崎かおり他（2000）：胃瘻造設や体位変化による胃食道逆流，胃内pH，胃排泄能への影響，胃分泌研究会誌，32，25-28.

〈第6節〉

日本呼吸ケア・リハビリテーション学会・日本呼吸器学会（2002）：呼吸リハビリテーションに関するステートメント（http://www.jrs.or.jp/quicklink/glsm/statement/pdf//rehabilitation.pdf）（2013.1.8）

Toshoma, M. T., Kaplan, R. M., Ries, A. L. (1990)：Experimental evaluation of rehabilitation in chronic obstructive pulmonary disease: short term effects on exercise endurance and health status, *Health Psychol*, 9, 237-252.

〈第11節〉

川村佐和子監修（2010）：在宅療養支援のための医療処置管理看護プロトコール，日本看護協会出版会.

テルモ株式会社（2011）：在宅中心静脈栄養法ご使用の手引.

〈第12節〉

望月貴博，藤田敬之助（2010）：在宅自己注射法，船戸正久，高田哲編著，医療従事者と家族のための小児在宅医療支援マニュアル（改訂2版），76-85，メディカ出版.

石崎政男編（2012）：医科診療報酬点数表・調剤報酬点数表（平成24年4月改正版），中和印刷.

戸倉康之編（2004）：新版注射マニュアル，照林社.

厚生労働省，中央社会保険医療協議会（2012）：保険医が投薬することができる注射薬（処方せんを交付することができる注射薬）及び在宅自己注射指導管理料の対象薬剤追加について（http://www.mhlw.go.jp/stf/shingi/2r9852000002agiu-att/2r9852000002au19.pdf/）（2012.8.21）

太田宏平監修（2008）：多発性硬化症マネジメントハンドブック（第2版），アボネックス適正使用のために，バイオジェン・アイデック・ジャパン（アボネックスインフォメーション，HYPERLINK "http://www.avonex.jp/" http://www.avonex.jp/）（2012.8.21）

山村隆（2007）：多発性硬化症，金澤一郎監修，誰にでもわかる神経筋疾患119番，205-212，日本プランニングセンター.

アボネックス筋注用シリンジ30μg添付文書（2010年10月改訂），バイオジェン・アイデック・ジャパン株式会社.

アボネックス筋注用シリンジ30μg使用説明書：バイオジェン・アイデック・ジャパン株式会社.

アボネックス筋注用シリンジ30μg自己注射ガイド：バイオジェン・アイデック・ジャパン株式会社.

アボネックスインフォメーション，（http://www.avonex.jp/2012.8.21）

宮崎歌代子，鹿渡登史子（2003）：在宅療養指導とナーシング——退院から在宅まで，5，医歯薬出版.

門脇孝，真田弘美（2011）：すべてがわかる最新糖尿病，照林社.

松沢佑次，花房俊昭，難波光雄（1999）：インスリン治療の自己管理，医薬ジャーナル社.

高田早苗，川西千恵子（2006）：エビデンスに基づく注射の技術，中山書店.

清野裕（2002）：「アメリカ糖尿病協会」糖尿病セルフケアガイド，医歯薬出版.

松岡健平，河盛隆造，岩本安彦（2001）：糖尿病のマネージメント，医学書院.

船山秀昭（1998）：実地医家ならではの糖尿病クリニック，総合医学社.

〈第13節〉

日本ストーマリハビリテーション学会編（1997）：ストーマリハビリテーション学用語集，63，金原出版．

ストーマリハビリテーション講習会実行委員会編（1989）：ストーマケア——基礎と実際，改訂第2版，金原出版．

伊藤美智子編（2003）：ストーマケア（Nursing Mook15），2-8，学研．

〈第14節〉

林ゑり子，田口賀子編（2010）：最新！ がん看護Q&A，看護技術（臨時増刊号）56(5)．

小山富美子，山下めぐみ，服部政治編（2010）：今日からできる疼痛ケア，がん看護，15(2)，209-229．

宇野さつき（2010）：訪問看護師が行う疼痛緩和のコツ，がん看護，15(2)，249-251．

平原佐斗司（2011）：非がん疾患の緩和ケア，南山堂．

石垣和子，上野まり編（2012）：在宅看護論，南江堂．

高橋美賀子，梅田恵他編（2007）：がん患者のペインマネジメント新版，日本看護協会出版社．

がん情報サイト（http://cancerinfo.tri-kobe.org/）

ガイドライン，日本緩和医療学会（http://www.jspm.ne.jp/guidelines/index.html/）（2012.9.15）

〈第15節〉

川越厚（1996）：在宅ホスピスケアを始める人のために，医学書院．

蘆野吉和（2009）：ホスピストライアングル，週刊医学界新聞，第2856号．

梅田恵，射場典子編（2011）：緩和ケア，南江堂．

厚生労働省，日本医師会監修（2010）：がん緩和ケアに関するマニュアル，日本ホスピス・緩和ケア研究振興財団．

粕田晴之監修（2012）：こうすればうまくいく 在宅緩和ケアハンドブック改訂2版，中外医学社．

平原佐斗司，茅根義和編（2009）：チャレンジ在宅がん緩和ケア，南山堂．

特集：在宅・地域緩和ケアの"近い将来"，訪問看護と介護，15(11)，859-886．

特集："はじめて"の在宅緩和ケア「準備編」，訪問看護と介護，16(1)，12-41．

特集："はじめて"の在宅緩和ケア「実践編」，訪問看護と介護，16(2)：93-131．

厚生労働省ホームページ，在宅緩和ケア推進事業 平成22年度事業評価書，2012.9.15，(http://www.mhlw.go.jp/wp/seisaku/jigyou/10jigyou02/dl/hyouka/1-1-1.pdf)

厚生労働省ホームページ，がん対策推進基本計画，(http://www.mhlw.go.jp/bunya/kenkou/dl/gan_keikaku01.pdf)（2012.9.15）

厚生労働省ホームページ，緩和ケア推進検討会（第4回），(http://www.mhlw.go.jp/stf/shingi/2r9852000000ahdf.html#shingi55)（2012.9.15）

厚生労働省ホームページ，在宅医療・介護あんしん2012，(http://www.mhlw.go.jp/seisakunitsuite/bunya/kenkou_iryou/iryou/zaitaku/dl/h24_0711_01-03.pdf)（2012.9.15）

テルモホームページ，テルネット2012年8月号（http://www.terumo.co.jp/medical/terunet/pdf/12-08m.pdf）（2012.9.15）

大鵬薬品ホームページ，コンセンサス癌治療（http://www.cancertherapy.jp/palliative/index.html）（2012.9.15）

日本ホスピス・緩和ケア研究振興財団（http://www.hospat.org/）（2012.9.15）

日本ホスピス緩和ケア協会（http://www.hpcj.org/）（2012.9.15）
国立がん研究センターがん対策情報センター　がん情報サービスホームページ
　（http://ganjoho.jp/professional/index.html）（2012.9.15）
静岡県立静岡がんセンター：Web 版よろず相談 Q&A（http://www.scchr.
　jp/）（2012.9.15）

# 第12章
## 在宅療養者に多い疾患の進行予防とケア

# 1 脳血管障害者の進行予防とケア

## ❏ 脳血管障害とは

　脳血管障害は，訪問看護利用者の主疾患のうちで最も多い疾患である。脳血管障害の種類は，**表12-1**に示すとおりである。梗塞部位や出血部位により，脳血管障害後遺症として，片麻痺，言語障害，<u>高次脳機能障害</u>等多様な症状を呈す。高齢者が多いため，認知症や糖尿病をはじめとするさまざまな疾患を背景にもつ療養者が多い。脳血管障害発症後の回復過程は，急性期，亜急性期，回復期を経て在宅療養生活に至る。在宅療養生活は，維持期であり，できるだけ退院時の自立度レベルが低下しないよう，あるいは生活行動と対人関係を拡大できるようにし，自分らしいQOLの高い生活が送れるように支援する。

　脳血管障害後遺症のある療養者にとっては，障害の受容は難しく，障害との共存が上手く図れるように，時間をかけて支援する。いったん喪失した身体機能に対しては，以下の視点で対処する。

- 療養者の残存機能を最大限に有効活用する。
- 適切な自助具を活用して補う。
- 住環境を整備して，障害があっても安全かつ容易に動けるようにする。
- 家族介護力を引き出すとともに，不足な介護力を補うための介護保険サービス等の活用をする。

## ❏ 進行予防とケア

### ❶ 再発予防のための日常生活管理

　再発をおこせばADLの低下は避けられないため，再発予防は重要である。そのためには，リスクファクターである糖尿病や高血圧，高脂血症などの疾患管理が重要である。食事療法（塩分制限やカロリー制限），運動療法，薬物療法，生活管理（熱いお風呂は避ける等）が，それぞれの利用者の生活に合った形で，継続できるように支援する必要がある（**表12-2**）。

### ❷ 日常生活そのものがリハビリであるという考え方を実行に移すこと

　自分のことは自分でやるようにすること，つまり日常生活におけるセルフケアこそがリハビリテーションであることを理解してもらう。

---

◻ 高次脳機能障害
　脳の疾患や損傷によって，記憶や注意，思考，言語，感情といった知的な機能に生じた障害のことをいう。

表12-1　脳血管障害の種類

| 梗塞性病変 | 心原性脳塞栓<br>ラクナ梗塞<br>アテローム血栓性脳梗塞<br>一過性脳虚血発作 |
|---|---|
| 出血性病変 | くも膜下出血<br>脳内出血 |

表12-2　脳血管の梗塞や出血性病変の再発予防のための日常生活上の諸注意

| 嗜好 | たばことアルコール摂取はなるべく控えめにする |
|---|---|
| 食事 | 高血圧には減塩食，糖尿病や肥満には低カロリー食，動脈硬化には低脂肪食など |
| 薬物療法 | 適切に服薬し，副作用に注意する |
| 排泄 | 怒責しないよう，便通を整える |
| 入浴 | 熱めのお風呂は避ける |
| 一般状態チェック | 1日1回は，血圧測定をはじめ，一般状態をチェックする |
| 環境整備 | 寒暖の差を避ける（浴室や他の部屋との温度差，冷暖房による温度差） |
| 寒さ対策 | 靴下，赤外線効果のある温かい下着や衣服の着用 |

しかし，麻痺を有する身体はたいへん重く，また感覚障害を有することも多いため，療養者本人は体を動かすことが面倒になりがちである。そういった気持ちに寄り添い，励まし，必要なところのみを手伝うことが介護者に求められる。また，屋外への外出が困難であったとしても，朝起きたら，パジャマから着替える，歯磨きをする，身だしなみを整える等の規則正しい生活を習慣化する。

❸　住環境整備

療養者の身体機能と介護力に見合った家屋環境を整備し，少しでも動きやすい生活が送れるようにし，活動範囲を広げることが重要である。脳血管障害後遺症による障害は多彩である。障害の程度や種類や残存能力などは人それぞれでちがうため，手すりの種類や手すりをつける位置等は建築業者との相談だけではなく，理学療法士や作業療法士等のリハビリテーションの専門家と協働し，アドバイスを受けたほうがよい。また，さまざまな小さな段差を解消するための用具，または床の修理，トイレの便座の高さを調整する用具等で簡単に済ませられる場合もある。しかし，療養者の安全性や介護者の介護負担の軽減や便利さを過度に追求することは，療養者の残存機能の低下にもつながる可能性がある。適度なバリアフリー化について，専門家を交えて本人・支援者が検討する必要がある。

❹　適切な自助具の選定と利用

介護用具の諸パンフレットや介護用品販売店が多々みられるように

なった。病院の売店においても，食事用の自助具や杖等の販売を行っている。

### ❏ 具体的な ADL 指導

**❶ トイレ動作**

人間であれば誰しもが，排泄は可能な限りトイレで済ませたいと思うものである。それができることは，人間の尊厳を保つことにもつながる。最近では，多くの家屋が洋式化しており，障害者や高齢者にとっては好都合な状況である。

一般的には，トイレの出入り口に縦型手すりを設置する，トイレ側壁にL字型手すりを設置する等が行われる。なお，車いすと便座間の移乗（トランスファー）が難しい場合には，歩行器，ポータブルトイレ，キャスター付きシャワーチェア等を活用したトイレ使用を考える。

**❷ 入浴動作**

自宅での浴室環境の整備は，バスボード（回転式などもある），すのこ，手すり（取り外し可能なものもある），立ち上がりやすいいす，シャワーチェア等がある。浴室はすべりやすく，危険であるため，すべり止めマットの使用等の転倒予防を行う。

洗い場での立ち上がりや座り込みが難しい場合には，シャワーチェアを使用するが，座面の高低，背もたれの有り無し等数多くの種類のいすが開発されている。

介護者の負担が大きい場合には，シャワーや清拭，あるいはデイサービスでの入浴，訪問入浴介護サービス導入などの検討を行う。いずれの方法においても，各事業所のスタッフと連携をとって，本人のできるところはやってもらうようにする。

**❸ 高次脳機能障害**

表12-3に，主な高次脳機能障害を記した。観念運動失行や観念失行については，言葉や筆談，ジェスチャー等といった療養者によく伝わる方法を検討する。根気強い対応が求められるため，家族の理解と協力が得られるように，必要に応じて，説明や励ましを行っていく必要がある。

**❹ 適度に専門的リハビリテーションを受ける**

訪問リハビリテーション，通所リハビリテーション（デイケア）がある。またADLの低下が著しい場合には，入院によるリハビリテーションの適応があるかどうかを検討する必要がある。

---

❏ **訪問リハビリテーション**
理学療法士や作業療法士等が患者宅に出向き，リハビリを行うサービスのこと。通所リハビリテーションとはちがって，普段の生活の場で行われるため，実際の生活場面に応じたリハビリが行えることや，1対1で行われるため利用者の状態やニーズに応じたリハビリを受けられるといったメリットがある。

❏ **通所リハビリテーション**
デイケアともいう。デイケアセンターや老人保健施設等に通い，理学療法士や作業療法士などによる機能回復訓練を提供するサービスのこと。外出の機会や他者との交流の機会，介護者の休息の機会になりうるメリットがある。

表12-3　高次脳機能障害の主な種類

| 観念運動失行 | 順序性のある行動が順番通りに行えない（例：急須に茶葉をいれ，お湯を注ぐなどの順番がわからない） |
|---|---|
| 観念失行 | 行動がわからない（例：歯ブラシをどう使ったらいいかがわからない） |
| 肢節運動失行 | 物品使用方法が拙劣（例：台ふきんの絞り方が雑で，テーブルがびしょ濡れになる） |
| 半側無視 | 半側からのあらゆる刺激を認識できなくなる（例：食事を半分見落とす）（例：無視側の車いすのブレーキをかけ忘れる） |
| 構成障害 | 対象の構成部分の関係を把握して正しく合成できない（例：毛布や布団をきちんとたためない） |
| 着衣障害 | 着衣のしかたがわからない（例：袖の通しかたがわからない） |
| 相貌失認 | 特に親しい人の顔を識別できない（例：家族の顔を見ただけでは誰だかわからない） |

出所：伊藤利之，鎌倉矩子編（2001）：ADLとその周辺　評価・指導・介護の実際，医学書院，114-131，208-219を参考に筆者作成．

## ❏ うつ症状対策と生きがいさがし

　うつ症状をきたす場合が少なくないため，薬物療法について医師に相談する。また，障害があっても，できることはたくさんあるにもかかわらず，療養者本人が，生きる意味や生きる張り合いを見つけられない場合には，無意欲な生活となる。

　療養者本人の心の葛藤は大きく，精神面の回復には時間がかかる。ADL面の支援のみにとらわれず，精神的ケアも忘れてはならない。病院とはちがい，在宅ケアの現場では，療養者の個別性が見えやすく，療養者にふさわしい生きがいをみつけやすい立場にある。療養者や家族に対しては，焦らないで接することが重要で，ゆっくり見守り，障害があっても活躍をしている人等を紹介したり等の支援を提供する。

## ❏ 家族介護者指導・ケア

　過小あるいは過剰な介護により，利用者がADL低下をきたさないよう，家族介護者に指導することが重要である。しかし，介護者は頭ではわかっているが，本人にとってよいと思ってやっている場合も少なくなく，介護者の気持ちに寄り添いながら指導を行う必要がある。また，長年の生活習慣は変えられないため，やむを得ず，療養者の要望に応じて過剰な介護を行っている場合もある。

　病院とはちがい，実際の生活の場における支援であるため，家族の関係性や実際の介護状況を把握しやすい。療養者と家族介護者の両者に対して，中立的な立場で関わり，指導を行っていく必要がある。また介護者は高齢者である場合も多く，病気を抱えていることも少なくない。介護者の身体的・精神的介護負担について観察を行い，介護疲労の蓄積が予測される場合には，早めに，デイサービスやショートス

テイ等の活用について検討を行っていく必要がある。

### 事例紹介

#### ❶ 事例概要

60歳代男性。55歳時に脳出血を発症し，右片麻痺と言語障害を有する。短下肢装具を装着しT字杖歩行レベルで退院となった。妻と娘家族と同居。退院後は，週1回のリハビリ通院をする以外は，外出はほとんどせず，日中はただ漫然とテレビをみて過ごす日々を送っていた。

仕事一途であった生活から一変し，人の世話がなければ生活できない状況となったことや，体の自由がきかないことなどから，イライラ感が強く，うまく言葉にはならないものの，家族や親せき等身近な人を大声でどなりつけることが多かった。

ADLは退院時に比べると徐々に低下していった。しかし，孫が誕生したことで，子守りなど祖父としての新たな役割，障害があってもできる大切な役割を見出すことができた。以来，言語機能レベルや歩行機能レベルは，孫の成長とともに改善がみられ，歩行練習も自主的に朝夕2回行うようになった。退院から6年が経過したが，ADLレベルは退院時よりも向上した。

#### ❷ 解説

この事例は，たまたま祖父としての役割をもつことができ，孫の成長ととともに，ADLは徐々に改善がみられ，生活の幅が拡大した。心動かなければ，体動かず。障害を有しても，人として必要とされている実感がもてるような支援が重要である。

## 2 運動器系疾患の進行予防とケア

在宅医療やケアの対象となる運動器系の疾患は，関節リウマチ，脊椎椎体圧迫骨折や大腿骨頸部骨折，変形性膝関節症，脊柱管狭窄症などがあげられる。ここでは，整形外科的疾患，骨折と関節リウマチについて述べる。

### 整形外科的疾患

多くの高齢者が整形外科的疾患を抱えている。年齢を理由に軽視されがちであるが，疼痛は日常生活行動の制限を招くとともに心理面への影響が大きい。痛みのコントロールには，薬物療法，装具やコルセ

ット等による局所固定，関節穿刺，硬膜外ブロック等さまざまな方法があり，主治医に相談する。

また痛みの原因ががんなどの別の疾患による場合もあるため，訴えをよく聞くことが大事である。

## ❏ 骨　折

在宅高齢者の骨折の原因は，転倒である。骨折をきっかけとして寝たきりになりやすいため，在宅における転倒予防は重要である。転倒や尻もち，どこかにぶつけた等，軽微な外傷であっても四肢に運動制限を認め，局所に腫脹や熱感，疼痛がある場合は骨折を疑った方がよい。またおむつ交換時に疼痛の訴えがあったり，突然歩行しなくなった等も骨折を疑った方がよい。

高齢者が転倒した場合は，まず大腿骨頸部骨折に注目してみる。また尻もちをついた場合には，脊椎圧迫骨折をおこしやすい。ほとんどの骨折は，2～3か月で骨癒合するが，**変形治癒**となる。高齢者の骨折における治療方法の選択には，変形治癒がその後のADLにどう影響するかを検討するとともに，在宅療養中の高齢者は，虚弱や認知症や心疾患をともなっている場合が少なくないことを視野に入れて，医師，本人や家族，支援者間で治療や日常生活の過ごし方を決定することが重要である。

## ❏ 関節リウマチ

関節リウマチは，**自己免疫疾患**である。全身の関節滑膜で炎症が生ずるため，多発する関節炎と進行性関節破壊を主症状として，肺や腎臓等に病巣が広がる全身性の疾患である（表12-4）。また，心臓や肺，消化管，皮膚等に血管炎がおこり，発熱や心筋梗塞，肺炎，脳梗塞等の症状を引きおこすものは「悪性関節リウマチ」と呼ばれ，厚労省が定める特定疾患の一つである。

圧倒的に女性に多く，男性の3～5倍である。発症年齢は30～50歳代である。最近では薬物の開発が進み，一部の患者に寛解期状態がみられるようになった。

ADLを阻害する因子としては疼痛が大きい。疼痛以外に，倦怠感，脱力感，発熱，食欲低下等の全身症状もともなう。また長期にわたり薬物療法を受けている訪問看護利用者は，胃腸障害や腎障害，骨粗しょう症，糖尿病，骨髄抑制や易感染性等の副作用の観察や対策が必要である。在宅ケア現場では，発症から時間が経過し，機能障害に陥った患者が対象となることが多い。

▶ **変形治癒**
骨折時の骨のずれがきちんと整復・矯正されていない場合や固定が不十分で骨が後でずれてしまった場合などの理由により，骨が曲がったままくっついてしまったこと。

▶ **自己免疫疾患**
免疫系の異常により，自分自身の正常な細胞や組織に対してまで過剰に反応し攻撃を加えてしまうことで症状をきたす疾患の総称。

表12-4　関節リウマチの診断基準

＊1．1時間以上続く朝のこわばり
＊2．3関節以上の腫脹
＊3．手の関節腫脹
　4．対称性関節腫脹
　5．手指，手関節のX線異常所見（骨びらん，骨破壊）
　6．リウマトイド結節
　7．血液検査でリウマチ反応陽性

注：＊印の関節症状は，6週間以上持続。判定：上記7項目，4項目以上
出所：アメリカリウマチ学会の診断基準（1987年）。

表12-5　関節リウマチの治療

［薬物療法］
・消炎鎮痛剤（非ステロイド性抗炎症薬）
・副腎皮質ステロイド剤
・抗リウマチ薬と免疫抑制薬
・生物学的製薬

［手術療法］
　疼痛の軽減や機能の保持・回復，変形の矯正，外観の改善などの目的で行われる。
例：滑膜切除術，関節固定術，人工関節置換術

［リハビリテーション］

関節リウマチの治療目標には，下記があげられる（表12-5）。

・疼痛をはじめとする諸症状の緩和
・関節の破壊や変形を予防
・破壊された関節の働きを再建する
・ADLやQOLの維持・向上
・寛解を導く

また，次のような点に配慮が必要である。

❶　頸椎の保護

脊椎では第1頸椎と第2頸椎が病変の好発部位である。進行により，頸椎の前後屈で痛みが生じる。また，亜脱臼位となると頸髄を圧迫し突然死を引きおこす危険性もあるため，頸部の安静を保つことは重要である。手術療法や装具装着（フィラデルフィア装具など）により進行の予防や重篤な合併症を予防する。

❷　骨折予防

活動性低下による廃用症候群やステロイド剤の長期使用により骨粗しょう症を合併していることも多々あるため，簡単な衝撃や圧迫で容易に骨折が生じてしまう。体位変換や移乗，マッサージなどの体に触れるケアには細心の注意を要する。

❸　低栄養

身体の衰弱が著しい場合もある。低栄養や脱水の管理が必要である。

❹　リハビリテーション

リハビリ専門職と連携し，筋力強化や関節拘縮の予防・改善を目的として運動療法を実施するとともに，住環境整備や自助具の導入を行い自立度の高い生活が送れるようにする。

また，関節リウマチは，介護保険制度の中で特定疾患の一つに指定されているため，要介護認定を受ければ，40歳以上から介護保険を利用できる。

# 3 パーキンソン病の進行予防とケア

## ◻ パーキンソン病とは

　パーキンソン病は，進行性の神経筋疾患であり，55〜65歳に多くみられるが，加齢とともに患者数は増加する。脳内の黒質から分泌されるドパミンが減少することで引きおこされる。4大パーキンソン症状は，①安静時振戦，②無動，③固縮，④姿勢反射障害である。ほかに，立ちくらみ，便秘，頻尿等の自律神経症状がみられる（**表12-6**）。

　また症状が進行すると，意欲低下や幻覚，妄想，認知症状等も認められる。歩行困難になると，通院医療ではなく在宅医療が中心となり，住み慣れた自宅での療養生活を安全に，安心して送れるように支援することが重要である。いまだ根治的治療法はないが，症状の軽減や病気の進行を遅らせる方法として，薬物療法，リハビリテーション，外科的治療法（脳深部刺激療法：DBS）がある。

## ◻ 薬物療法

　薬物療法は，パーキンソン病の治療法の中で最も重要である。最も中心的な薬剤は，ドパミンの前駆物質で脳内にてドパミンに変換されるL-ドパ（レボドパ）である。L-ドパ治療の導入により，患者のADLは改善する。また生命予後は一般人の平均余命とあまり変わらないところまできている(1)。L-ドパの効果を補うために，多剤併用療法（他の薬剤を併用する）が通常行われる。

　また，40〜65歳未満のパーキンソン病は，介護保険の特定疾病の一つである（本書第4章第1節参照）。訪問看護や訪問リハビリ等の医療系サービスは医療保険を優先的に利用することで，介護保険の限度額を有効に利用して患者や介護者の負担軽減を図る。

　介護保険と医療保険を併用する事例もあるが制度上は介護保険を使うと介護保険が優先され，それでまかなわれるサービス範囲は医療保

▶ 安静時振戦
　ベッドに横になっていたり，座っているときなど，安静にした状態で，手や足がふるえること。

表12-6　パーキンソン病の主な症状

| 4大徴候 | 安静時振戦，筋固縮，無動・寡動，姿勢反射障害 |
|---|---|
| 歩行障害 | 小刻み歩行，突進現象，加速現象，すくみ足 |
| 自律神経症状 | 便秘，起立性低血圧，排尿困難 |
| 言語障害 | 小声症，かすれ声，吃音 |
| ほか | 小字症，仮面様顔貌，青顔，流涎等 |

表 12-7　L-ドパ長期治療にともなう副作用と問題点

| 1 消化器症状 | 嘔気，嘔吐，食欲不振等 |
|---|---|
| 2 循環器症状 | 胸痛，動悸，起立性低血圧等 |
| 3 不随意運動 | 舞踏運動，ジストニア，ミオクローヌス等 |
| 4 精神症状 | 幻覚，妄想，興奮，錯乱等 |
| 5 症状の日内変動 | オンオフ現象，ウェアリングオフ現象 |
| 6 すくみ足 | |
| 7 効果減弱 | |
| 8 悪性症候群 | |
| 9 合併症 | 感染症，骨折，悪性腫瘍等 |

出所：大野良之，田中平三，中谷比呂樹他編（2000）：難病の最新情報，疫学から臨床・ケアまで，南山堂．を一部改変。

険を使うことができず，それで間に合わない場合に医療保険の併用となる。

① 薬の飲み忘れを防ぐことは重要である。具体案を提示しながら，患者や家族と相談しながら飲み忘れ方法を工夫する。

② 服薬時間や服薬量などは，自己判断で調整しないように患者教育する。また医師が適切な薬物療法を行うためには，症状の日内変動を観察することが重要である。そのため，患者と介護者に記録をつけてもらうのもよい。それをもとに，患者の生活にあった症状コントロールをはかる薬物療法につなげられるように専門医や地域主治医，薬剤師と相談する。

③ 進行期にあるパーキンソン病では消化管の動きが悪くなるため，L-ドパを水に溶かして飲んだり，高齢者ではレモン水を加えて飲む方法を試すのもよい。(2)

④ 悪性症候群等の副作用の観察やケアが重要である（**表12-7**）。

### ❏ 患者と家族に対する精神的ケア

薬物療法の効果により症状改善は図ることができても，病気は緩徐に進行する。そのため，患者は，不安，あせり，うつ症候，易怒性等精神的に不安定になりやすい。患者の精神状態が不安定であると，家族にも精神的な負担が生じ，介護関係が悪化する。患者と家族双方への精神的ケアが重要である。

### ❏ 転倒予防とリハビリテーション

患者は運動緩慢や姿勢反射障害があるため，転倒の危険性が高く，骨折，慢性硬膜下血腫，外傷等をまねきやすい。また，付き添いがないと動くことが困難となるため，廃用症候群を引きおこしやすい。家屋内の環境整備を行い，日常生活活動そのものがリハビリテーション

であるととらえ，多少時間がかかっても患者本人にやってもらうようにするかかわりが重要である。
・いち，に，いち，に，などの号令をかける。
・手をとり，リズム感をもたせて，大股でゆっくりと歩くよう話す。
・床に目印となる線を引き，その線をまたぐように歩いてもらう。
・歩きはじめは，利き足を後ろに一歩引き，それを振り出すよう歩く。

### 🔲 脳深部刺激療法（DBS）

長期療養においては，症状の改善を図るため，DBS（細い電極を脳の一定部位に埋め込む）が適応になることもある。

### 🔲 事例①在宅で好きなように過ごす

① 事例の概要

75歳男性，パーキンソン病を発症し10年となる。現在，ヤールの重症度分類Ⅲ度。家屋内では転倒を繰り返し，大けがを負ったこともあった。しかし，畑仕事が好きで，家族の温かい見守りのもと，畑に出ている。畑では，転倒しても土の上であるため外傷を受けにくく，多少なりとも農作業を行うことができ，本人の満足度は大きい。訪問看護では，病状チェック，内服薬管理，発声練習や顔面体操，リハビリを行っている。歌が好きなため，訪問看護師や看護学生と大きな声を出して歌を歌うことで発声練習を行っている。

② 解説

病気を抱えていても，可能な限り，生活の中で，張り合いにつながるきっかけを見いだせるように関わることが大切である。

### 🔲 事例②家族介護者の負担軽減

① 事例の概要

78歳女性，パーキンソン病を発症し8年となる。ヤールの重症度分類Ⅲ度。薬物副作用により，妄想や幻覚が生じ，家族が対応に苦慮している。そのため，医師に報告し，内服薬を調整してもらった。その結果，妄想や幻覚は軽減されたが，逆に身体症状が悪化したため，家族の身体的介護負担が増加した。訪問看護師は，症状の変化を家族に記録してもらい内服薬の調整に必要なデータを集めるとともに，家族の負担に対しては傾聴を行いながら，デイサービス利用のすすめや神経内科専門医との連携等を強化しながら，家族への支援を行った。

② 解説

家族介護者の身体的精神的負担軽減のためのケアは重要である。

---

🔲 ヤールの重症度分類
Ⅰ 症状は一側に限局している
Ⅱ 症状は両側にあるが，姿勢反射障害はなく，歩行障害はあっても軽度
Ⅲ 姿勢反射障害があり，歩行障害は明瞭，しかし日常生活は自立している
Ⅳ 歩行はどうにか可能であるが，日常生活で一部介助を要す
Ⅴ 日常生活は全介助状態で，車いすまたは寝たきりの生活
※パーキンソン病でヤール分類Ⅲ度以上の場合は，特定疾患の医療給付対象である（2012年現在）。

# 4 呼吸器疾患（慢性閉塞性肺疾患：COPD）とケア

## ❏ COPDとは

慢性閉塞性肺疾患（Chronic Obstructive Pulmonary Disease: COPD）は，喫煙，大気汚染等，有害物質の長期吸入暴露により生じた，肺の炎症性疾患である。肺胞系の破壊が進行し，気腫優位型になるタイプと，中枢気道病変が進行して気道病変優位型になるタイプがある。

従来の慢性気管支炎と肺気腫を総称したものがCOPDである。GOLD（Global initiative for chronic obstructive lung disease）ガイドラインでは，気流制限の程度により，Ⅰ～Ⅳ期に病期分類している（**表12-8**）。全身の合併症が多くみられることから，COPDは全身性疾患ととらえて管理する必要がある。特に，肺がん，虚血性心疾患，消化性潰瘍の合併率が高いといわれている。

## ❏ 症状と治療

症状は，呼吸困難感，特に労作時の息切れ，慢性の咳，慢性の痰がしばしば生じる。

治療の目標は，症状・および運動耐容能の改善，QOLの改善，増悪の予防と治療，疾患の進行抑制，全身併存症，および肺合併症の予防と治療，生命予後の改善となる。

## ❏ 安定期の治療

### ❶ 禁煙

喫煙は呼吸機能を低下するため，禁煙して低下を抑制する。一定の条件を満たすニコチン依存症の外来患者は禁煙治療に保険適用がされている。

### ❷ ワクチン接種

インフルエンザワクチンはCOPDの増悪による死亡率を50％低下させ，肺炎球菌ワクチンは65歳以上のCOPD患者，および65歳未満で％$FEV_1$が40％未満のCOPD患者への接種が推奨されている。

### ❸ 薬物治療

薬物療法はCOPD患者の症状の軽減，増悪の予防，QOLや運動耐容能の改善に有用である。薬物療法の中心は，気管拡張剤で，種類は抗コリン剤，$β_2$刺激剤，メチルキサンチンである。薬剤の投与方法

表12-8 COPD病期分類

| | |
|---|---|
| I期（軽度の気流制限） | $FEV_1/FVC<70\%$<br>$\%FEV_1\geq80\%$ |
| II期（中等度の気流制限） | $FEV_1/FVC<70\%$<br>$50\%\leq\%FEV_1<80\%$ |
| III期（高度の気流制限） | $FEV_1/FVC<70\%$<br>$30\%\leq\%FEV_1<50\%$ |
| IV期（極めて高度の気流制限） | $FEV_1/FVC<70\%$<br>$\%FEV_1<30\%$，あるいは$\%FEV_1<50\%$かつ慢性呼吸不全合併 |

注：$FEV_1$：1秒量，FVC：努力性肺活量，$\%FEV_1$：1秒率（$FEV_1/FVC$）。
出所：日本呼吸器学会COPDガイドライン第4版作成委員会（2013）：COPD診断と治療のためのガイドライン第4版，メディカルレビュー社。

は、吸入が最もすすめられており、その治療効果が不十分な場合は、多剤併用が行われる。吸入用ステロイドは$\%FEV_1$が50％未満で増悪を繰り返す例で増悪を減らし、QOLの悪化を抑制する。長時間作用型$\beta_2$刺激薬／吸入ステロイド配合薬は、それぞれの単剤よりも呼吸機能の改善、増悪の予防、QOLの改善に優れている。他に喀痰調整薬が使用される（表12-9）。

❹ 非薬物療法、呼吸リハビリテーション、運動療法、栄養管理、酸素療法などは第11章第6節に示したとおりである。

❺ 呼吸器感染予防

外出から帰宅後のうがい手洗いや外出時のマスク着用、人ごみを避けること、インフルエンザ流行の前にワクチン接種を行う等により、呼吸器感染を予防することが重要である。

## 増悪期の治療

COPDの増悪とは、呼吸困難、咳、喀痰等の症状が、日常の生理的変動を超えて急激に悪化し、安定期の治療内容の変更を要する状態のことをいう。増悪の原因として多いのは、呼吸器感染症と大気汚染であるが、約30％の症例では原因が特定できない。呼吸困難感の増加、痰量の増加、痰の膿性化の症状に応じて増悪の重症度が区分されている（表12-10）。呼吸困難の急激な増悪、チアノーゼや浮腫の出現ほか、入院が考慮されるのは以下の場合である。

・呼吸困難の急激な増悪
・チアノーゼや浮腫の出現
・増悪に対する初期治療に無反応
・重大な併存症
・頻回の増悪

### チアノーゼ
血液中の酸素濃度が低下して、皮膚や粘膜が青紫色となる状態のこと。爪床、口唇に現れやすい。血中の還元ヘモグロビンや、その他の非酸化ヘモグロビンが5g/dℓ以上で出現するため、新生児等多血症者では発症しやすく、貧血傾向のある者では発症しづらい。

### 浮腫
細胞と細胞の間の組織間液と血液の圧バランスが崩れ、細胞組織に水分が溜まった状態。心不全では下肢、腎不全では顔面や下肢に浮腫が生じる。低栄養でも浮腫を生じ、肝硬変では腹腔内に浮腫が生じる。

表12-9 安定期COPDの管理に使用する薬剤と投与方法

| 薬品名＼投与方法 | 加圧噴霧式定量吸入器 | ドライパウダー定量吸入器 | ネブライザー | 経口 | 注射 | 貼付 | 作用持続時間（時間） |
|---|---|---|---|---|---|---|---|
| 1.気管支拡張薬 | | | | | | | |
| 　抗コリン薬 | | | | | | | |
| 　　・短時間作用性 | ○ | | | | | | 6-9 |
| 　　・長時間作用性 | | ○ | | | | | 24以上 |
| 　$\beta_2$刺激薬 | | | | | | | |
| 　　・短時間作用性 | ○ | | ○ | ○ | ○ | | 4-10 |
| 　　・長時間作用性 | | ○ | | | | ○ | 12-24 |
| 　メチルキサンチン | | | | ○ | ○ | | 変動，最長24 |
| 2.ステロイド（グルココルチコイド） | | | | | | | |
| 　局所投与（吸入） | ○ | ○ | | | | | |
| 　全身投与（経口，注射） | | | | ○ | ○ | | |
| 3.長時間作用性$\beta_2$刺激薬／吸入用ステロイド配合薬 | | ○ | | | | | |
| 4.喀痰調整薬 | | | ○ | ○ | ○ | | |

出所：表12-8と同じ。

表12-10 COPD増悪の重症度分類

| 軽傷 | 呼吸困難の悪化，喀痰量の増加，喀痰の膿性化のうち1つと，5日以内の上気道感染，他に原因のない発熱，喘鳴の増加，咳の増加，呼吸数あるいは心拍数の20％以上の増加のうち1つ以上 |
|---|---|
| 中等症 | 呼吸困難の悪化，喀痰量の増加，喀痰の膿性化のうち2つ |
| 重症 | 呼吸困難の悪化，喀痰量の増加，喀痰の膿性化のすべて |

出所：表12-8と同じ。

・不整脈の出現
・診断が不確実で，鑑別診断が必要
・高齢者
・在宅サポートが不十分

　特にCOPD Ⅲ期以上の患者の増悪では入院治療がすすめられているため，患者に説明して，入院の準備をしたうえで受診をすすめる。

## 5 慢性腎不全・人工透析の進行予防とケア

### ❏ 慢性腎不全とは

　慢性腎不全とは，慢性腎臓病が進行し，腎機能が著しく低下した状態である。血液中の老廃物や水分を尿から排泄できず，体内に蓄積し

表12-11 透析療法導入基準

Ⅰ．臨床症状
1．体液貯留（全身性浮腫，高度の低タンパク血症，肺水腫）
2．体液異常（管理不能の電解質-酸塩基平衡異常）
3．消化器症状（悪心，嘔吐，食思不振，下痢など）
4．循環器症状（重篤な高血圧，心不全，心外膜炎）
5．神経症状（中枢・末梢神経障害，精神障害）
6．血液異常（高度の貧血症状，出血傾向）
7．視力障害（尿毒症性網膜症，糖尿病性網膜症）
これら1～7項目のうち3個以上のものを高度（30点），2個を中等度（20点），1個を軽度（10点）とする。
Ⅱ．腎機能
血清クレアチニン（mg/dl）（クレアチニン・クリアランス ml/分） 点数
8以上（10未満） 30
5～8未満（10～20未満） 20
3～5未満（20～30未満） 10
Ⅲ．日常生活障害度
尿毒症のため起床できないものを高度（30点）
日常生活が著しく制限されるものを中等度（20点）
通勤，通学あるいは家庭内労働が困難となった場合を軽度（10点）
Ⅰ．臨床症状，Ⅱ．腎機能，Ⅲ．日常生活　以上の3点をあわせて60点以上を透析導入とする

注：年少者（10歳未満），高齢者（65歳以上），全身性血管合併症のあるものについては10点を加算。
出所：厚生労働省。

た状態になる。最初は自覚症状がなくても，病期が進むと下肢の浮腫（むくみ）や夜間多尿症（夜間に何度も尿意がある）等がみられる。病気が進行すると，疲労感や脱力感，腎不全期になると全身の浮腫や胸水貯留，尿毒症の状態に至り，生命を維持するために透析療法導入となる（表12-11）。わが国の透析患者は現在30万人を超え，年々増加傾向にある。血液透析の場合，週2～3回の通院が必要であり，透析導入後も予後不良のため，生活の質（QOL）が低下しやすくなる。

慢性腎不全の原因疾患として，現在，糖尿病性腎症により透析導入が必要となった患者が増加しており，全体の4割を占めている。高血圧による腎硬化症も多く，日常生活において血糖値や血圧をコントロールするための食生活等，自己管理を継続することが糖尿病や慢性腎不全の進行予防につながる。

患者が病気や治療について理解し，原疾患の治療とともに在宅での食事・運動・薬物療法などの自己管理を無理なく，長期にわたっても中断することなく，維持できるようにサポートすることが必要となる。進行予防のためのセルフケアは，透析導入前（保存期）と透析導入後では異なるため，病期に分けて説明する。

◘ 透析療法
　透析療法とは，腎不全等で失われた腎機能に代わって血液を浄化する療法であり，種類としては血液透析と腹膜透析がある。治療継続のために，病態やライフスタイルに合わせて治療選択を行うことが必要である。

◘ 慢性腎不全の原因疾患
　一次性腎臓病（慢性糸球体腎炎），二次性腎臓病（糖尿病性腎症，高血圧による腎硬化症，ループス腎炎等）がある。

### ❏ 進行予防のための食事療法について

　慢性腎不全の保存期においては，腎臓に負担をかけない食事療法としてたんぱく質，塩分，カリウム，水分摂取を制限する。糖尿病性腎症の場合，血糖値のコントロールを目的としたエネルギー摂取も必要である。標準体重と身体活動量から算出した1日に必要なエネルギー摂取が必要となる（次節参照）。慢性腎不全は不可逆的に進行していくため，患者は日々の食事や水分摂取を制限され，かなりのストレスとなる。そのため，栄養士に相談のうえ患者・家族が在宅でできる方法を検討し，自己管理を無理なく続けられるようサポートすることが重要である。

　血圧のコントロール（目標とする血圧は130／80 mmHg 未満，たんぱく尿が多い場合は125／75 mmHg 未満）のためには，塩分の目標は1日6 g 未満が望ましい。塩分の多い食品（漬物，インスタント・加工食品等）は摂取量を加減すること，調理法としては塩分が少ない味付けでも，おいしく食べられる工夫（酢，レモン等かんきつ類，スパイスやハーブの使用）ができることを伝える。

　たんぱく質は1日0.8 g／体重（kg）に制限し（1日の摂取量は，たとえば卵は半個，牛乳100 mℓ まで），その分のエネルギーを炭水化物と脂質で補う。カリウムは，生野菜・果物に多いので，野菜は水でさらす，茹でる等調理により減らす。果物は摂取量を減らす，たとえばリンゴは1日半個・バナナ3分の1本と決めて減量する，缶詰の果物（汁はカリウムが含まれるので捨てる）を活用する等の工夫をする。

　透析導入後においては，次回の透析までの体重増加（透析間体重増加）の目安は，一般的にはドライウェイト（透析終了時の体重）の5％以内とされている。たとえば，ドライウェイト60 kg の場合，3 kg 以内の増加が許容範囲となる。体重増がその範囲内で納まるように，塩分と水分の制限（1日飲水量は1日尿量に800 mℓ が目安），1日のたんぱく質制限は1.0〜1.2 g／体重（kg），高カリウム血症による心停止の危険性もあるためカリウム制限を行う。

### ❏ 日常生活上の自己管理について

　1日の活動量は個人差が大きいため，透析導入前は主治医と相談のうえ，腎機能に応じて無理のない範囲で，仕事や家事・運動療法（散歩・ラジオ体操等）を行うことができるよう検討する。

　透析療法が開始になると，多くの場合，血液透析が行われるので1回4〜5時間，週に3回程度通院することになる。また，血液透析のための内シャントが閉塞しないように，自己管理として毎日血流音の

▶ 血液透析
　血液透析では，ダイアライザー（人工腎臓：血液をろ過する）を通して血液中の老廃物・余分な水分を取り除き，再び血液を体内に戻す。

確認を行い，シャント側の上肢を保護すること（手首を圧迫したり，重い荷物を持たない。皮膚の清潔を保つ等）が必要となる。

血液透析の合併症として，不均衡症候群（透析後12時間以内におこる頭痛，悪心，嘔吐等），循環血液量の低下による血圧低下，筋けいれん（足がつる等），不整脈，シャント不全がおこる危険性があるので，異常があれば医師に相談する。また，血液透析では通院が欠かせなくなるので，通院困難な場合は家族による送迎，タクシーの利用，透析施設の送迎サービス，介護保険による通院介助サービス等の利用も検討する。

腹膜透析（CAPD，APD）の場合，腹膜留置カテーテルより腹腔内に透析液を入れて貯留し，腹膜でろ過された老廃物が溜まった透析液を，1日に4回程度（6時間ごと）交換する。腹膜透析の利点は，血液透析と異なり，患者・家族が自宅で交換できるため通院回数が月1〜2回ですむことである。合併症として，腹膜炎，カテーテル出口部の異常（感染・肉芽形成等），カテーテル機能不全（閉塞等），臍・そけいヘルニア等があり，異常があれば速やかに受診をすすめる。

## 6 糖尿病の進行予防とケア

### ❏ 糖尿病とは

糖尿病とは，膵臓ランゲルハンス島β細胞からのインスリンの分泌不足，インスリンの作用不足により慢性的に高血糖状態となる疾患である。1型糖尿病（IDDM），2型糖尿病（NIDDM），その他の疾患によるもの，妊娠糖尿病がある。2型糖尿病は生活習慣病の一種であり，中高年に多く，症状（口渇・多飲・多尿）を自覚しにくい。血糖コントロール不良により動脈硬化を促進し，重篤な三大合併症として糖尿病網膜症，糖尿病腎症，糖尿病神経障害がある。

糖尿病では，肥満，高血圧，腎障害，脂質異常症，心血管疾患などの多くの疾患を合併している。予後不良になる前に進行予防のケアが必要となる。2型糖尿病の場合，ほとんど自覚症状がないため在宅においては食生活を中心とした生活の改善が続かないこと，外来受診の中断等が問題になる。

### ❏ 食事療法について

血糖値をコントロールするためには食事療法が基本となる。長年の

食習慣を変更し，継続することは困難なことであり，食べる楽しみがなくなると食事制限がストレスになることも少なくない。患者が糖尿病に対する知識を深め，食事療法を続けられるようにサポートすることが求められる。

1日に適正なエネルギーは，標準体重と身体活動量から算出する（1日に適正なエネルギーの算出方法）。たとえば，身長160 cmの人の場合，標準体重＝1.6 m×1.6 m×22≒56 kg，身体活動量（普通）＝56 kg×30〜35 kcal/kg＝1680〜1960 kcalとなる。そのうち，炭水化物は総エネルギーの50〜65％，脂質は25％，たんぱく質は標準体重あたり0.8〜1.0 g程度とされている。食品交換表（日本糖尿病学会）を活用し，1日3食に配分し，献立の参考にする。食品の栄養表示や，料理の重さを計測し，食事量の把握をする。また，塩分摂取量は控えめに，1日6 g未満（日本人の平均12 g）となっている。家庭用の塩分をチェックする機械を利用すると便利である。

> ▶ 1日に適正なエネルギーの算出方法
> ○標準体重（kg）＝体格指数（BMI: Body mass index）が22に相当する体重＝身長（m）×身長（m）×22
> ○必要エネルギー＝標準体重（kg）×身体活動量の目安値30〜35（kcal/kg）＊
> ＊身体活動レベルが普通（立ち仕事等）の場合。

## 🟥 運動療法

運動療法について，2型糖尿病の場合，適度な運動によりインスリン抵抗性が改善され，血糖値を低下させる。また適度な運動は，肥満の予防・改善，気分転換にもつながる。糖尿病の場合，心血管疾患を合併していることが多いので，医師に相談のうえ，事前の身体診察，トレッドミル等運動負荷試験等により運動の強度を決定する。在宅での運動は気分のよいときに行い，休息をとることや，気候に合わせて着用する服や靴を調整することで，熱中症を予防し，心血管系に過度な負担をかけないように注意する。

## 🟥 薬物療法

食事・運動療法で血糖値のコントロールが困難な場合，薬物療法が行われる。経口血糖降下薬は降圧剤等と多剤併用されることが多く，低血糖をおこす危険性もあるため，薬の整理箱を活用し，内服したらカレンダーにチェックする等飲み忘れがないように工夫することが必要となる。

一方，インスリン療法は，ペン型インスリン注射，持続皮下インスリン注入（CSII）療法等，さまざまなタイプがあり，患者・家族が機器の使用上の注意を正しく理解しているか，自己注射が困難な点がないか確認する。薬物療法をしている場合，低血糖による昏睡の危険性がある。食欲がなく食べられない場合は，主治医に相談のうえインスリンを食後に注射する等の処置が必要である。

> ▶ インスリン療法
> 食事・運動療法や経口血糖降下薬等，ほかの方法で高血糖状態が改善されない場合，注射によりインスリン製剤を投与することで血糖値を低下させ，血糖コントロールを行う。食前にインスリンの自己注射を行う方法や，持続皮下インスリン注入（CSII）療法等がある。

冷や汗，手の震え，動悸等の自覚症状がない場合もあるので，食事量が少ない，いつもより活動量が多い，体調不良である（下痢や嘔吐等）場合は要注意と考える。低血糖に気づいたらできれば血糖測定を行い，グラニュー糖等の糖質10ｇを目安に摂取し，安静にして様子をみる。意識が低下した場合は速やかに受診することが必要である。

### ◻ 感染や合併症の予防について

糖尿病の場合，感染をおこしやすく，重症化しやすいため，毎日の口腔ケア・フットケア，皮膚の保護に努め，外傷の予防等が必要である。糖尿病性神経障害がある場合，靴ずれ等で足に小さな傷があったり，電気毛布等による低温火傷があっても痛みを感じないことがある。

また，発熱・疼痛などの急性疾患によるストレスで血糖コントロール不良な状態（シックデイ，195頁参照）になる危険性があることを，患者が理解し，対処できるか確認しておく必要もある。家族に対しても，急性疾患の症状（発熱，疼痛，嘔吐，下痢等）が24〜48時間以上続く，食事摂取が困難である，脱水症状，意識低下，ふだんより血糖変動が大きいなどの症状があれば，速やかに医療機関を受診する必要があることを説明する。

## 7 神経難病の進行予防とケア

### ◻ 神経難病とは

神経難病は原因不明であり，残念ながら進行を予防することはできない。さらに，慢性進行性という経過の長さに特徴があり，一時点での対応ではなく，療養経過としてとらえる視点が重要である。

療養経過は療養行程ともいえ，発症初期（発病〜確定診断まで），症状進行期（健康問題・生活障害の軽度〜重度）・治療（医療処置実施／非実施）移行期を経て，維持（安定）期，終末期に至る経過をいう（図12-1）。

発症初期には，すぐに診断を得られるとは限らず，医療を転々とする場合がある。このとき多くは，症状の原因がわからない不安を抱えており，適切な専門医療につながることが目標になる。診断によって「原因が分かった」と安堵する場合もあるが，そこから「進行性難病」との付き合いは，谷のどん底に落とされたような絶望感を味わうこともある。疾患告知の重要な場面に看護者はできる限り同席をし，理解

**図12-1　ALS療養者の療養行程概要**

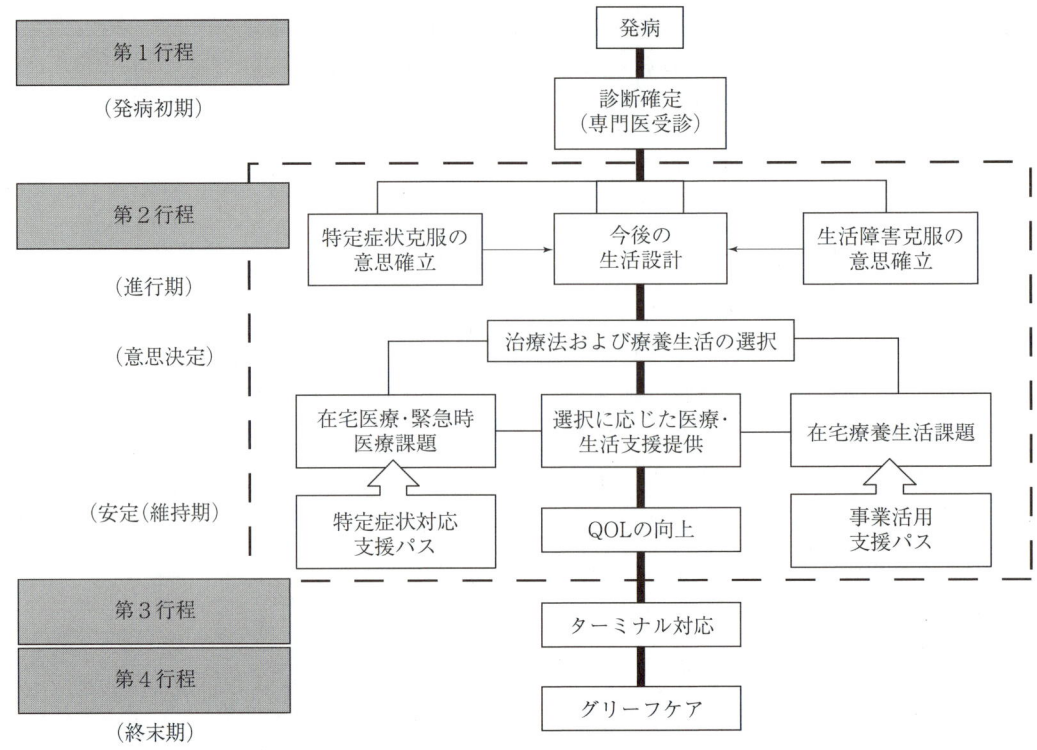

|  |  |
|---|---|
| 第1行程（発病初期） | 発病 → 診断確定（専門医受診） |
| 第2行程（進行期）（意思決定） | 特定症状克服の意思確立／今後の生活設計／生活障害克服の意思確立 → 治療法および療養生活の選択 |
| （安定（維持期）） | 在宅医療・緊急時医療課題／選択に応じた医療・生活支援提供／在宅療養生活課題　　特定症状対応支援パス／QOLの向上／事業活用支援パス |
| 第3行程 | ターミナル対応 |
| 第4行程（終末期） | グリーフケア |

出所：川村佐和子，牛込三和子，小倉朗子（2004）：ALS患者の療養生活支援パス，分担研究総括報告書，平成14～16年度，QOL向上に資するケアの在り方に関する研究班（主任研究者中島孝）一部改変．

度や思いを把握し，寄り添う姿勢が求められる．

　症状進行期は，人により進行の度合いが異なるため，画一的な対応は難しい．告知後のショックから立ち直れないものも多くいる中，今後の医療処置等の意思決定を迫られつつある．この時期は，生活障害が軽度な段階は，外来通院のみが唯一の医療とのかかわりである場合が多い．疾患の進行度をモニタリングしながら生活障害の重度化に合わせ，訪問看護や訪問介護等医療，日常生活支援につないでいき，地域生活での支援体制基盤作りが重要な支援となる．一方，患者は，進行によりできなくなっていくこととの闘いともいえ，他者の支援や支援方法の変更を受け入れにくい時期でもある．そういった患者の思いを受け止めながら，安全な療養生活を守る支援が必要といえる．

### ❏ 医療処置の選択

　さらに，進行し，生命維持への影響をおよぼす事態に対し，医療処置の選択という意思決定が求められるという特徴をもつ．究極の選択に対し，患者・家族とも迷い，決められない場合も多々ある．その思いを受け止めつつ，地域支援体制の構築の中で，タイミングを逸しな

い支援が重要である。

医療処置を選択する場合は必ず，しない場合においても，病状評価等で入院する場合がある。ここで必要な人工呼吸器や経管栄養等の医療処置の実施，それからの療養の場の選択を経て，在宅療養の場合には，移行期（技術指導や支援体制のさらなる充実）を経て，維持（安定）期に入る。医療処置を選択した場合においては，生命を脅かす症状については，対処がされているため，より生活を楽しむQOL向上に向けた支援が期待できる時期といえる。しかしながら，症状の進行は止まらないため，常に症状のモニタリングとしての医療が欠かせない。加えて，付随しておこる二次的障害や合併症に対しては，ケアによって予防や対応することが可能である。すなわち，療養者に生じる症状の見極め，アセスメントがより重要である。

たとえば，神経難病のALS（筋萎縮性側索硬化症）では，いわゆる陰性徴候（出現しにくい症状）として，眼球運動障害，知覚障害，膀胱直腸障害，褥そう，が生じないといわれていたが，近年，これらの症状に悩まされる人々も出現し，経過とともに出現する場合もあり得ることが明らかになってきた。著者らは，このほか従来ALSでは，生じないといわれていた症状についてまとめ，その発生機序や対応策を検討している。

発生機序には，随意筋障害の二次的障害（眼乾燥・開閉口困難，咬舌等）と，自律神経系の障害（血圧変動・低体温），陽圧換気や長期臥床による合併症，その他（原因不明）に分けられた。対応策には，確立されたものがなく，細やかな日々の状況観察に基づく，試行錯誤の連続であった。特に，眼球運動障害が進み意思伝達が困難となると，症状の有無や程度の把握が困難となるため，対応が後手に回ることも少なくない。

しかし，舌のとびだし・咬舌のため，抜歯をすすめられた療養者が，歯科医の訪問診療を受け，舌を含む口腔マッサージ方法の指導を受け，日々，丹念に実践した結果，舌が歯列内に収まり，抜歯を避けられた事例もあり，日々のケアにより，廃用性の症状についての緩和が図られることがいえる。試行錯誤のケアの中から，有効であったものを集約し，この時期の対応策として整理していくことが重要である。

### ❏ 発症からが緩和ケア

最後に終末期であるが，これがいつからであるとはっきり定義ができないのも，神経難病の特徴の一つであろう。前述したように，維持（安定）期においても，症状は進行するため，いつの時点で移行と明

確に線が引けない難しさがある。究極的には，人は生まれたときから死へ向かうということと同義ともいえる。必要以上に怖れることはなく，日々の生活が普段と変わりないかという視点での関わりが大事である。終末期であろうという意識は，必要な医療ニーズの増加への対応や長年連れ添った家族との別れの準備期間として作用する場合が多い。提供医療処置を選択しない場合の，生命維持に直結する呼吸や嚥下の障害の重篤した段階における看護法には，一定の見解がない。患者の多くが訴える「身の置き所のなさ」に寄り添い，全人的苦痛を少しでも取り除くケアをそれぞれが悩みながら工夫している段階であるといえる。この悩みは，発症からが緩和ケアであるという神経難病ケアの大前提となり，生き抜くことを支えるケアの本質となることが期待される。

## 8 精神障害の予防とケア

### ❑ うつ病：病態像と治療

「うつ病」という用語は，近年その患者数の増大やメディア報道等によって一般的になったが（新型うつ症），操作的診断基準であるDSM-Ⅳ-TRでは「大うつ病性障害（major depression）」と呼ばれ，「躁うつ病」と同じく気分障害に分類される。原因にはさまざまな仮説が存在し，生理学的にも心理学的にも未だ明確な結論は得られていないが，個体のストレスに対する脆弱性と，外的ストレス要因とのバランスで発症すると考えられている。

うつ病の好発年齢は20代であるが，どの年代においてもみられる疾患である。在宅看護の主な対象である老年期での発症も多く，社会や家庭での役割喪失，重要他者との死別等のライフイベントがきっかけとなることも多い。また，慢性身体疾患を抱える患者にも高頻度で発症し，がん患者の5～10%，糖尿病患者の10～20%にうつ病の合併が認められるとする報告がある。在宅において慢性身体疾患患者に看護を提供する際は注意が必要である。

症状として，抑うつ気分・不安・無気力・無関心・焦燥，過小評価・自責感・罪悪感・絶望といった感情を抱き，心気妄想・貧困妄想・罪業妄想といった妄想も認められる。意欲や活動性も低下し，悪化すると外界の刺激に対する反応性が乏しくなり，混迷状態に陥ることもある。身体的には睡眠障害や食欲低下，その他にもさまざまな身

❑ 新型うつ症
「新型うつ病」「現代型うつ病」という言葉を聞いたことはないだろうか？ これらは正式な診断名ではないが，従来のうつ病のイメージにはあてはまらないタイプのうつ病を指し，明確な定義や学術上の根拠があるわけではない。「職場や学校では抑うつ症状や無気力が現れる一方で，プライベートや趣味活動では活発である」「うつ病の特徴である自責感に乏しく，他罰的である」こと等が特徴であり，「非定型うつ病」と診断されることもある。

体的な不調を訴えることも多い。感情面での状態が悪い際には，自殺行為に至る可能性があるため，特に注意が必要である。

治療は，抗うつ薬を主体とした薬物療法と精神療法を併用することが一般的である。近年ではSSRIやSNRIと呼ばれる抗うつ薬が多く用いられ，少量から開始し1〜3週間後には効果が現れる。また，回復後も再発予防のために一定期間継続して服薬をする必要があり，自己判断で服用を中断せず精神科医と相談のうえ，少しずつ減量していくのがよい。

### ❏ 進行予防への看護ケア

**❶ 自殺のサインを見逃さない**

うつ病患者は物事をすべて悲観的に認知しがちであるため，原則的には支持的，受容的な態度で対応することが大切である。特に「死にたい」「自分は生きている価値がない」等の希死念慮や自己否定的な言動がある場合は，自殺行為に至らないよう環境調整を行い，注意深い観察を継続しながら，速やかに精神科医の診察を受けられるよう調整することが必要である。

**❷ 身体症状の訴えを見逃さない**

うつ病の初期にはさまざまな身体症状を呈するため，最初は精神科ではなく内科等への受診や検査を行うことが多い。身体的に何も異常が認められず症状のみが続いている場合，うつ病の症状である可能性がある。精神科医と協力し注意深く患者の訴えに耳を傾け，早期発見・早期治療に結びつけることが必要である。

**❸ 重大な判断をさせない**

うつ病が悪化している状態では正常な判断ができない可能性がある。「退職」「離婚」等の人生における重大な決断は，必ずある程度回復した後にするようにうながすことが必要である。

**❹ 十分な休息をとる**

疾患の特性上，自責的な思考になり「こんなに怠けていてよいのだろうか」「家事を休むなんて妻として失格だ」などと焦ることがあるが，休息をとることも治療の一つであることを伝え，家事を誰かに手伝ってもらう等，社会的役割を一時的に免除できるよう調整することも必要である。

### ❏ 統合失調症：病態像と治療

統合失調症は主に青年期に発病し，幻覚・妄想・まとまらない会話・感情の平板化・意欲の欠如，等のさまざまな**統合失調症の特徴的**

### 統合失調症の特徴的な症状

WHO 国際疾病分類では統合失調症をさらに類型化しており，「妄想型」は連合障害や自閉等は目立たず妄想・幻覚が主な症状である。「破瓜型」は連合弛緩等が主な症状で，混乱した思考や挙動が目立ち，幻覚・妄想もみられる。自発的行動や感情表出が徐々に失われ人格荒廃に至る場合がある。「緊張病型」は筋硬直症状が特徴的で，興奮・昏迷等の症状がみられる。不自然な体勢で静止し不動となり，無目的の動作を繰り返すこともある。

### 寛解

病気の症状が，一時的あるいは継続的に軽減した状態，または見かけ上消滅した状態をいう。精神疾患は再発の危険性があるため治癒という表現を用いないことが多い。

### アドヒアランス

「患者が服薬意義を理解して主体的に治療方針を選択し，医療関係者はそれを維持していくための援助をするという関係を基盤として，患者自身が積極的に治療方針の決定に参加し，その決定に従って服薬する」という服薬支援に関する概念。統合失調症の再発原因の50〜70％が服薬中断と考えられており，従来は半ば強制的であったとしても服薬の継続をすすめる医療者中心の「コンプライアンス」という概念が用いられていたが，2001年にWHOが患者の主体性に注目する「アドヒアランス」の考え方を推進する方向性を示して以降，継続的な治療を要するさまざまな疾患で重要視されるようになった。

な症状を呈する精神疾患である。原因は未だ明らかではないが，遺伝的素因と脆弱性，心理・社会的要因の相互作用によって発症すると考えられている。経過と予後は多様で，早期に適切な治療をすれば，約半数は完全あるいは軽度障害を残して寛解するが，約2割は障害を抱えたまま経過する。その後は固定化した幻聴・妄想等の症状が慢性的にみられることも多い。

治療は抗精神病薬を主体とした薬物療法を中心として，精神療法や作業療法等を適宜併用するのが一般的である。近年では，従来と比較して副作用の少ない第2世代・第3世代抗精神病薬が開発され，患者の早期回復と服薬アドヒアランス向上に貢献している。

わが国の精神保健医療施策は歴史的に入院治療が中心であったため，現在でも精神科病院には長期入院している統合失調症等の精神疾患を抱える患者が多い。長期入院患者の高齢化に加え，退院促進，精神科病院の病床削減，アウトリーチ支援等の施策にともない，地域・在宅における精神科訪問看護の役割は今後さらに増加していくことが予想される。

### 統合失調症：症状再燃を予防する看護ケア

❶ 精神症状に対するケア

幻覚・妄想に基づく非現実的な言動や行動に対しては，患者が幻覚・妄想によって受けている苦労を共感的に受け止めつつ傾聴し，それらの幻覚・妄想に基づいて何らかの自傷他害行動に結びつかないか，日常生活やセルフケアのどの部分が障害されているのか，等をていねいにアセスメントして日常生活の支援に生かすと同時に，精神症状再燃の兆候を見極め早期に介入することが大切である。

❷ 服薬支援

統合失調症の急性期症状は主に薬物療法によって改善が期待できるが，回復後も継続して服薬を続けないと高頻度で再燃することが知られている。そのため，精神科病院を退院後に在宅看護を導入した患者にとって，服薬アドヒアランスを高め，長期継続的に安定して服薬を続けることが症状の再燃を防ぐ方策の一つである。

❸ 抗精神病薬の副作用に対するケア

加齢にともなう身体面での変化は統合失調症の状態像にも大きな影響をおよぼす。胃腸・腎・肝機能等の低下は，抗精神病薬のような中枢神経系に作用する薬物の代謝に強く影響し，過剰に作用していたり，抗精神病薬の副作用だけが強く出現したりすることがあるので注意が必要である。

たとえば，抗精神病薬の鎮静作用が強く表れる，あるいは副作用としてパーキンソン様症状が強く表れる場合，患者の転倒のリスクは非常に高まる。さらに，抗精神病薬の作用により痛みの感覚が鈍くなっていることで，身体疾患に起因する痛みに気づかずに重篤化してしまうことがあり，ときには骨折していたことに気づかないことすらある。また，副作用である抗コリン作用が強く発現すると便秘が続き，イレウスに至ってしまうことも多々ある。

副作用の出現は服薬アドヒアランスを低下させ，症状再燃のリスクとなる。作用と副作用のバランスをみながら，精神科医・患者と連携し薬剤調整の橋渡しをすることも看護師の役割である。

❹　身体合併症に対するケア

統合失調症患者の平均寿命は一般人口と比較して約15年短く，虚血性心疾患による死亡が著しく多いという報告があるが，その原因の一つとして生活習慣病の合併があげられる。一部の第2世代抗精神病薬においては体重増加，糖尿病という副作用がみられることがある。服薬にあたっては，定期的な血糖値検査が必要である。特に統合失調症患者における2型糖尿病の有病率は一般人口に対して2〜4倍で，統合失調症患者の20％弱は2型糖尿病を合併しているとの報告もある。

患者の主訴からだけでは身体疾患に気づくことが困難であることを念頭に，精神症状や身体症状に加え生活状況（食生活，活動習慣）もていねいにアセスメントをし，早期に必要な検査や治療が受けられるように支援することが大切である。必要に応じて栄養士に栄養指導を，精神保健福祉士や作業療法士に日中活動に関する支援を依頼することも有用である。

▶ アウトリーチ

　精神科アウトリーチとは，地域生活をする精神疾患をもつ人（あるいはその家族）の要請に応じて，医療や福祉の多職種専門家チームが，訪問診療，訪問看護，訪問リハビリテーション，訪問薬剤指導，訪問栄養指導，日常生活支援，社会支援，等のさまざまなサービスを複合的に提供することである。

▶ 抗精神病薬の副作用

　パーキンソン症候群・アカシジア（落ち着かずじっとしていられない）・急性ジストニア（顔や首の強いこわばり，眼球上転等）・遅発性ジスキネジア（口周辺や舌の異常な運動，手足が勝手に動く等），高プロラクチン血症による無月経・乳汁分泌・陰萎，便秘・眼のかすみ・口渇，眠気・鎮静・体重増加，低血圧・めまい・射精障害，悪性症候群等がある。

## 注

(1) 大野良之，田中平三，中谷比呂樹他編（2000）：難病の最新情報，疫学から臨床・ケアまで，南山堂，169-177.
(2) 杉山博（2012）：パーキンソン病と上手に付き合う――日常生活における工夫，難病と在宅ケア，18(2)，57-60.
(3) 日本呼吸器学会 COPD ガイドライン第3版作成委員会編（2011）：COPD（慢性閉塞性肺疾患）診断と治療のためのガイドライン第3版，メディカルレビュー社.
(4) 同前書.
(5) 同前書.
(6) 同前書.
(7) 同前書.
(8) 同前書.
(9) 同前書.
(10) 中山優季，小倉朗子，松田千春（2010）：意思伝達困難時期にある ALS

人工呼吸療養者における対応困難な症状とその対応に関する研究，日本難病看護学会誌，14(3)，179-193．

## 〇 引用・参考文献

〈第3節〉
伊藤利之，鎌倉矩子編（2001）：ADLとその周辺　評価・指導・介護の実際，医学書院，114-131, 208-219．
在宅医療テキスト編集委員会（2011）：在宅医療テキスト，勇美財団，112-119．
木下由美子編（2006）：在宅看護論　第5版，医歯薬出版．
原保夫（2010）：進行期のマネジメント──全身合併症，在宅ケア，総合臨床，59(12)，2458-2460．
腰塚裕（2011）：在宅医療からみた運動器障害──訪問リハビリテーションは寝たきり予防に有用である，医学のあゆみ，236(5)，412-416．
腰塚裕（2010）：ロコモティブシンドローム　1．在宅医療・訪問リハビリテーションと運動器障害，Modern Physician, 30(4)，505-508．
織田弘美，加藤光宝，佐藤嘉代子他編（2007）：系統看護学講座　運動器　成人看護学10，医学書院，106-108, 142-148．

〈第6節〉
日本透析医学会（2012）ガイドライン（http://www.jsdt.or.jp/19.html）．
日本腎不全看護学会（2012）：腎不全看護　第4版，医学書院．
桝田出編（2011）：これだけは知っておきたい糖尿病，医学書院．

# 第13章
# 子どもの在宅看護

## 1 高まる小児在宅医療のニーズの背景

　日本の超高齢化社会の進展において，在宅看護の重要性が述べられている。しかし，少子化社会においても今後ますます小児への在宅看護が重要となる。その一つ目の理由としては，出生数が減少するその一方で，低出生体重児の増加や高齢出産の増加にともない，障害児数が増加し，障害の重度重複化が予測されることである。[1][2]次に，新生児医療や救急領域における小児の救命率が向上し，人工呼吸器などの医療機器に依存して生活せざるを得ない子どもがNICUや小児科病棟で長期入院となっており，人工呼吸器を装着したまま退院する子どもの数の増加があげられる。さらにまた，小児医療では多くのがんが治癒するようになったが，その一方では治癒が望めない悪性腫瘍による終末期ケアを必要とする子どももいる。
　WHOが小児緩和ケアの定義で明記しているように[3]，子どもは家庭で両親とともに過ごすことが子どもの幸せにつながり，自宅で死をむかえる子どもも増えてきている。そのような子どももまた在宅看護の対象となり，子どもの数が減少しているにもかかわらず在宅看護へのニーズが高まるのである。

## 2 小児在宅医療の対象者と訪問看護の役割

### ❑ 対象者の特性

　小児の訪問看護が本格化されたのは，1994（平成6）年の健康保険法改正により，在宅医療が「療養の給付」として位置づけられ，訪問看護ステーションから子どもの訪問ができるようになってからである。
　全国訪問看護事業協会が2009（平成21）年に訪問看護ステーション3439事業所に実施した医療処置を必要としながらも在宅で過ごしている就学前の6歳までの子どもへの訪問看護の実態調査によると[4]，利用者家族の子どもの年齢は，「3歳以下」が50.3％，「4～6歳」が49.0％であり，幼少児が在宅看護の対象となっていた。また，在宅重症児の発症年齢の構成をみると，「出生時から」が71.4％と半数以上を占めていた。それらより，その後に続く子どもの生活を考えると

「介護」ではなく，子どもの成長発達をどう支えていけるか，重度の障害を有するいわば子育ての難しい子どもの育児をどのように支援していけるかが，訪問看護の重要な役割となる。

　在宅重症児の病因をみると，「神経筋疾患」が27.9％，次いで「慢性呼吸器疾患」が23.8％を占めていた。つまり，常時目を離すことができない，いわば24時間のケアを強いられる人工呼吸管理を必要とする医療依存度の高い子どもが在宅看護の対象となっており，きょうだいを含む家族全体の生活をも支援していくことが求められている。

　前田によると，小児在宅医療の特性は，①高度な医療的ケアの必要性，②小児在宅医療を行う医療機関の絶対的不足：小児に対して，訪問診療や往診を提供できる医療機関が絶対的に少ない，③小児の訪問看護が抱える問題：小児の訪問看護を行う少数の訪問看護師数，④貧弱で制度が複雑な社会資源，⑤教育とのかかわり，⑥小児の終末期ケアの難しさがあり，両親の長期にわたる心身の疲労と，わが子を失う葛藤にも対面しなければならないことである。小児在宅看護の技と専門性を高める努力が求められているといえよう。

## ❏ 子どもの在宅療養生活と子育て

　前述の全国訪問看護事業協会が実施した調査結果によると，子どもの病因は，「神経筋疾患」「慢性呼吸器疾患」のほか，「慢性心疾患」，「低酸素性虚血性脳症」「脳性麻痺」「てんかん」「染色体異常」「18トリソミー」「超低出生体重児」「精神発達遅滞」「トリッチャーコリンズ症候群」等であった。

　訪問看護を実施している在宅重症児の医療処置等の状況は，「吸引」82.4％が最も多く，次いで「経管栄養」，「気管カニューレの管理・交換」「気管切開部の処置」「酸素管理」「吸入」「人工呼吸器管理」の順であった。このようないわゆる医療的なケアは，命を支える安全，安心の最低限の保証であり，在宅看護が果たすべき役割のすべてではない。

　在宅療養中の重度障害児の特徴を踏まえ，訪問看護の重要な役割を以下にあげる。

　❶　子どものQOLを考えた日常生活支援と，子どもは成長発達の途上にあるため，成長をうながす支援である。またその支援は，成長に応じて変えていく必要がある。

　❷　子どもは，教育を受ける権利を有している。したがって，子どもと家族の希望を尊重した適切な教育を受けるための支援と，障害の重い子どもの教育を保障するための支援，学校を卒業した後の支援を

考えることが必要である。

❸　主たる介護者が親であり，親は介護者から，時間と共に有能な介護者・看護者へと成長していくが，高齢化にともない介護者としての親のありようも変化する。親の介護に対する保証・サポートが必要である。

❹　兄弟姉妹への支援，親が兄弟姉妹にも十分に関わる時間の保証，等である。訪問看護師は日々のケア提供のみにとらわれるのではなく，常に子どもの将来を考え，子どもと家族の成長を見据えた看護を行うことが重要である。

　文部科学省の報告[7]によると，病気や障害のため，呼吸の補助等の医療的なケアが必要な小中学生は，全国におよそ6000人いた。2011（平成23）年度初めて実施した調査によると地元校に所属している医療的なケアが必要な子どもは小学生が572人，中学生が98人で，全国で合わせて670人いると報告された。670人のうち，405人は地元校の学校内にある「特別支援学級」で学び，265人が通常の学級で学んでいた。受け入れの方法は，自治体によって異なり，看護師資格がある人を特別支援教育のための支援員として配置している自治体もある一方で，親の付き添いを求めている自治体もあった。

　また，2011（平成23）年8月には「障害者基本法」が改正，公布され，共生，インクルーシブ教育の理念が盛り込まれた。子どもには，健康な子どもと一緒の環境で教育を受けさせたいと願う親も増えている。保護者の選択に応じ子どもと保護者の願いがかなうよう訪問看護師は，多職種と連携・協働し，チームをマネジメントしながら子育てを支援することが大切である。

### 小児在宅ケアの実際[8][9]

　小児在宅ケアの対象となる子どもは，医療依存度の高い重症児である。したがって，子どもの命を支えるための安全・安心を保障する医療的な管理は，極めて重要である。

　一方，「社会福祉士及び介護福祉士法」が2012（平成24）年4月1日に改正，施行され，介護職員等による痰の吸引等の実施が可能となった。このことにより，訪問看護師は，ケア実践者としての役割のみならず，介護職員等との役割の協働・連携並びに，ケアの指導者や評価者としての役割も求められる。

### 在宅人工呼吸療法

　小児在宅医療の中で最も医療依存度の高い子どもとは，人工呼吸管

理下にあるものといえる。当初，在宅人工呼吸療法は，気管切開を条件としていた。しかし，1990年代に入り，気管切開や気管内挿管をせずに，鼻マスクや鼻プラグ，マウスピース，フェイスマスク等のインターフェイスを通して上気道に陽圧を加え，肺の換気を補助する方法（NPPV）である非侵襲的人工呼吸療法がわが国でも導入されるようになった。

NPPVを在宅で使用する通常の適応は，低換気，パルスオキシメータによる酸素飽和度（$SpO_2$）低下，動脈血$CO_2$分圧上昇，閉塞型睡眠時無呼吸であり，小児の在宅NPPVの対象となる代表的な疾患は，デュシェンヌ型筋ジストロフィーの慢性呼吸不全に対してである。NPPV管理は，気管切開の場合よりもより一層のきめ細やかなケアが求められる。

人工呼吸管理中は，子どもの呼吸状態に異常がないか随時観察するとともに，機器関連のトラブルや危険を回避するためにもモニターの使用が有効である。親は「これがこの子の命の要です」というように，$SpO_2$モニターの値が子どもの状態を表す指標になる。正常範囲は$SpO_2$モニターの値が97～98％以上であり，肺実質疾患を合併していない神経筋疾患では，95％以上を指標にすることが推奨されている。

在宅で人工呼吸器を使用している子どもは，災害時など停電で電気が途絶えると命に直結する。外部バッテリーや人工呼吸器の機種によっては，バッテリー駆動時間が最大8時間と比較的長いものもある。2011（平成23）年に発生した東日本大震災での教訓を生かし，停電に備えた準備・点検を心がけることも大切である。

### ❏ 気管切開の管理

わが国では，小児在宅人工呼吸管理の子どもは，ほとんどが気管切開を行い，気管カニューレを使用している。気管切開や気管カニューレの管理上，次のような事故や合併症が起こり得ることも理解しておく必要がある。

❶ カニューレの固定不良やずれにより，カニューレによる気管粘膜損傷，カニューレの事故抜去
❷ 痰や分泌物による気管カニューレの閉塞や粘膜，肉芽にあたって閉塞する危険性
❸ 気管切開孔狭窄
❹ 感染，声帯・喉頭の機能不全
❺ 気管切開孔周囲や気管内の肉芽
❻ 気管内出血

写真13-1　人工呼吸器と共にカフアシストを設置

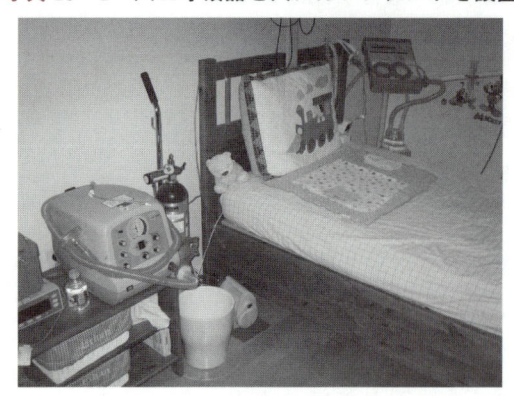

写真13-2　プレパレーション用絵本の表紙

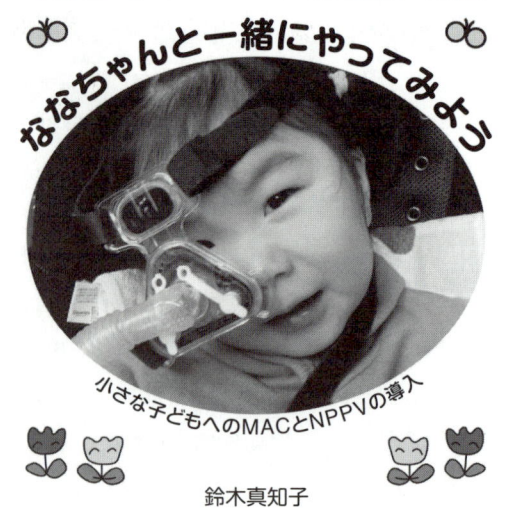

❼　気管狭窄，気管軟化症など

　親は，子どもが気管切開をすると声がでなくなるので，気管切開をする時期をせめて言葉を獲得する3歳頃までは引き延ばそうと考える場合がある。しかし，子どもの気管カニューレは，気管腔が狭いため，カフのないタイプを使用することが多く，子どもの病態によっては，カフのないカニューレなら気管切開による人工呼吸管理中でも声が出て会話ができる。

　慢性の呼吸管理では，呼吸をサポートする技術である気道分泌物の移動とクリアランスを家族に指導することが重要である。咳をうながす技術は，徒手による咳介助と，カフアシスト（フィリップス・レスピロニクス合同会社）等の器械を用いた咳介助の方法がある。咳介助の目的以外に，カフアシストの陽圧換気で深呼吸を行うことは，肺と胸郭の柔軟性を保ち，特に乳幼児では，肺や胸郭の正常な発達のための日常的な呼吸リハビリテーションとしても効果がある（**写真13-1**）。

　カフアシストは，平成22年度の診療報酬改訂において，在宅人工呼吸を行っている神経筋疾患患者に対し，排痰補助装置の使用が保険点数化され，カフアシストを自宅で使用することが容易になった。しかし，装置を安全で効果的に用いるためには，子どものプレパレーション（心の準備をつくること）も含め家族指導が重要である。[10][11]**写真13-2**は，幼少児へのプレパレーションを行うための道具として，筆者が制作した絵本である。対象者の理解や協力がケアの成否の鍵を握る場合には，子どもの心の準備にも十分に配慮する必要がある。

## 第13章 子どもの在宅看護

### ◻ 経管栄養の実際

　小児在宅医療の対象となる子どもは、経管栄養を行っている場合が多く、胃瘻(いろう)を造設することが多い。

　胃瘻をつくる長所として、長期にわたる栄養管理では、経鼻胃栄養法におけるチューブの入れ替えなどのように、子どもの苦痛や介助者の負担となる行為を減らすことができる。また、経鼻胃栄養法の場合のように、注入ごとにチューブ先端位置の確認作業を行う必要がなくなり、誤嚥性肺炎のリスクが減ることで、管理上の精神的ストレスも著しく減る。発語が困難で、誤嚥性肺炎を繰り返す場合には、「喉頭気管分離術」を行うが、その場合、必ずしも発語ができなくなるとは言い切れない。

　食べる楽しみと同時に、よりよく生きるための栄養をバランスよく得るために、摂取カロリーや水分量等にも配慮しながら、その子どもにとっての最適な栄養摂取方法を、常に見直していく必要がある。重度障害児であっても、できるだけ標準的な「成長曲線」に近い成長ができるよう栄養の摂取を考える。また、子どもではさまざまな栄養素の欠乏症に注意が必要である。特に経管栄養を行っている子どもでは、経管栄養剤の特性等からさまざまな栄養素の欠乏症をきたすことがある。欠乏防止のためには、経管栄養剤だけに頼らず、家族と同じ食事内容の食材をミキサーにかける等して、チューブが詰まらない状態にして注入する。皮膚の状態や舌の状態、頭皮の異常等に留意するとともに、定期的に採血を行い、栄養状態を評価する必要がある。

### ◻ 姿勢、遊び、コミュニケーション等の支援

　訪問看護の対象となる重度障害児の大部分は、乳幼児期からの発症であり、ほぼすべての機能を親や医療者、介助者、教育者の援助のもとではじめて徐々に獲得していく。そこで、理学療法、作業療法、言語療法、臨床心理等を中心としたリハビリテーションの専門諸分野や遊びの専門家であるホスピタル・プレイ・スペシャリスト（HPS）のかかわりが重要となる。

　HPS は治癒的な効果を持つ日常的遊びや療養的遊びを使って子どもや兄弟姉妹を支援する。

　子どものコミュニケーション力は、母親や家族とのつながりを強化し、子どもが社会参加していくための力になる。子どものコミュニケーション力をはぐくむためには、①顔の表情や身体の一定した部分でのその子なりの「表現」を見つけ、合図として確立する（たとえば、「はい」の場合、右肩を大きく動かす、「いいえ」は両目を上に向く（白

◼ ホスピタル・プレイ・スペシャリスト（HPS）
　病児や障害児とその家族を対象に入院前から退院までのあらゆるプロセスにおいて、子どもの感じる苦痛やストレス、不安等を遊びの力を用いて軽減し、医療とのかかわりを肯定化できるよう支持する専門職のことである[14]。

目）等），②本人の意欲（興味あるもの）につながるものを探す，③ステップを踏む（初めのステップでは，本人が「すぐ」選べると共に，他者が「すぐ」読める（分かる）ものを活用するとよい。たとえば，お母さんの写真や絵等），④実物（具体物）により自分にフィードバックされる体験から，スイッチによる因果関係理解をうながす（たとえば，光るおもちゃ，動くおもちゃ，音の出るおもちゃ），等の練習が効果的である。

　大切なことは，子どもの発達段階に応じ，姿勢づくり，摂食機能促進，感覚面の学習，変形拘縮予防，成長に見合う楽しい遊び等，系統だった支援により自立に向けてその子なりの育ちをはぐくみ，子どもの生活と生命をより安全，快適なものにしていけるよう必要な支援を考えることである。

### ❏ 訪問看護師の実際のかかわり

　地域で訪問看護の支援を受ける家族は，信頼できる看護師について次のように語った。

❶　事例1

「人工呼吸器に何かあり，わずか2分間でさえも本人に空気がいかないと，もう恐ろしいことになります。今まで5年，病院や自宅で人工呼吸器に何かあったときが数度ありました。そこでは，すぐにアンビューバックにつなぎかえられる看護師さんは，残念ながらいませんでした。あれあれ……？と，人工呼吸器のほうばかりに目がいくのです。口がきけない子どもですので，すべてを他の人が汲み取ってやらないといけません。ケアはとても難しいです」

❷　解説

　このように，子どもではなく，子どもが使用する機器に看護師が向かうという話は，家族からよく聞く。

　また，次の例は，在宅療養継続期のカンファレンスで話されたことである。

❸　事例2

　訪問看護師は，母親から求められたケア内容に対して「甘やかす（家族のいいなりになる）と，どんどん要求がふえるから」「他の家族からどうしてあの人だけ，となるから」「その子から家族が遠のいていくことが心配なので」「私は，その子のために訪問しているのであって，お姉ちゃんをピアノのお稽古に通わせるために訪問しているのではない」「母親は，現金がないと生活ができないので，歩いて10分ほどのところにあるATMに行く間，家を留守にしたいというが，

訪問看護は，○ちゃんのケアのために入っているのであって，お母さんの外出は，○ちゃんのケアではないから認められない。銀行のATMは土日も使えるし，土日はお父さんが休みなんだからお金が必要なら土日に行ってください」と述べ，「母親が求めるケア内容の変更は認められない」とした。それに対して，利用者である母親は，「はい，分かりました」といい，訪問看護師は（これで解決した）と思った。しかし，母親の認識には（これ以上言っても無理→無駄→見切り→壊れた信頼関係）という構図ができていた。

その子一人だけのことではなく，兄弟姉妹や家族全体のことを考えなければならない母親にとって，上記のような思いを抱くことは，当然のことである。看護師は，家族の普段の生活を知り，その子のことだけではない母親の大変さを「分かる」ことからケアをはじめるべきである。

❹ 解説

看護師に「分かってもらえた」という思いをもつことで，母親は看護師との心理的距離間を狭め，信頼感を抱くようになる。家族を理解し，家族が本当に必要としている支援であれば，看護師もまたケア内容を改めて考え直し，工夫するであろう。

小児訪問看護の重要な点は，(1)わずかな変化に気付き，些細な異常を見つける，(2)いつも落ち着いて丁寧にケアをする（ケアの細やかさ），(3)いざというときに慌てない冷静さ，(4)人工呼吸器の取り扱いに慣れている，(5)子ども本人との相性，等に整理される。

つまり，訪問看護師は，家族の「医療的なケアが任せられる」とした思いのほかに，看護師の人間性ともいえる「センス（感受性）」が問われているのである。

## 3 医療依存度の高い子どもの地域支援体制

### 多職種連携と協働

医療的なケアが日常的に必要な子どもを在宅で支えるためのシステムや体制には，①医療的支援（訪問診療，訪問看護，訪問リハビリテーション），②生活支援・介護支援（ホームヘルパー），③家族のためのレスパイトケア（子どもの短期入所，デイサービス，療育施設），④学校教育，等がある。

在宅看護では，子どもと家族を中心に据え，基幹病院の医師，往診

**レスパイトケア**
休息，息抜き等を意味し，乳幼児から障害を有する人，高齢者等を在宅でケアしている家族に対し，日常的なケアから一時的にケアを代替することで，リフレッシュをはかってもらう家族支援サービスのことである[15]。

医，訪問看護師，保健師，相談支援員，リハビリテーション職者，福祉職者，療育職者，介護職者，ボランティア，学校教師，学校看護師，養護教諭等，さまざまな職種が関わる。このような高齢者とは異なる，子どもの在宅療養生活を支えるには，医療，福祉に加え，療育や教育関係者等，多くの専門職者との連携，協働が必要である。

### ❑ コーディネート機能の重要性

小児在宅療養では，「子どもの面倒は親がみるべき」という社会通念からか，訪問サービスを受けていない在宅重症児・者の数の多さが指摘されている[16]。そこで，対象者のニーズの掘りおこしとともに，相談，調整機能を有し，病院や訪問看護，訪問介護，訪問リハビリ，療育，学校との連携・調整を図るコーディネーターや相談支援員の育成，積極的な導入とその体制づくりが求められている。

さらにまた，重度障害児と家族が置かれている状況を真に理解し，対象者の視点から必要な支援を考え，コーディネート機能を十分に発揮できるコーディネーターや相談支援員の教育が今後の課題となっている。特にコーディネーターの役割は，①情報提供，②目標の明示，③具体的な方策の提案，④必要な専門機関の紹介，⑤黒子に徹した関連機関への根回し，⑥当事者である子どもを見失わないよう方向づけをすること，等が考えられる。

あわせて，直接支援をする支援者間の隙間を埋める役割や小児在宅医療の経験が少ない支援者の経験をどう埋めていけるかなど，第三者としての役割も共に期待されており，訪問看護師とコーディネーターとの積極的な連携，協働が求められる。

### ❑ 小児在宅医療における社会資源

小児在宅医療においては，子どもが介護保険制度の対象ではないことからケアマネジャーがおらず，介護福祉施設等は使えないため，レスパイトケアは，必須である。

その反対に，「子どもが必ず調子が悪くなって自宅に戻ってくる」というような理由により，親がレスパイトケアを望まない場合もある。親が安心して子どもを預けることができ，子どもも楽しみながらレスパイトケアを受けることができるよう体制を整えていくことが必要である。

小児在宅医療の対象となる障害児者の医療・福祉にはさまざまな支援制度，助成制度があり，複雑である。介護保険における介護支援専門員のいない小児では，保護者が役所へ出向き，助成制度の利用申請

をする必要がある。障害児者や療育者には，特別児童扶養手当，障害児福祉手当，障害基礎年金等の手当・年金がある。

2006（平成18）年には「障害者自立支援法」が施行され，市町村が主体となり，自立支援医療（育成医療，更生医療等），介護給付（居宅介護，児童デイサービス，短期入所，共同生活介護等），訓練等給付（自立訓練，就労移行支援等），補装具，地域生活支援事業（相談支援，移動支援等）等を行っている。また，2013（平成25）年4月1日から，「障害者自立支援法」は「障害者総合支援法」となった。本法律では，障害者の定義に難病等を追加し，2014（平成26）年4月1日からは，重度訪問介護の対象者の拡大，ケアホームのグループホームへの一元化等が実施される。

## 4 小児在宅看護の今後と課題

### ❏ 子どもの在宅緩和ケア

成人に比べ，子どもの死は非常に数が少ない。また，小児医療は「治療と救命」に偏り，「緩和」という概念をもちにくい。

2002年のWHOの定義によると，「小児のための緩和ケアとは，身体，精神，スピリット（霊性）への積極的かつ全人的なケアであり，家族へのケアの提供も含まれる。それは，疾患が診断されたときに始まり，根治的な治療の有無に関わらず，継続的に提供される。医療従事者は子どもの身体的，心理的，社会的な苦痛を適切に評価し，緩和しなければならない。効果的な緩和ケアとは，家族も含めた幅広い多職種的な対応と地域における社会資源の有効な活用を必要とする。必ずしも人材や社会資源が十分でなくても満足のいく緩和ケアを実践することは不可能なことではない。緩和ケアは，三次医療機関でも，地域の診療所でも，そして子どもの自宅でも提供しうるものである」とされている。

小児在宅緩和医療は，ほとんど認知されていない。しかし，子どもは，成人以上に終末期を家庭で過ごす意義は大きく，在宅が緩和医療の重要なフィールドになるため，家庭で過ごせるシステムを実現する必要がある。そのためにも，小児在宅看護の発展は，今後ますます重要となる。

## ❏ 介護支援ではなく子育て支援を

　小児医療では，NICUにおける長期入院患児の受け入れや，重症児の長期入院にともなう医療費の問題等がある。医療依存度の高い超重症児が，家族の力だけで在宅療養を行う状況が続けば，家族は疲弊し，子どもの状態は容易に悪化するであろう。また，在宅療養の継続が困難になり，入院頻度が増え，地域の小児を対象とした基幹病院の負担が益々増加し，そのような子ども達がベッドを占有していくことで，地域医療が崩壊することにもなりかねない。

　さらにまた，医療技術の進歩により，子どもの日常生活の管理技術が向上し，長く生きることができるようになったが，その反面，学校を卒業した後の居場所や親の高齢化にともなう子どものケアの担い手が問題になる。そのような点からも，子どもの自律（から自立）に向けて子育てを楽しみながら子どもを育てていけるよう，親を支援していくことが重要である。

　以上，この章では，人工呼吸管理を必要とする重度障害児の支援を中心に小児在宅看護の要点を解説した。

　今後の課題は，①支援者は，とかく子どもの医療的なケアに目が向きやすい。しかし，医療的なケアは，あくまでも支援の基盤であり，支援のすべてではない，②子どもの「介護」ではなく，「子育て」を基軸にした子どもと家族の在宅看護を体系化する努力が必要である。そのためには，事例検討により事例を丹念に見直しながらよい支援のあり方を蓄積していくことが有効であろう，③すべての子どもは，教育を受ける権利を有し，「共生」の考えのもと，**インクルーシブ教育**の大切さがいわれている。しかしながら，保護者が希望する「みんなと一緒に」とは，どのようなことをいうのか。「場」を共有することが「共生」なのだろうか。「共生」「インクルーシブ」の真なる意味を家族と共に追及しつつ，訪問看護師は一人の人間としてその実現に向け努力していくことが重要である。また，そこでは，子どもの卒業後のことも視野に入れ，子どもの社会参加をめざし，子どもの「コミュニケーション力」をはぐくむことが課題となる。

　稀少疾患を有する数少ない子どもであるからこそ一人ひとりの子どもの育つ力を大切に考え，日本で開発された子どものためのコミュニケーション装置など，訪問看護師は機器開発の取り組みにも関心を注ぎ，アイデアを提供していく努力も必要である。これまでの医療，福祉，教育に加え，工学関係者等を第三の力と考え（図13-1），さまざまな専門性との融合により新たな知を創造し，豊かな成熟社会の実現に向けた努力が望まれる。

---

▶ **インクルーシブ教育**
　障害の有無によらず，誰もがともに学校で学べる教育をいう。2006年12月に障害者権利条約が国連で採択され，国連の障害者権利条約の批准に向けて国内の法整備が進む中，2011年7月に成立した改正障害者基本法でインクルーシブ教育の理念が盛り込まれた。

図13-1 多職種との協働，連携

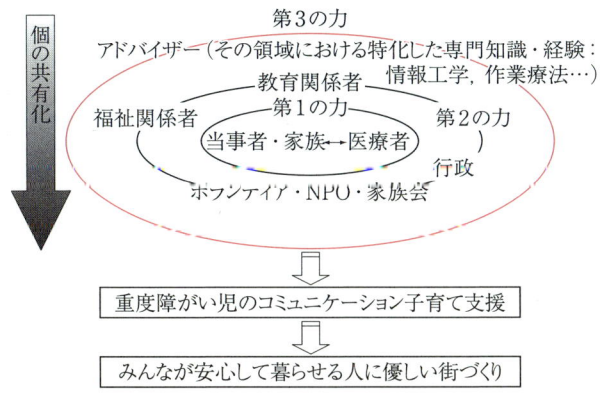

　　　　　　　　　　第3の力
　　　　　アドバイザー（その領域における特化した専門知識・経験：
　　　　　　　　　　　　　　　　　　　情報工学，作業療法…）
　　　　　　　　教育関係者
　　　　　　　　　　第1の力　　　　第2の力
　　　　　福祉関係者
　　　　　　　　　　当事者・家族↔医療者
　　　　　　　　　　　　　　　　　　行政
　　　　　　　　ボランティア・NPO・家族会

個の共有化 ↓

⇩ 重度障がい児のコミュニケーション子育て支援

⇩ みんなが安心して暮らせる人に優しい街づくり

出所：筆者作成。

## 注

(1) 厚生労働省平成22年人口動態統計（http://www.mhlw.go.jp/toukei/saikin/hw/jinkou/tokusyu/syussyo06/syussyo1.html）

(2) 厚生統計協会編（2012）：国民衛生の動向2011/2012.

(3) WHO Definition of Palliative Care（http://www.who.int/cancer/palliative/definition/en/）

(4) 全国訪問看護事業協会編（2010）：平成21年度厚生労働省障害者保健福祉推進事業　障害児の地域生活への移行を促進するための調査研究事業報告書.

(5) 前田浩利（2012）：小児在宅医療の新時代のために，訪問看護と介護，17(3)，198-204.

(6) 全国訪問看護事業協会編（2010），前掲書.

(7) 文部科学省資料特別支援教育関係調査の結果等について（http://www.mext.go.jp/b_menu/shingi/chukyo/chukyo3/044/attach/1321571.htm）

(8) 江草安彦監修（2005）：重症心身障害療育マニュアル第2版，医歯薬出版.

(9) 石川悠加編（2008）：これからの人工呼吸 NPPV のすべて，医学書院.

(10) 鈴木真知子（2010）：教育・研究と実践を結ぶ大学教員による臨床教材の製作，看護教育，51(1)，40-42.

(11) 鈴木真知子（2011）：小児神経筋疾患者の呼吸ケアのプレパレーション，日本呼吸ケア・リハビリテーション学会誌，21(2)，81-85.

(12) 松平千佳，岡田節子，森裕樹（2005）：ホスピタル・プレイ・スペシャリストによる脊髄性筋委縮症児への在宅支援，訪問看護と介護，17(3)，240-245.

(13) 江草（2005），前掲書.

(14) 「静岡県立大学短期大学部（HPS 養成教育プログラム）」（文部科学省ホームページ）（http://www.mext.go.jp/a_menu/koutou/shoumei/08020613/1312475.html（2013.11.12））

(15) 田沼直之（2012）：地域の医療連携，レスパイトケア，小児保健研究，71(5)，654-657.

(16) 前田浩利（2010）：長期 NICU 入院児の在宅医療移行における問題点とその解決　重症新生児に対する療養・療育環境の拡充に関する総合研究，平成20～22年度，150-153．(http://www.happy-at-home.jp/modules/pico_16/SpryAssets/doc/report_2010_13.pdf)
(17) 厚生労働省：障害者総合支援法(http://www.mhlw.go.jp/stf/seisakunitsuite/bunya/hukushi_kaigo/shougaishahukushi/sougoushien/index.html　(2013.11.12))

# 第14章
在宅におけるエンド・オブ・ライフ・ケア（終末期ケア）

## 1 生命と生活の質，人生の価値を高める エンド・オブ・ライフ・ケアの意味

　エンド・オブ・ライフ・ケア（End of Life Care）とは人生の最後のケアであり，わが国で一般的に用いられているのは終末期ケアである。エンド・オブ・ライフ・ケアは2000年になってアメリカ・カナダに次いでイギリスにおいても使われるようになり，世界にも日本にも拡大している。

　ここでいうライフ（Life）は生命・生活・人生を指し，エンドはそれらの最期を意味している。ケアにおいては生命・生活・人生の質を高めることを目的としてる。したがってエンド・オブ・ライフ・ケアは終末期ケアというよりも具体的な目的がイメージされ，より本人にとってのケア目的が明確になりやすいと考えられる。

### ❏ エンド・オブ・ライフ・ケアにおけるニーズ

　第一は看護職としてはニーズをとらえる，すなわち正確なアセスメントが重要である。

　この時期におけるニーズは身体・心理・社会的ニーズとともに家族の介護負担・身体・精神・社会的ニーズ，利用者と家族の両方の問題として経済的ニーズとして在宅の療養のための医療費や介護に関わる支出費用，介護用品の購入や病気や障害のための食品や身のまわり用品，介護のために家族の退職や，常勤から非常勤への変更による収入減少などがある。

　またケア体制として家族を含めて専門職に看護師・医師・福祉職等によるケア体制づくりやさまざまな社会資源（人，物，場所，制度）の利用の準備，調整およびスケジュールづくりが必要となる。特に在宅ケアでは，利用者にとっては死を迎えるという危機的状況で身体症状が多数出ること，心理的・精神的ニーズとしては，家族・友人・知人との別れの悲しみ，生活自立が困難になることの生活上の問題や孤立・孤独感，社会的役割がとれず存在価値の喪失感やさまざまな不安にさいなまれやすい。すなわち心身・社会的・家族的問題等による，精神的な悩み・負担感，身体的苦痛等のトータルペインに対して集中的で幅広いトータルケア（総合的ケア）が最も必要な特徴的な時期といえる。これらを共有する家族にとってもトータルケアが必要になる。

### ❏ ケアの実施

第二にケアの実施である。

各ニーズに対して，総合的なケアの計画を立てケアを実施することが必要になる。在宅でのエンド・オブ・ライフ・ケアでは訪問看護ステーション・在宅支援診療所等の看護師はケアのキーパーソンとして中心的な役割を果たし，特にケアマネジャーとともに，医療では医師，リハビリテーションなど医療的ケアがなされる。生活ケアとして介護福祉士■，訪問介護員とともにケアを行う。

ケアの目的を共有しながら必要なサービスが高い質を保って提供されること，介護用品，医療用品を必要時に迅速に利用できるように用意する必要がある。

これらのケアのすべての過程で，本人と家族の価値観や考え方，情緒的側面を大切にしたケアを展開すべきである。

### ❏ ケア評価

第三はニーズに対するケアのプランとケア実施について評価をすることである。

各ニーズに対してケアを実施すると，その結果はどうかをきちんと整理し評価して，他のケアをする人と共有する必要がある。評価について特に重要なのは，ケアの効果（アウトカム）である。エンド・オブ・ライフ・ケアにおいてはケアを十分実施しても改善しない場合も多いが，身体症状の緩和（すべて取り去れなくても症状の悪化予防と症状のいくらかの改善は可能である）は期待できる部分もある。(1)

## 2 エンド・オブ・ライフ・ケアシステムのわが国の特徴と課題および国際的動向

### ❏ 国際的な動向

わが国の国民は約60％がエンド・オブ・ライフ（終末期）を「住み慣れた家で迎えたい」（厚生労働省「終末期医療に関する調査」2008年）としている。しかし実際にはわが国の全死亡者数に対する在宅で死亡する割合は12.4％（「厚生労働省人口動態統計」2009年）であり，これは在宅ケアを実施している先進国では最低で，各国の値は，アメリカ41.6％，スウェーデン51％，フランス24.4％（厚生労働省，OECD Health Data. 2007）である。

日本と同様に訪問1回料金制度で在宅ケアを行っているアメリカを

---

■ 介護福祉士
ケアワーカーの国家資格であり，社会福祉士，精神保健福祉士と並ぶ福祉の国家資格の一つである。介護福祉士は，社会福祉士とともに1987（昭和62）年5月の国会において制定された。

その業務内容は，「心身の状況に応じた介護」（社会福祉士及び介護福祉士法第2条による）とされている。

> **メディケア**
> アメリカのメディケア法は国費で1965年に65歳以上の高齢者と障害者が該当する医療保障制度である。

> **メディケイド**
> アメリカの医療保険制度は，基本的に個人が民間企業の保険に加入して，必要な場合に医療費を給付する制度となっている。
> メディケイドは，州の費用で年齢を問わずこの民間の医療保険に加入できない低所得者・身体障害者に対して用意された各州による公的医療制度である[2]。

例にあげる。1965年メディケア法（国費による高齢者医療保険法）のスタートにより，メディケイド法（州の低所得者医療保険）は，アメリカ国民の社会生活をできる限り死亡時まで続けること，また自立を重んじるという強い価値観に裏付けられて，エンド・オブ・ライフにおいてはケアプログラムを重視し，必要に応じて病院入院が可能である。入院中も家族とともにダイニング・リビングルームとベッドルームのある部屋で共に宿泊して過ごすことも，在宅ケアプログラムの一貫として制度化されており，在宅ケアを最後まで継続しやすい条件がある。

看護師がチームリーダーであり，日常生活を大切にする。また，牧師やシスター，ソーシャルワーカーの訪問と連携で家事援助者（ホームキーパー），食事宅配サービス，ホーム・ヘルス・エイド（看護師の指示のもとに共同する看護助手），PT，OT，STなどのリハビリ職によるケアがある。医師は特例的にしか訪問しない。また衛生材料や医療用品（消毒され必要品がセット化されパックに入っている），などの介護用品が用意されていることによって，医療と生活を支えるサービスが存在している。

イギリス，スウェーデン，デンマークでも本人が望む場所で死を迎えることができる条件があり，原則的には本人が選択可能である。わが国においてたびたびみられるような家族の都合によって看取り場所を選ぶことはなく，家族介護者をあてにするシステムではない。いわゆる在宅看取りは社会保障システムとして機能している。

### わが国の特徴

これに対してわが国の在宅看取りケアでは家族が介護することがほとんどの事例で前提である。特にエンド・オブ・ライフにおいては家族の負担は高くなる制度設計であり，家族と本人の選択範囲が狭いことによって本人・家族にもエンド・オブ・ライフの時期にはストレスや負担を強いられることになる。最近では独居世帯が多く，症状コントロールがなされている事例では独居でも在宅看取りを行っている。

WHOでは心身のトータルペインへのケアが提唱されているにもかかわらず，わが国や韓国ではモルヒネ等の鎮痛剤の使用と調剤による緩和ケア（疼痛コントロール）が十分できる医療が行われていないことも，エンド・オブ・ライフにおける条件が不十分である点である。

## 3 在宅死がわが国で可能になる条件づくり

　人は誰でも人生の最後は大切にされ充実した人生であることが確認できるような死に方を望み，それをかなえられる場で死を迎えたいと考える。サービスする側もそれができることを望む傾向は強い。今の日本では誰もが望めば在宅死が可能なわけではない。わが国の制度では訪問医療や訪問看護・介護は受けられる。しかし死が近づいてくると日常行動が不自由になりやすく，急に変化をおこして身体症状が出たり，ときには意識障害をともなうこともあって，特に独居の場合には不安と危険がある。日本の制度では，家族がそばにいても専門家は一定時間しかケアを行えず，どの事例でも1人または家族ともに家庭にとり残される時間が比較的長く，訪問滞在時間が短く，訪問頻度が少ない制度である。

　終末期在宅看護を受けやすい期間は病院から在宅へ移行して2週間と死亡前2週間であり，この時期は医師の指示によって毎日でも訪問が可能である。国の方針としては，在宅ケアの充実によって，①国民が住み慣れた自宅で家族とともに最後の時間を過ごすことへの願いをかなえること，②入院（健康保険）や施設入所（介護保険）による公的費用（国家，都道府県，市町村）の出費を抑制することもねらってできる限り在宅看取りを増やすことに大きく注目している。

　在宅死の人々を増やす条件は，まず在宅看護に従事する人々を増やすことである。次いで看護師と訪問診療医はニーズに応じて昼夜を問わずケアができることが重要である。エンド・オブ・ライフ・ケアのために，見守りやケアの滞在時間の延長や訪問が一日何回でもできるように頻度が高められるケア提供者が確保される必要があるが，わが国の現状はまだ十分とはいえない。

▶訪問診療医
　患者の家に定期的に行って，あるいは医療的な問題の発生時に，患者や家族に呼ばれて診療，在宅医療を行う医師のこと。

表14-1 ケアの時期別期間とケアの目標

| 期間区分 | 期間 | ケア目標 |
|---|---|---|
| 1. 開始期 | 1～2週間 | （がん事例）<br>緩和ケアを中心とし，必要な医療は行いながら，在宅で安全にケアを受けられる体制づくりをし，安心感が持てるようにする。 |
| | | （非がん事例）<br>在宅で安全にケアを受けられる体制つくりをし，安心感が持てるようにする。 |
| 2. 小康期 | 1～3の期間中で開始期と臨死期を除く期間 | （がん・非がん事例）<br>急変に対応でき，残された時間を充実して，できるだけ快適に過ごせるようにする。 |
| 3. 臨死期 | 死の直前1～2週間 | （がん・非がん事例）<br>急変に対応でき，安寧な看取りができる。 |
| 4. 死別後 | 死別後3か月グリーフケア | （がん・非がん事例）<br>尊厳ある死を確認，遺族の慰めと健康管理，悲嘆からの立ち直りの援助ができるようにする。 |

出所：島内節他編著（2008）：在宅エンド・オブ・ライフ・ケア（終末期ケア），13，イニシア．の一部修正。

## 4 ケアの時期別区分とケア目標

在宅移行においてがん事例でも非がん事例でも，すべての事例が死までの期間が告知される死ではない。がん事例での告知率は非がん事例よりも高い傾向がある。これはがん事例が非がん事例よりも経過予測が比較的明確であることと，本人や家族が非がん事例よりもやや若い年齢であること，本人の認知症の割合が少ないことも影響していると考えられる。

在宅ケアを開始して約1～2週間でケア体制ができ，心身が落ち着くまでを在宅ケアの開始期，やや安定している小康期，死亡前の1～2週間は症状が悪化する時期を臨死期という。さらに死亡後にのこされた家族に必要なケアをグリーフケアとし死別後の4区分でケアが必要となる。その時期の区分とケア目標は**表14-1**に示す。

在宅でのエンド・オブ・ライフ・ケアのわが国の期間は，筆者の2002～2012年の調査ではがんで平均約42日，非がん事例ではこの4倍の時間をかけてゆっくりと死へと向かう事例が多い。しかし途中で急変して死を迎える事例もある。

## 5 がん事例のエンド・オブ・ライフ・ケアの展開方法

　在宅でがん事例のエンド・オブ・ライフ・ケアにおいて重要なことはまず身体的苦痛，特に痛みのコントロール（解決・改善・緩和）であるが，その他薬の副作用（眠気，嘔吐，便秘，意識レベル低下等），消化器や呼吸器の症状，食欲不振，発熱，嚥下障害，皮膚のかゆみ・浮腫，全身倦怠感があげられる。

　精神的問題として孤立感，自己存在価値，死の受容，家族との別れ，死への本人と家族の準備，本人と家族の悲嘆があげられる。これらに対して基本的日常生活行動の自立度の低下にともなう生活行動上の問題へのケア，経済的問題による必要なサービスの検討を行う。

　以上のさまざまなニーズに対するケアの体制としてケアのチームづくり，ケアマネジメント（サービスの種類と回数を選び必要なサービスや介護用品，衛生材料，器材などが届くようにする），医療処置のための器材・機器の準備等が必要である。これらのケアニーズについて**表14-2**を示した。この表にはがん事例のエンド・オブ・ライフにおいて発生しやすいニーズをまとめた。訪問看護師はエンド・オブ・ライフにおいてこれらのニーズのうち，ケアを行う必要があるかどうかを判断したうえで，必要なケアを自ら行うか，他の人にケアの実施を働きかけることになる。

　これらの項目はニーズ項目であると同時に，ケアを実施して，これらのニーズが解決・改善したのはどれかを確認し，評価をすることにも利用できる。

表14-2 がん事例のエンド・オブ・ライフ・ケアにおけるニーズ項目内容とそれに対するケア実施内容

| ケアニーズ | | ケア実施内容 |
|---|---|---|
| 1. ペインマネジメント | 1. ペインコントロール | 1. 疼痛の原因／種類／程度（スケール使用）部位／性質／増強・緩和因子／日内変動<br>2. レスキュードーズの量・頻度 |
| | 2. 疼痛増強時 | 1. 疼痛増強時の対応方法に関する理解（レスキューの使用法・連絡ルートの確立など） |
| | 3. セルフマネジメント or 患者参加 | 1. 疼痛の表現方法（疼痛の性質・原因などを特定できる表現） |
| | 4. 副作用症状 | 1. 副作用症状：意識レベル<br>2. 副作用症状：便秘<br>3. 副作用症状：嘔気嘔吐 |
| | 5. 薬に対する不安・抵抗感 | 1. 薬物使用に対する抵抗感（服薬コンプライアンス・麻薬に関する誤認識） |
| 2. 疼痛以外の苦痛症状のマネジメント | 1. 身体症状の悪化・変化 | 1. 呼吸困難の原因<br>2. 消化器症状<br>3. 嚥下状況<br>4. 発熱または感染症状<br>5. 水分出納バランス・栄養状態 |
| | 2. スキントラブル | 1. 皮膚の状態 |
| | 3. 倦怠感 | 1. 倦怠感・その他の苦痛症状の原因 |
| 3. 心理・精神的援助 | 1. 本人精神的負担 | 1. 本人の生活の仕方・治療やケアに対する希望や意思の確認<br>2. 本人の抑うつ・不安・いらだち・否定的言動 |
| | 2. 家族の精神的負担 | 1. 家族の生活の仕方・治療やケアに対する希望や意思の確認<br>2. 家族の抑うつ・不安・いらだち・否定的言動 |
| 4. スピリチュアルペインへの援助 | 1. 生きること，存在していることの目標 | 1. 本人のやりたいこと（ニーズ），気になること，やり残していることの有無<br>2. 心のよりどころとなるもの<br>3. 遺書・遺言の希望 |
| | 2. 他者とのつながり | 1. 他者との関係を失うことによる本人の孤独感 |
| | 3. 自律性を保つ | 1. 「役にたたない」といった自己の存在価値が失われることによる苦痛 |
| 5. デスマネジメント | 1. 本人・家族の死の受容のプロセス | 1. 今後の病状変化や経過の理解<br>2. 在宅で最期を迎える本人の意思<br>3. 病状悪化や死に対する恐怖や不安<br>4. 病名告知／延命処置の希望<br>5. 看取りの場所の確認<br>6. 本人・家族のメッセージの伝達 |
| 6. 家族・親族との関係調整 | 1. 本人・家族・親族の関係 | 1. 本人・家族の意思統一・調整力<br>2. ケアへの参加状況と意欲<br>3. 主介護者・決定権者の家族間の役割負担・調整力 |
| | 2. 介護力・介護体制と家族の健康状態 | 1. 介護者の知識・技術力<br>2. 介護者の心身の健康状態 |
| 7. 喪失・悲観・死別サポート | 1. 予期悲嘆 | 1. 判断や意思決定に関する情報の共有<br>2. 不安や心理状態の把握（不安内容等を含む）<br>3. 家族の自分の時間の確保 |
| 8. 基本的ニーズの援助 | 1. 日常生活動作の援助 | 1. 1日の生活リズム・日常生活における嗜好<br>2. セルフケア能力。ADL, IADLの状態<br>3. 転倒，転落などのリスク<br>4. 清潔の状態<br>5. 認知症症状・問題行動（自傷他害，徘徊）の有無 |
| | 2. 排泄の援助 | 1. 排泄に関する苦痛・ストレス<br>2. 排便コントロール状況 |
| | 3. 睡眠 | 1. 睡眠の状況（程度・リズム・せん妄の有無），薬剤の使用状況 |
| 9. ケア体制の確立 | 1. ケアチームの構築と連携 | 1. 受診体制（主治医との連携）<br>2. 本人・家族とケア提供者間の認識<br>3. 家族の介護力<br>4. 緊急時の連絡方法 |
| | 2. マネジメント | 1. 在宅療養に関する経済的負担感<br>2. 担当者会議（カンファレンス）の開催の必要性 |
| | 3. 医療処置の機器 | 1. 医療処置の方法・トラブル対処法の理解度<br>2. 医療機器の方法・トラブル対処法の理解度 |

出所：表14-1と同じ，18.
島内節他：特許査定　2012年3月　No.2006-299700

## 6 非がん事例のエンド・オブ・ライフ・ケアの展開方法

　非がん事例（脳血管障害，脳梗塞，認知症，心疾患など）で在宅で死を迎える人々は，がん事例よりもやや多い。在宅でのがん事例の死亡平均年齢は筆者の研究では77.3歳，非がん事例の死亡年齢は89.9歳で，すなわちがん事例が非がん事例よりも平均年齢が若い。また家族介護者も非がん事例の介護者よりも若い傾向がある。

　非がん事例のニーズは**表14-3**に示したように，疾病の性質から身体機能が低下し，ADLやIADL等の行動制限をともなう疾患が多い。ニーズとして最も人数的に多いのは基本的ニーズである。しかし寝ている期間が長いために腰部，背部の圧迫痛・関節痛や，移動にともなう痛み，排泄行為・移動行為の制約，わが国で特に多いのは嚥下障害，皮膚の問題である。精神的問題としては行動制限による外出制限や言語・コミュニケーション障害にともなう孤立感，しかも寝たきり時間の長さによる家族の介護負担や家族間の権力関係の変化による精神的苦痛がある。

　非がん事例では死を迎える状況では身体障害また認知障害が不可逆的に進行することが多い。次第に体力・精神力・意欲の低下もおこりやすく，がん事例よりもゆっくりと長期間かけて在宅死に向かう事例が多い。

### 表14-3 非がん事例のエンド・オブ・ライフ・ケアにおけるニーズ項目内容とそれに対するケア実施内容

| ケアニーズ | | | ケア実施内容 |
|---|---|---|---|
| 大項目8項目 | 中項目21項目 | | 小項目49項目 |
| 1. 基本的ニーズの援助 | 1. 日常生活動作の援助 | | 1. 1日の生活リズム・日常生活における嗜好<br>2. 転倒・転落などのリスク<br>3. 清潔の状態<br>4. セルフケア能力，ADL，IADLの状態<br>5. 認知症症状・問題行動（自傷他害，徘徊）の有無 |
| | 2. 排泄の援助 | | 1. 排泄に関する苦痛・ストレス<br>2. 排便コントロール状況 |
| | 3. 睡眠 | | 1. 睡眠の状況（程度・リズム・せん妄の有無），薬剤の使用状況 |
| | 4. 薬剤管理 | | 1. 薬の使用方法に関する理解<br>2. 副作用症状についての理解 |
| 2. 苦痛症状のマネジメント | 1. 身体症状の悪化・変化 | | 1. 呼吸困難の原因<br>2. 消化器症状<br>3. 嚥下状況<br>4. 発熱または感染症状 |
| | 2. 栄養管理 | | 1. 水分出納バランス・栄養状態 |
| | 3. スキントラブル | | 1. 皮膚の状態 |
| | 4. 倦怠感 | | 1. 倦怠感・その他の苦痛症状の原因 |
| | 5. 疼痛 | | 1. 疼痛の原因／種類／程度／部位／性質／増強・緩和因子／日内変動 |
| 3. 心理・精神的援助 | 1. 本人精神的負担 | | 1. 本人の生活の仕方・治療やケアに対する希望や意思の確認<br>2. 本人の抑うつ・不安・いらだち・否定的言動 |
| | 2. 家族の精神的負担 | | 1. 家族の生活の仕方・治療やケアに対する希望や意思の確認<br>2. 家族の抑うつ・不安・いらだち・否定的言動 |
| 4. スピリチュアルペインへの援助 | 1. 生きること，存在していることの目標 | | 1. 本人のやりたいこと（ニーズ），気になること，やり残していることの有無<br>2. 心のよりどころとなるもの<br>3. 遺書・遺言の希望 |
| | 2. 他者とのつながり | | 1. 他者との関係を失うことによる本人の孤独感 |
| | 3. 自律性を保つ | | 1.「役にたたない」といった自己の存在価値が失われることによる苦痛 |
| 5. デスマネジメント | 1. 本人・家族の死の受容のプロセス | | 1. 今後の病状変化や経過の理解<br>2. 在宅で最期を迎える本人の意思<br>3. 病状悪化や死に対する恐怖や不安<br>4. 病名告知／延命処置の希望<br>5. 看取りの場所の確認<br>6. 本人・家族のメッセージの伝達 |
| 6. 家族・親族との関係調整 | 1. 本人・家族・親族の関係 | | 1. 本人・家族の意思統一・調整力<br>2. ケアへの参加状況と意欲<br>3. 主介護者・決定権者の家族間の役割負担・調整力 |
| | 2. 介護力・介護体制と家族の健康状態 | | 1. 介護者の知識・技術力<br>2. 介護者の心身の健康状態 |
| 7. 喪失・悲観・死別サポート | 1. 予期悲嘆 | | 1. 判断や意思決定に関する情報の共有<br>2. 不安や心理状態の把握（不安内容等を含む）<br>3. 家族の自分の時間の確保 |
| 8. ケア体制の確立 | 1. ケアチームの構築と連携 | | 1. 受診体制（主治医との連携）<br>2. 本人・家族とケア提供者間の認識<br>3. 家族の介護力<br>4. 緊急時の連絡方法 |
| | 2. マネジメント | | 1. 在宅療養に関する経済的負担感<br>2. 担当者会議（カンファレンス）の開催の必要性 |
| | 3. 医療処置の機器 | | 1. 医療処置の方法・トラブル対処法の理解度<br>2. 医療機器の方法・トラブル対処法の理解度 |

出所：表14-1と同じ，20.
　　　島内節他：特許査定　2012年3月　No.2006-299700

## 7 緊急ニーズとケア

　在宅エンド・オブ・ライフ・ケアにおいては利用者の身体的変化，精神的ニーズ，家族介護者の介護上の問題や心身の問題，また医療機器の不調・停電により医療機器の機能しないなどさまざまな問題が発生しやすい。

　緊急問題が繰り返して発生すると利用者も家族も強いストレスがかかり，ときには家族中で大騒ぎになったり，日常生活をストップさせて集中しなければならないような大きい変化をきたすこともある。本人にとっては緊急状況は生命力を消耗させ，ときには不安で絶望的になったりする。これらを繰り返しているうちに，本人または家族のどちらかまたは両方が在宅ケアを諦めて入院やときには療養型ケア施設への入所を余儀なくされることがある。このことは本人や家族が在宅死を強く希望していた場合には敗北感や挫折感を味わうことになる。

　しかし，無理して在宅生活を専門職がすすめるべきではない。緊急時には入院できる場を確保する必要もある。本人と家族にとっては最後の大切な時間をどのように過ごすことがよりよいことなのか，本人と家族が選べる条件をつくる努力を惜しむことなく続けることが，専門職として重要な責務である。

　在宅エンド・オブ・ライフ・ケアにおける緊急ニーズには次のようなものが含まれるので，これらの緊急ニーズの発生の予防的ケアと発生時のケアが必要になる。

　①病状の悪化・変化，②疼痛コントロール，③本人の不安・うつ状態，④チューブ類のトラブル，⑤医療機器のトラブル，⑥服薬の問題，⑦その他薬剤使用の問題，⑧転倒等の事故，⑨サービス調整（医師・ケアマネジャー等のサービス利用）の問題，⑩介護の知識・技術，⑪同居家族に発生した問題で介護が続けられない状況，⑫その他の問題。[3]

　これらの緊急ニーズは在宅療養においては，特に在宅ケア開始期（1～2週間）と死期が近づいた臨死期（1～2週間）には緊急ニーズが発生しやすい。

　これらの緊急ニーズは，まず電話が本人・家族から訪問看護ステーション等に入り，電話で回答したり相談することで約半分は解決・改善する。しかしこれらのニーズのうち約半分は家庭訪問が必要である。これは看護の専門的な情報の取り方，情報の分析力に基づいて正確で

適切な判断力と行動力を必要とする。これらのニーズに対するケアは予定外のケアとなることが多い。早朝（6〜8時），準夜（18〜22時），深夜（22〜翌朝6時）であったり，土曜，日曜等の休日もありうる。すなわち24時間ケア体制（24時間連絡体制加算と24時間対応体制加算によってまかなわれる）が必要である。

または時間外加算としての早朝と準夜時間帯は1回訪問料金は普通訪問の25％増，深夜時間帯は50％増の料金となる。これらの料金のうち，介護保険制度利用者は10％が自己負担，健康保険利用者は10〜30％（年齢と収入によって異なる）が自己負担となる。

### ▶ 24時間連絡体制加算

時間外，休日等を含めて24時間，在宅利用者に緊急問題が発生した場合に，訪問看護事業所が病院・診療所・介護職者等に連絡をして問題に対応できるようにする連携体制をとっている。この体制を24時間とっていることで看護料が加算される。在宅利用者はあらかじめ契約しておいて連絡対応できるようにしている体制である。

### ▶ 24時間対応体制加算

時間外，休日等を含めて24時間，在宅利用者に緊急問題が発生した場合に，電話相談に応じることと，それで問題解決ができそうになれば，家庭訪問により看護を行う体制を訪問看護事業所で行っていることをいう。在宅ケア利用者はあらかじめ契約しておいて緊急時に直接的なケアが受けられる制度である。

## ○注

(1) 紙面の都合上，載せられないので島内節・薬袋淳子（2008）：在宅エンド・オブ・ライフケア（終末期ケア），イニシア．と島内節，薬袋淳子（2008）：在宅エンド・オブ・ライフケア（終末期ケア）プログラムシート，イニシア．を参照。またアウトカム評価についての詳細は島内節，友安直子，内田陽子（2002）：在宅ケア，医学書院．を参照されたい。

(2) http://ja.wikipedia.org/wiki/

(3) 島内節，鈴木琴江（2008）：在宅高齢者の終末期ケアにおける経過時期別にみた緊急ニーズ，日本看護科学会誌，29(4)，24-33．

# 第15章
# 在宅ケアの効果的な運営管理

## 1 在宅ケア事業所の起業と発展の要点

### ▢ 起業にあたっての心構え

**❶ 起業は怖くない**

まず起業する心構えの自覚が大切である。「リスクは避けるものではなく**ヘッジ**するもの。自分の許容できるリスクの範囲をきちんと見定めること。最大のリスクは恐れるという心の弱さのことである。恐れるということを恐れよ！」のとおり，まずは自律する決断と強い意志をもつことが肝要である。(1)

**❷ 起業を楽しみ　自分のステージは自分でつかめ**

いま看護職は，自分でやりたい仕事を創造し，創業者としてチャレンジを楽しめる時代である。1991年老人保健法改正により，在宅において寝たきりなどの高齢者を対象に創設された「老人訪問看護制度」において，訪問看護ステーションの創設者は「公益法人」であった。1994年健康保険法における「訪問看護」創設時にも規制は緩和されなかった。しかし，2000年の介護保険制度創設時に，要介護者数に見合う訪問看護サービスなどの急速な拡充を必要としたため，規制を緩和し「営利（会社）法人」にも参入を認めた。

商法に基づく法人を設立し起業する意味は，自分の意志であるべき在宅ケアや訪問看護の姿を描き社会にチャレンジすることである。起業しても廃業・中止していく例は多くある。バラ色ばかりではないことも念頭におき周到な準備で起業することが肝要となる。(2)

**❸ 顧客サービスに必要な医療・保健・福祉制度，各種保険制度を理解**

在宅ケア関連事業の一環として訪問看護事業を起業する場合，わが国の医療・保健・福祉制度等の情報と判断は欠かせない。医療や介護サービスは保険制度で運用されているため，**サービスの報酬回収**や報酬単価の設定は国レベルで決定（介護保険制度では3年に1回，医療保険制度では2年に1回）される。保険制度や報酬改定結果は収入に対してプラスにもマイナスにも直結するので，改定をチャンスに変えられるよう，行政の政策や社会・経済情勢の変化，国民の動向を予測し，柔軟な読みと積極的な判断をしつづけなければ失敗につながることを理解しておく必要がある。

▢ **ヘッジ**
リスクヘッジ（Risk Hedge）とは，さまざまなおこりうるリスクを回避したり，その大きさを軽減するように工夫すること。「ヘッジ」だけでも同じ意味を指す。具体的にはヘッジ取引により将来のリスク低減，分散投資によるリスクの低減などが代表的。

▢ **サービスの報酬回収**
サービスを提供した事業者への支払いを，保険料として保険者（健康保険事業の運営主体のこと）が支払うシステム。

### ❹ 顧客サービス志向でチャレンジ

　自分で独立開業し，経営者になる前に意識改革しておかなければならないことがある。それは，人（利用者，職員，関係者）に対して誠意をもってお客さま志向で対応することである。誠意や利用者本位の志向が欠落した事業所は，サービス拒否や関係機関からの苦情に直面する。利用者や関係機関から継続して利用していただける，顧客満足度やケアによって健康状態が安定・改善される質の高い風土づくりをめざすことが開業の前提となる。

### ◻ 訪問看護事業所は中小企業

　看護職が起業し経営者となったときには，多くの場合，自分も職員と一緒に看護を実践し，その労働をお金に換え経営もしてゆく独立事業主（自営業者）が多い。ここでは，労働コストに対する対価を得ることを主眼においた中小企業型の起業方法について整理する。

### ❶ 株式会社（法人）登記しスタート

　介護保険制度や医療保険制度で訪問看護ステーションを起業するには，都道府県知事から「指定居宅サービス事業者」として指定を受けることが前提（指定居宅サービス事業者指定要件）である。指定が受けられるのは法人なので，法人をもたない個人は，会社等を設立し指定を受けることになる。会社の設立登記で決めなければならない内容は，発起人，役員，商号，本店所在地，事業目的，資本金額，事業年度，発行株式の総数や金額等である。自分で難しいときには司法書士に依頼する。株式会社設立資金は，社会的な信用を考慮して準備する。登記終了後訪問看護ステーションの開業申請に入る。

### ❷ 理念と目標をしっかり示し，しかける

　「経営」とは「ヒト，モノ，カネを生かすしくみを整え，目標を達成し続けること[3]」といわれている。具体的には「創業の目的・理念に向かって訪問看護というしくみを整え，そのしくみがうまく回りつづけられるように監視し，しくみを維持・改善しつづける」こととなる。目標には最終的に達成すべき究極の目標と，究極の目標を達成するまでの中間点の目標がある。ともに数値ではかれる定量的な財務目標，業務目標や状態で表す定性的目標の形で示すと[4]，行動につながりやすい（**表15-1**）。

### ◻ 起業時に必要な資金・人材・物品・場所の準備

　起業初期に必要な①資金，②人材，③場所の選定，④物品の調達は，次のような視点から行う。通常の起業にあたっては，可能なかぎりス

> ◼ **指定居宅サービス事業者指定要件**
> 　①法人であること，②人員基準を満たしていること（看護師または保健師の常勤で専従の管理者を置く），③看護職員を確保していること（常勤換算で2.5名以上），④設備，運営基準（必要な広さを有する専用の事務室，事務室と区分けされた面談室，サービス提供に必要な設備・備品）に従い適切な運営（訪問看護計画書・報告書を医師に提出，医師の指示を受けてサービス提供，療養上の目標やサービス内容等の計画書作成，職員の同居家族にはサービス提供しない，利用者の病状急変時等における主治医との連絡・緊急体制の整備，⑤出張所も含めて事業所ごとに指定申請する等。

表 15 - 1　目標の種類

| 定量的な財務目標 | 売上高，利益，経常利益率，総資本利益率，自己資本利益率など |
|---|---|
| 定量的な業務目標 | シェア占有率，顧客満足度，アウトカム改善率，紹介率など |
| 定性的な目標 | お客様に最善を尽くす，会社の文化を理解する，整理整頓を行う，など |

注：目標は，達成したときのイメージがより具体的にもてるものがよい。
出所：石川和幸（2010）：会社経営の基本が面白いほどわかる本，23，中経出版．を訪問看護に修正．

モールスタートとし，リスクを最小限に抑え，事業が軌道にのったら徐々に規模を拡大していくというのが一般的である。

❶　資金

訪問看護ステーション開業は，独立した事業所（面接室併設）の確保や備品・消耗品の整備，開業のPR，採用費用等必要最低限の準備資金を考慮すると，開設費用として約300〜500万円＋当面の運転資金や人件費2.5人分の留保を考慮し，合計800〜1000万円（地域の物件料差，採用条件差により異なる）は必要である。1年間乗り切れる資金調達をしておきたい。

❷　人材の確保

開設する段階で，常勤換算2.5人の看護職の採用が決っていなければならない。募集は，職員就業規則や給与規則を作成し，その規則に準じた雇用条件を盛りこんだ求人票を基にして確保にあたる。

❸　場所の決定

開設したい場所を決定し，都道府県の介護事業者ネット等からマッピングする。そのとき同業者とダブらないよう計画する。交通機関，駐輪場や駐車場の確保等も考慮しながら不動産屋で店舗・マンション・一軒家等を契約する。

❹　物品の調達

訪問看護に必要な看護用品・機器・衛生材料・記録票類・携帯電話，看護報酬請求に必要なPC関連機材，自転車や自動車，一般事務用品等の調達をする。

❑ 発展の要点

発展の要点は，「いかに自社の顧客になってもらい継続的に利用頂けるしくみを作るか」ということとなる。

企業を発展させるには，「①何を Provide＝訪問看護・リハビリテーション」，「②いくらで Price＝価格＝国が決定」，「③どこで Place＝流通経路＝主治医指示書の対象者，介護保険の要支援・要介護者，市区町村のエリア」「④どのようにして Promotion＝広告宣伝」の4

Pによるマーケティング戦略をしっかり練ることになる。４Ｐに示したように医療・介護保険法でのPromotionは，①②を制度で決められているため，「広告宣伝」と「流通経路」でいかに利用者をキャッチできるかに尽きる。

特に独立開業の企業には，バックアップや知名度は少ないので，広告媒体の工夫，クリニック・病院・介護支援専門員・市区町村の関連窓口等への挨拶まわりや情報提供，満足度の高いケア提供による利用者・家族からの紹介等，利用者の紹介を得られる多面的なしくみを作ることが売り上げのカギとなる。

## ❑ 運営のポイント

「勝ち残る会社を創る」前提条件として，新将命は「経営者品質」「社員品質」「顧客満足」「業績」を提示している(5)。小規模の訪問看護ステーションは小規模に立った維持・発展のための運営努力が必要である。

❶ 「私たちのやり方，めざすこと」を代表者（社長）は成文化し宣言する。それを全職員と共有し，ワーキングツールとして実際の仕事に生かされるよう先頭に立ち気構えを示す。また，定期的にサービスの結果や利用者・職員の動向，関係機関の動向さらに社会・制度の動向等を丸ごと評価しなおし，必要に応じて戦略を改め環境を構築しなおす。

❷ 適宜によい職員の採用をし，育てる。最重要資源である看護職・リハビリテーション等専門職，運営の調整役となる事務職など，段階的採用がカギとなる。特に所長は技術力のみならず，職員を育て，あらゆる機関や関係者と内部組織とのマネジメントや経営に関るため，トータルマネジメントの資質をもつ人材の採用がポイントとなる。

❸ 顧客の不満を見逃さない。利用者・家族・サービス依頼者からの昼夜の問合わせ，訪問時の遅刻，技術的不満，事故，接遇態度，訪問回数，担当者，組織の風土等，利用者や家族の不満は，その内容を分類し，解消する方法をサービスやシステムの中に組込み改善を貫く。

❹ 会社全体の年次計画・中期計画を職員に示す。年次計画に合わせた事業所の事業計画を現場が作成し売上高を確認。売上げは伸ばし続ける努力が重要である。毎年自社の売上率の目標を建て前年度と比較しながら年次的な成長を確認する。また，所属する業界平均値よりも高いこと等をめざす。

❺ 収益を伸ばす。利益をあげることは，将来の成長に備えた投資資金の余力をつくること，予測不能な事態に備えること，ステークホ

**図15-1 介護保険制度における訪問看護料と売上の特性（平成24年度基本料金で作成例）**

| 【時間】 | 【単価】 | 【回数】 | 【収入】 |
|---|---|---|---|
| 20分未満（1回） | 3,160円 | × 5件／月 ＝ | 15,800円 |
| 30分未満（1回） | 4,720円 | × 50件／月 ＝ | 236,000円 |
| 60分未満（1回） | 8,300円 | × 120件／月 ＝ | 996,000円 |
| 60分以上90分未満 | （1回）11,380円 | ×50件／月 ＝ | 569,000円 |
| その他訪問看護加算等 |  | ＝ | 100,000 |

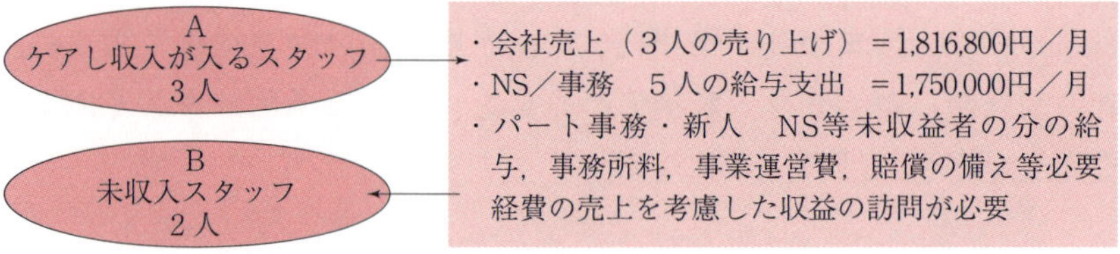

月間売上 ＝1,816,800円

A ケアし収入が入るスタッフ 3人

B 未収入スタッフ 2人

・会社売上（3人の売り上げ）＝1,816,800円／月
・NS／事務 5人の給与支出 ＝1,750,000円／月
・パート事務・新人 NS等未収益者の分の給与，事務所料，事業運営費，賠償の備え等必要経費の売上を考慮した収益の訪問が必要

ルダーに還元をすること，等の財源留保のために必要となる。訪問看護事業では経常利益など各種の利益や売り上げ等（経営の質）をみながら運営する。また，訪問看護報酬の特徴は，訪問看護のコストはベテランでも新人でも対価差はなく，訪問時間の長さや回数により収入が決まる（**図15-1**）ため，運用の効率化や訪問の効率化も考慮しながら運営する。まずは新規事業所拡大をあせらず，「体質の改善と強化がともなった成長（マネージド・グロース）」づくりにポイントをおいて進める。

❻ 社員への貢献を果たす。よい社員を採用するには，訪問現場の「きつい」「汚い」「危険」面の脱却を図らなくてはならない。職員が安全で安心して訪問に出かけられる環境づくり，職場環境や職員のワークライフバランスを考えた時間的環境，報酬，研修などにより，職員の満足度の高まりが売上のモチベーションを高めるよう評価も合わせて実行する。

これらの取り組みは生易しいことではないが，初期・短期・中期・長期の体力と成長に合わせた運営が発展のポイントとなる。

## 2 在宅ケアの質管理
### ——データ管理に基づく方法

#### ◻ 在宅ケアにおける質管理の目的

在宅ケアにおける質管理の目的は，「在宅ケアを必要とする利用者に提供するケアサービスの質を高め，利用者ニーズに合ったケアを提供すると共に，経営品質（経営システム）の向上・維持（使用価値）が市場での販売（交換価値面）と結びつくことを図ることにある」[6]とい

われるが，わが国の訪問看護や医療は市場での販売価格設定を厚生労働省の「公定価格：診療報酬・介護報酬」で決定されるため，市場原理が機能せず経営と結びつけることが困難とされてきた。

### データ管理に基づく質管理

しかし医療界では，ドナベディアン，A.が評価方法として1969年に，①構造（structure），②過程（process），③結果（outcome），のモデル提示や，1980年に「医療の質を見る要素」として，①アクセスがよく利用しやすい（accessibility），②的確で現在の医学水準に照らして正しい（appropriateness），③継続性（continuity），④効果的（effectiveness），⑤潜在的効能（efficacy），⑥効率的でコスト・パフォーマンスが高い（efficiency），⑦タイミングよく対応が迅速である（timeliness），⑧公平・公正（equity），⑨倫理観・価値観・規範・法・制度に則すること（legitimacy），⑩患者の視点・患者満足（patient perspective issues），⑪医療環境の安全性（safety of the environment of care）」の具体的な11要素の提示等があり，内容が医療に特化しているため受け入れやすく種々の研究・開発が試みられている。

一方長田は，「ドナベディアンの11要素の中で，使用価値（⑥，⑦）は交換価値要素が含まれる。①は市場競争上当然の前提条件。⑧，⑨は看護が公共サービスとして市場的基準になじみがたい要素と解説し，②，③，④，⑤，⑩，⑪は医療独自の表現ではなく，多種のサービスにも適用可能な要素」と整理している。

訪問看護事業評価において「構造」とは，訪問看護に必要な資源（マンパワー・建物・設備・物品・組織体制等）の情報（専門職員数・分布・資格・ステーション数・規模・施設・訪問看護提供体制・マニュアル・教育研修・基準・介護保険制度・医療保険制度規制等）から評価する方法であり，「過程」とは，訪問看護師や理学療法士・作業療法士等と利用者間の相互作用を表す情報（サービス内容の適切性・利用者に対する倫理観・接遇・ハイリスク利用者のスクリーニング・業務基準や指標の評価測定など）によって評価する方法であり，「結果評価」とは，訪問看護職者らのサービスによってもたらされる健康・生活機能状態の二次点変化（維持群・改善群・悪化群）や三次点以上の経時的変化（改善のみ・悪化のみ・改善と悪化・維持のみ）利用者の満足度によって評価する方法である。

これら手法は，質を評価する際に利用する情報について，発生時点に着目してその変化を経年的に評価する方法が問われている。方法論としては，「自己評価：事業者自ら実施」「利用者評価：利用者が実

### 介護報酬
介護保険の指定機関として認定を受けた事業者および施設に所属する職員が介護行為を行った場合に，その行為に対して支払われる報酬をいう。

施」「第三者評価：評価機関等第三者により実施」「ピアレビュー：同業者が実施」等により実施し，統計処理をして比較評価する。

### ◻ 自己評価による構造評価

　2000年，日本看護協会の訪問看護検討委員会は「訪問看護評価基準」を使用し，訪問看護事業所として選択される機関となるための「質保証」「質向上」の自己評価票を提示した。質の評価には，前提として訪問看護を標準化し比較評価する（適正水準の的確なサービス範囲を整理）必要があるため，1992年作成の「訪問看護評価基準（188項目）」を改編し，自己評価表を作成している。

　**資料15－1**に「訪問看護評価基準」を示す。内容は，Ⅰ．訪問看護機関・施設の機能評価（60問），およびⅡ．訪問看護サービスの評価（40問）の計100項目で構成され，全項目を，3点：良くできている，2点：多少できている・準備中，1点：できていない・準備もしていない，で点数化し評価する形態である。評価の経済的負担が軽い，繰り返し実施する事で訪問看護事業所の運営やサービス内容の見直し，利用者への質全体像の把握や意識化等ができるメリットがあるが，サービス水準の質が利用者ニーズと合っているか，経営の実態と質が一致するか等は，別途評価分析しないと結びつかないデメリットがある。

### ◻ 第三者評価による構造評価・プロセス評価・満足度評価

　厚生労働省は，1998年「社会福祉事業等のあり方に関する検討会」の分科会「社会福祉基礎構造改革についての中間まとめ」で，サービスの質に関して6項目からなる柱を提示した。その後，介護保険事業者を対象に第三者評価をさらに推進してきた。各都道府県もその流れを受け，福祉関連事業所の評価を推進してきたが，2005年に介護保険における訪問看護事業所評価も対象となり，東京都では「1．事業所共通の評価項目（構造評価）と，2．訪問看護事業者の標準調査（構造評価，プロセス評価），3．利用者調査（満足度評価）」の3側面から評価実施する方法をスタートさせた。調査は，「アンケート方式」「聞き取り方式」「場面観察方式」の3つの方式を状況にあわせて実施し，事業評価項目解説書に沿い，組織マネジメント分析シート，サービス分析シート，サブカテゴリー間の関係，利用者満足などの評価を示し事業者に回答，福祉ナビゲーション等ネットでも公開している。しかし，経営面の分析には直接結びつかない難点がある。

## ❑ 利用者満足による質評価

　満足度評価の視点は，「顧客は与えられたサービスに基づいて全体的な質を判断する場合が多い」医療・看護の質を評価するときには，機能・技術・合理性評価をすると同時に，患者（利用者）側からみた議論が不可欠で，病気や病，機能障害を癒すことが求められている。この「癒し」を提供するための手段・方法が「医療サービス」「医業サービス」であり，「大事にされている」という意識（患者満足）をもってもらうかが同時に重要な課題である，と整理している。

　利用者満足度の評価はアウトカム評価の一種類であるが，結果は次のような影響をもたらすといわれている。①不満をもった時に苦情を申し立てるのは一部の人に過ぎない。多くの人は，黙って次回からサービスの利用を停止する。②不満を抱いた人の非好意的口コミは，満足した人の口コミよりも影響が大きい。利用者が不満足を感じると，次回のサービスの機会を失い，さらに家族等からの口コミの影響で，潜在的な利用者をも失うことになる。

　サービス評価の方法としては，利用者や家族は変化・改善（専門技術評価）よりも印象評価が強いことから，単一で評価するより「プロセス評価」「アウトカム評価」と併用してゆくのが望ましい。

## ❑ 国際標準化機構（ISO9001）

　品質保証規格・ISO9000シリーズの2000年改訂版である。企業経営におけるマネジメントシステムとは，経営者が方針・目標を設定し，その目標を達成するための「管理のしくみ」を指し，具体的には，「Plan」→「Do」→「Check」→「Act」のマネジメントサイクルに基づいて，企業の活動を目標または計画通りに実行していくための管理システムのことである。その中で「品質マネジメントシステム」とは，品質方針・目標を設定し，その目標を達成するための評価システムである。

　「調査票」は①文書・記録，②業務のコンピューター化，③会議打ち合わせ，④教育・訓練，⑤設計・企画業務，⑥測定業務，⑦作業実態，⑧仕事分類，⑨購買品，⑩顧客支給品，⑪測定・モニタリング機器，⑫課題・ニーズ等からなる。また，「規格の要求事項における文書化」も①品質マネジメント，②経営者の責任，③資源の運営管理，④製品実現，⑤測定・分析および改善などの項目からなり立っている。

## ❑ 介護報酬・診療報酬と質評価

　近年，厚生労働省の研究委託において「介護サービスの質の評価の

▶ ISO（国際標準化機構）
　International Organization for Standardization の略号。
　ISO は1947年に設立され，先進国がバラバラの工業規格をもつことは国際貿易上の技術的障害になるとの考えから機構の中に品質保証の分野の標準化を図る専門委員会を設置し，支援技術の標準化を行ってきた。その際，イギリスとアメリカの国家規格をベースとした品質保証及び品質管理の規格が開発されたのが ISO9000シリーズあるいは ISO9000ファミリーと呼ばれている。
　ISO9001とは，組織が品質マネジメントシステムを確立し，文書化し，実施し，かつ，維持する。またシステムの有効性を継続的に改善するために要求される規格とされる。

資料15-1　訪問看護評価基準（構造評価，自己評価表）

| 評価は<br>準備中<br>数化 | 3点：良くできている　2点：多少できている。<br>1点：できていない，準備もしていない（0点：変化） | | | I．訪問看護機関・施設の機能評価（60問） | | | | 評価は<br>準備中<br>数化 | 3点：良くできている　2点：多少できている。<br>1点：できていない，準備をしていない（0点：変化） | | | II．訪問看護サービスの評価（40問） | | | |
|---|---|---|---|---|---|---|---|---|---|---|---|---|---|---|---|
| | | | | 小計／180点（60項目×3点） | | | | | | | | 小計／120点（40項目×3点） | | | |
| | | | | I．施設機能<br>評価（管理者） | | I．施設機能<br>評価（スタッフ） | | | | | | II．サービス<br>評価（管理者） | | II．サービス<br>評価（スタッフ） | |
| 項目 | | | | 第1回 | 第2回 | 第1回 | 第2回 | 項目 | | | | 第1回 | 第2回 | 第1回 | 第2回 |
| 1．運営・<br>理念・組織 | 1. | 組織を運営するための理念 | | 15 | 15 | 15 | 15 | i．アセスメント・計画・評価 | 61. | 情報の把握とニーズの判断 | | 12 | 12 | 12 | 12 |
| | 2. | 利用者の自己決定を尊重したサービス | | | | | | | 62. | 生活環境のアセスメント | | | | | |
| | 3. | 事業運営の達成目標 | | | | | | | 63. | 計画 | | | | | |
| | 4. | 法律や制度の把握 | | | | | | | 64. | 評価 | | | | | |
| | 5. | 運営会議の開催 | | | | | | | | | | | | | |
| 2．経営・<br>人事・<br>労務管理 | 6. | 経営診断の実施 | | 27 | 27 | 27 | 27 | ii．看護サービスの内容<br>（1）日常生活・療養生活のケア | 65. | 病状の把握とケア | | 15 | 15 | 15 | 15 |
| | 7. | 経営診断を行う機関の確保・開拓 | | | | | | | 66. | 食事の観察とケア | | | | | |
| | 8. | 利用者の確保 | | | | | | | 67. | 排泄状態の観察とケア | | | | | |
| | 9. | 関連施設の情報収集 | | | | | | | 68. | 清潔状態の観察とケア | | | | | |
| | 10. | 雇用規定 | | | | | | | 69. | 服薬の管理 | | | | | |
| | 11. | 社会保険の適用 | | | | | | | | | | | | | |
| | 12. | 勤務体制，職員の配置や充足対策 | | | | | | | | | | | | | |
| | 13. | 管理者とスタッフの役割分担 | | | | | | | | | | | | | |
| | 14. | 人材確保 | | | | | | | | | | | | | |
| 3．看護サ<br>ービスの運<br>営基準 | 15. | 利用者へのサービス説明 | | 30 | 30 | 30 | 30 | （2）医療処置 | 70. | 在宅ケア継続の可否判断 | | 15 | 15 | 15 | 15 |
| | 16. | 申込み方法や利用に関する手順 | | | | | | | 71. | 高度医療処置 | | | | | |
| | 17. | 24時間のサービス対応 | | | | | | | 72. | 利用者・家族が行う医療処置の助言，指導 | | | | | |
| | 18. | 訪問看護基準，業務基準 | | | | | | | 73. | 機器管理指導 | | | | | |
| | 19. | 物品や衛生材料の在庫管理 | | | | | | | 74. | 緊急時の対応 | | | | | |
| | 20. | 医療機器や生材料の調達 | | | | | | | | | | | | | |
| | 21. | 訪問看護事業や職員のためのスペース | | | | | | | | | | | | | |
| | 22. | 訪問看護の経過や結果についての報告 | | | | | | | | | | | | | |
| | 23. | 看護サービスの評価 | | | | | | | | | | | | | |
| | 24. | 利用者・家族からの評価 | | | | | | | | | | | | | |
| 4．感染管<br>理 | 25. | 感染予防対策 | | 18 | 18 | 18 | 18 | （3）リハビリテーション | 75. | 寝たきり予防のための看護ケアと助言 | | 15 | 15 | 15 | 15 |
| | 26. | 感染に関するスタッフ教育 | | | | | | | 76. | 機能訓練の助言，指導 | | | | | |
| | 27. | 感染が発生した時の対応 | | | | | | | 77. | リハビリテーションスタッフとの連携 | | | | | |
| | 28. | スタッフの健康診断や検査 | | | | | | | 78. | デイサービス，デイケア，機能訓練教室の利用 | | | | | |
| | 29. | 廃棄物の処理 | | | | | | | 79. | リハビリ訓練を行う上での安全性の確保 | | | | | |
| | 30. | 廃棄物の排出 | | | | | | | | | | | | | |
| 5．事故・<br>緊急時対策 | 31. | 事故発生時の対処方法 | | 15 | 15 | 15 | 15 | （4）感染の処置と予防指導 | 80. | 感染予防指導 | | 9 | 9 | 9 | 9 |
| | 32. | 利用者にたいする補償対策 | | | | | | | 81. | 感染症に対する補償対策 | | | | | |
| | 33. | 管理者・職員に対する補償対策 | | | | | | | 82. | 感染性廃棄物の取り扱いの指導 | | | | | |
| | 34. | 緊急時の対応 | | | | | | | | | | | | | |
| | 35. | 災害対策 | | | | | | | | | | | | | |

第15章 在宅ケアの効果的な運営管理

| | | 項目 | 年/月/日 | 年/月/日 | 年/月/日 | 年/月/日 | | | 項目 | 年/月/日 | 年/月/日 | 年/月/日 | 年/月/日 |
|---|---|---|---|---|---|---|---|---|---|---|---|---|---|
| 6. 記録 | | 36. 個人記録の標準化<br>37. 記入方法のマニュアル化<br>38. 効率化<br>39. 個人情報の流出防止 | /12 | /12 | /12 | /12 | 5)ターミナルケア | | 83. 在宅ケア継続についての利用者や家族、親族との合意<br>84. 最後を看取る方法と場所についての利用者・家族の合意<br>85. 在宅でターミナルケアを継続する為のチーム体制<br>86. 病状や症状の観察、優先度を配慮した医療処置、ケア<br>87. 安楽と苦痛緩和<br>88. 死の受容を含め、精神的な援助 | /18 | /18 | /18 | /18 |
| 7. 教育指導・研修・研究 | | 40. 教育プログラムの実施<br>41. 研修の実施<br>42. 看護過程に関する助言・指導<br>43. スーパービジョン<br>44. 動向による助言指導<br>45. 定例のカンファレンスや事例検討<br>46. 研究活動<br>47. 学習会・研究会 | /24 | /24 | /24 | /24 | 6)精神的援助・権利擁護 | | 89. 精神的疾患や症状の判断と対応<br>90. 精神的な悩み、生きがいに関する助言、指導<br>91. 権利擁護 | /9 | /9 | /9 | /9 |
| 8. 連携 | | 48. 社会資源の活用<br>49. 施設を選択するための助言・調整<br>50. 方針や実施内容の共有・役割分担<br>51. 主治医との連携<br>52. 医療機関、老健、特養施設等入所施設との連携<br>53. 市町村の保健部門や保健所、福祉事務所との連携<br>54. 社会福祉協議会、行政福祉課、福祉施設との連携<br>55. 福祉施設、在宅介護支援・包括支援センターとの連携<br>56. 協議会、推進、調整会議の開催<br>57. 協議会、推進、調整会議における発言<br>58. 地域関係者間の全体的な調整<br>59. 家族・患者会との連携<br>60. ボランティア・自主グループとの連携 | /39 | /39 | /39 | /39 | 7)家族支援 | | 92. 家族と利用者の良好な人間関係作り<br>93. 介護者の健康管理と必要なケア<br>94. 在宅ケアの可否判断<br>95. 家族介護力、ニーズについての判断と適切な援助プラン<br>96. 介護力改善の働きかけ<br>97. 介護方法の指導<br>98. 緊急時の対処方法の伝達<br>99. 利用者・家族への精神的な支援<br>100. 経済的負担への支援 | /27 | /27 | /27 | /27 |
| | | 評価点数 | 年 月 日 | 年 月 日 | 年 月 日 | 年 月 日 | | | 評価点数 | 年 月 日 | 年 月 日 | 年 月 日 | 年 月 日 |

出所：日本看護協会訪問看護検討委員会作成、2010.

**資料 15-2　現行の介護報酬の加算における質の評価の例**

| | 施設系サービス | 訪問通所系サービス |
|---|---|---|
| 構造（structure）評価 | 【介護保険施設サービス費】<br>サービス提供体制強化加算（Ⅰ）<br>サービス提供体制強化加算（Ⅱ）<br>サービス提供体制強化加算（Ⅲ）<br>介護福祉士割合が50％以上，常勤職員割合が75％以上又は勤続年数3年以上の者が30％以上<br>【介護福祉施設サービス費】<br>看護体制加算（Ⅰ）<br>看護体制加算（Ⅱ）<br>常勤の看護師の配置や手厚い看護職員の配置等に対する評価 | 【訪問看護費】<br>勤続3年以上の職員が30％以上，研修実施，会議開催，職員健診<br>複数名訪問看護加算：同時に複数名で1人の利用者を訪問<br>【通所リハビリテーションサービス費】<br>サービス提供体制強化加算（Ⅰ）<br>サービス提供体制強化加算（Ⅱ）<br>介護福祉士割合が40％以上又は勤続年数3年以上の者が30％以上<br>【通所介護費】<br>個別機能訓練加算（Ⅰ）<br>個別機能訓練加算（Ⅱ）<br>個別ニーズに対応する機能訓練の体制及びサービス提供方法に着目した評価 |
| 過程（process）評価 | 【介護保険施設サービス費】<br>経口維持加算（Ⅰ）（Ⅱ）<br>経口維持加算（Ⅰ）（Ⅱ）<br>多職種協働で，摂食機能障害を有し，誤嚥が認められる入所者に経口維持計画を作成した上で，管理栄養士等が経口摂取を進めるための特別な管理を行った場合に算定。 | 【訪問看護費】<br>初回加算：過去2か月間訪問看護を受けずに新たに訪問看護計画書を作成した場合<br>看護・介護連携強化加算：たんの吸引等を訪問介護事業所の介護職員に支援した場合<br>特別管理加算：特別な管理を要する利用者への計画的な管理の実施した場合<br>【通所リハビリテーション費】<br>リハビリテーションマネジメント加算<br>多職種協働で，リハビリテーション実施計画を作成した上で，PDCAサイクルに基づいたマネジメントを行った場合に算定。 |
| 結果（outcome）評価 | 【介護保険施設サービス費】<br>在宅復帰支援機能加算（Ⅰ）<br>在宅復帰支援機能加算（Ⅱ）<br>一定割合以上の者が在宅復帰した介護老人保健施設において算定。 | 【介護予防通所リハビリテーション費】<br>事業所評価加算<br>利用者の要支援状態の維持・改善の割合が一定以上となった場合に算定。 |

在り方に係る検討に向けた事業報告」「介護保険制度の適正な運営・周知に寄与する調査研究事業」日本公衆衛生協会，平成22年3月「平成22年度医療の質の評価・公表等推進事業結果報告（日本病院協会）」「介護サービスの質評価について　介護サービスの質の評価のあり方に係る検討委員会」（第81回社保審──介護給付分科会資料，平成23年10月）等，施設内におけるサービス評価と報酬とを結びつける研究・検討が進んでいるので，訪問看護費を追記した（**資料15−2**）。

さらに，経営調査（財務会計〜決算書の分析）の実施分析で，介護報酬や診療報酬改定にも役立てている。

## 3　在宅ケアにおける就労者管理手法

就労者の管理手法とは，いわゆる経営資源（人，物，金，情報）の「人」の管理（人事労務）のことである。人事労務管理についての概要，そして経営資源の要である「人」をどのように生かすか，について学ぶ。

### ❑ 雇用管理

雇用管理は人事労務管理の中心となるものであり，採用管理，配置・異動管理，退職管理等を行う。職務分析や人事考課等も行いながら，良質な労働力の確保や適材適所の配置をめざす。

採用管理は，まず要員計画（事業所を適正人員にするための計画）を策定する。その後，その計画に沿って採用活動を行っていく。採用活動を行うにあたり，募集方法には以下のようなものがある。

・直接募集：院内掲示をしたり，従業員が縁故者を紹介したりして，直接的に人材を獲得するもの。
・広告募集：新聞，雑誌，折込広告や，求人誌への掲載，インターネット広告への掲載等を通じて行うもの。
・委託募集：有料人材紹介業者（厚生労働大臣の許可が必要）を通じて，人材の紹介を受けるもの，またヘッドハンティングを依頼するもの。
　その他，ハローワークを通じての募集や，都道府県看護協会を通じての募集等の方法もある。

### ❑ 能力開発

従業員の能力開発には，看護師としての職務遂行能力を育成し，か

つケアの質の向上を目指す OJT や Off-JT と呼ばれる「教育訓練」と，従業員が将来必要となるであろう職務能力や思考能力を養成する「能力開発」がある。従業員の能力を伸ばすことにより，事業所としての生産性の向上やケアの質の向上をめざす。

在宅ケアの分野において，従業員の「教育訓練」「能力開発」は，事業者側のメリット（生産性の向上，質の向上）も大きいが，従業員側からの要望も高い。特に看護師，保健師，理学療法士，作業療法士，言語聴覚士等の資格所有者は，「自分をスキルアップできる職場」に勤務することを希望しているケースが多くある。事業所として，どのような教育訓練制度，能力開発制度があり，自己啓発のバックアップの体制を整えているか，またそれらがきちんと運用されているかで，従業員の採用，長期雇用の推進の一因になるといえる。

### ❏ 賃金管理

賃金管理には一定の賃金原資から，賃金を適正な水準に維持，管理していく「賃金額管理」と，賃金額を公正かつモチベーションが上がるように配分するための「賃金制度管理」がある。これらの制度を適切に定め，運用していくことにより，就労者の安定雇用，意欲向上をめざす。

総労働賃金額の管理には「労働分配率」という指標を用いることが多い。労働分配率とは売上高から仕入額や委託料を除いた「付加価値額」に対する「総人件費」の割合のことである。過去の労働分配率の推移や業界の比率，今後の目標等を勘案しながら，適切な労働分配率の計画をすべきである。

なお，総人件費は賃金だけでなく，法定福利費，法定外福利費，賞与，退職金，厚生費，教育訓練費等も含まれる。

賃金制度の類型にはさまざまな分類があり，それぞれに長所短所がある。
- 年功給：従業員の年齢，勤続年数など，属人的な要素により決定される。
- 職務給：職務の重要度や困難度で職務価値を定め，その基準で決定される。
- 職能給：従業員の職務遂行能力を判定し，それを基準に決定される。
- 成果給：職務遂行の際にどれだけその能力を発揮することができたかで決定される。

医療・介護業界は労働集約型産業である。少子高齢化が進むにつれ，診療報酬の改定等，医療行政はどんどん変化していく。今までは年功

序列型で保障されていた賃金制度も，将来的に維持できる見通しは少ない。能力のある者，意欲のある者，結果を出している者に対して，それに見合った賃金を公正に支給できる賃金制度に変換が進んできているようである。

### ❑ 作業条件管理
職場の労働環境の改善や，従業員の健康衛生管理を行い，労働災害の防止や従業員の意欲の向上をめざす。労働安全衛生法にて衛生管理の義務がある。

### ❑ 労働関連法規
労働関連法規とは，労働者の生活・福祉の向上を目的とする法のことであり，労働基準法をはじめとしてさまざまな法律が存在する。労働者と使用者の関係を規律し，労働者の保護を図る重要な法律である。これらの法律を遵守することは，労働者の権利を守り，そして働きやすい，意欲の上がる職場の運営に不可欠な要素となる。

❶ 労使関係（労働三法）
労働基準法　労働組合法　労働関係調整法
❷ 雇用関係
労働契約法　男女雇用機会均等法　労働者派遣法　パートタイム労働法　職業安定法　公益通報者保護法
❸ 労働安全衛生関係
労働安全衛生法
❹ 社会保険関係
健康保険法　厚生年金保険法　雇用保険法　労働者災害補償保険法
❺ 生活安定関係
育児・介護休業法　最低賃金法　中小企業退職金共済法

### ❑ 労働基準法
労働関連法規の中でも中心となるのが労働基準法である。要点は以下のとおりであるが，これを逸脱した労働契約や社内ルールは認められない。

❶ 労働契約
労働者と使用者の雇用関係は，労働契約を締結することによってはじまる。労働契約の締結には，「労働契約期間」「仕事の場所・内容」「仕事の時間，休憩，休日，休暇，残業等」「賃金の金額，支払い方法，支払日」「退職に関する定め」の５項目の他，その他の項目について

もできるだけ書面で行うべきである。

**❷ 就業規則**

職場において守られるべき規律や共通の労働条件を定めたもの。就業規則には「始業終業の時刻」「休憩，休日，休暇」「賃金に関する事項」「退職に関する事項」を必ず記載しなければならない。

**❸ 賃金**

賃金とは「労働の対償として使用者が労働者に支払うもの」をいい，通貨払いの原則，直接払いの原則，全額払いの原則，定期払いの原則（月1回以上）がある。また，最低賃金法を上回ること，事業所ごとに賃金台帳を作成することが義務づけられている。

**❹ 労働時間と休日・休暇**

業務の能率・生産性の向上のため，また労働者の生活の充実・向上のために労働時間や休日に関する定めがある。

・労働時間は1日8時間以内，1週間40時間以内
・時間外労働には「時間外労働・休日労働に関する協定（36協定）」を労働基準監督署に提出。かつ割増賃金の支払いが必要。
・6時間を超える労働には45分，8時間を超える労働には60分以上の休憩が必要。
・毎週少なくとも1日，4週間で4日以上の休日が必要。
・一定の条件（6か月継続勤務，所定労働日の8割以上出勤）した者には，年次有給休暇を付与する。

**❺ 労働関係の終了**

労働関係の終了には「退職」「解雇」「契約期間の満了」があるが，それぞれについてルールの定めがある。

### 従業員満足という考え方

企業において「顧客満足（Customer Satisfaction）」という考え方と並行して，「従業員満足（Employee Satisfaction）」という考え方が重要視されている。従業員の仕事や職場への満足度を向上させることで積極性やモチベーションなどを引き出し，それによってお客様へのサービス向上，ひいては業績の向上にもつながるという考え方である。

従業員満足（ES）には，以下のような要素がある。

・組織，職場の理念，方針，目標がはっきりと明示され，共有化されていること
・上司に魅力，信頼感があること
・従業員自身が目標ややりがいをもって取り組める仕事であること，自己成長できること

- 社内コミュニケーションが取れていて，チームワーク，人間関係がよいこと
- 給与の制度が明確で，評価・処遇の方法に妥当性，納得性があること
- 休日，休暇，労働時間，環境が整備され，育児等をしながらでも勤務がしやすいこと

　現在，在宅ケア・看護を行う事業所が抱える課題の大きなものの一つに「人的資源の管理」の難しさがあるであろう。

　特に昨今の看護師不足により，なかなか従業員の採用が進まないケースも多い。看護師数自体は年々増加しているのだが，在宅における看護師の需要予測はそれを大きく上回っており，看護師不足はさらに深刻さを増していくことは容易に予測できる。

　また，新規採用が難しいのに加え，看護師不足に陥る要因として，離職率が高いということもあげられる。理由として「子育て」や「結婚」など自分自身の理由と共に，「勤務時間が長い・超過勤務が多い」，「体力的・精神的負担が大きい」といった現場の問題が離職の理由としてあげられている。

　在宅ケア・看護を推進していくためには，看護師が働きやすい，働きたいと思える職場を，事業所側が整えていくことが重要なことである。

　仕事を選ぶうえで，賃金水準や労働時間，休日日数といった部分はもちろん大きな要因であるが，それ以外にも職場の人間関係や自己成長のチャンスといった部分も大きな要因となりうる。職場の人間関係の調整や従業員のモチベーションを高める活動こそ，管理者の重要な仕事である。

　また，潜在看護師と呼ばれる，看護師の資格をもっているにもかかわらず結婚・出産等の理由で現場を離れている人たちが全国に55万人も存在する。育児をしながら，また介護をしながら勤められる職場環境の整備は，これからの人材不足を解決する一つの取り組みになるであろう。

## 4 記録物の内容・保存方法

　訪問看護ステーションは，事業所の開業に関わる書類の作成からスタートする。開業後は日々の訪問看護やリハビリテーションの提供等

を記録に残すこと，事業所の運営管理に必要な職員名簿や出勤簿，備品，設備の管理簿，レセプトや会計書類などを作成し運営・管理を見えるようにしなければならない。このため，仕事の流れや業務別に整理した。また，多くの書類の保存期間は，完結の日からの保管が義務づけられているため，その内容を整理した。

### 🟥 開業申請，事業中止，事業所の変更等に必要な書類

**❶ 指定を受けるための申請書類**

訪問看護ステーションの開業に先立ち，指定を受けるための申請書類は，(1)指定居宅サービス事業所・指定介護予防サービス事業所指定申請書，(2)訪問看護・介護予防訪問看護事業者の指定に係る記載事項，(3)当該事業所の所在地以外の場所で，当該申請に係る事業の一部を行う時の名称・所在地，(4)申請者の定款・寄附行為等の写し及びその登記簿謄本または条例等の写し，(5)従業者の勤務体制及び勤務形態一覧表，(6)訪問看護従業者の資格を証明するものの写し，(7)管理者の経歴書，(8)管理者の免許証の写し，(9)事業所の平面図，(10)事業所の外観及び内部の様子がわかる写真，(11)事業所の案内図，(12)運営規程，(13)利用者からの苦情を処理するために講ずる措置の概要，(14)損害賠償発生時に対応しうることを証明する書類，(15)介護給付費算定に係る体制等状況一覧，(16)当該申請に係る資産の状況，(17)介護保険法第70条第2項各号に該当しない旨の誓約書，(18)役員名簿をもって都道府県知事に提出する。2事業所目以降は，一部簡略化される。

**❷ 報酬の加算等体制の届け出書類**

介護報酬の加算体制指定や特別加算算定のために，申請と同時に，または指定を受けたのちに都道府県に届け出る。

(1)介護給付費算定に係る体制等状況一覧表（居宅サービス），(2)介護給付費算定に係る体制等状況一覧表（介護予防サービス），(3)介護給付費算定に係る体制等に関する届出書（指定事業者用），(4)緊急時訪問看護加算・特別管理加算・ターミナルケア体制に係る届出書，(5)サービス提供体制強化加算に関する届出書（介護予防）訪問看護事業所

**❸ 指定の更新，事業の変更・廃止・休止や指定の取り消し書類**

(1)指定居宅サービス事業所・指定介護予防サービス事業所指定更新申請書，(2)変更届出書，(3)再開届出書，(4)廃止・休止届出書，(5)認定法人等認定申請書

### 🟥 訪問看護事業の運営に必要な書類

サービスの提供の流れに沿い次のような書類が準備される。

---

🟥 **レセプト**
保険医療機関が保険者に対し診療報酬を請求するには，毎月初めに前月分の医療費を定められた書式にしたがい，患者ごとにまとめた診療報酬明細書（レセプト）を作成し，支払基金等に提出する[16]その書類のこと。

❶　訪問看護の契約段階

訪問看護等は利用者と契約後にサービスをスタートする。このときの書類は，(1)訪問看護契約書，(2)サービス内容説明書，(3)重要事項説明書，(4)利用料金一覧表，(5)住所を示すパンフレット，(6)利用申込票／相談受付票。

❷　主治医から指示書を受けとる

指示書とは，ⓐ訪問看護指示書・在宅患者訪問点滴注射指示書，ⓑ精神訪問看護指示書：基本療養費Ⅱ，ⓒ特別訪問看護指示書・在宅患者訪問点滴注射指示書，ⓓ老人保健施設からの対処時における老人訪問看護指示加算にかかる訪問看護指示書である。

❸　介護保険の利用者はケアマネジャーから書類を受けとる

居宅サービス計画書（ケアプラン）を受けとる。

❹　サービス提供段階

(1)訪問看護記録書（ⓐ介護・医療保険記録書，ⓑ精神訪問看護記録書）
(2)訪問看護計画書（ⓐ介護・医療保険計画書，ⓑ精神訪問看護計画書），
(3)訪問看護報告書（ⓐ介護・医療保険報告書，ⓑ精神訪問看護報告書），
(4)医療　訪問看護の情報提供書（ⓐ市町村等宛，ⓑ保健所長宛）
(5)各サービス事業所，市区町村，主治医，ケアマネジャー等との業務連携用紙，記録帳

□ **請求事務に必要な記録物**

訪問終了後，サービス料金の請求をするときに発生する書類であるが，ほとんどパソコンでの請求となっており，ソフトを購入し入力することで，作成できることが多い。

❶　介護保険請求関係

介護給付費請求書，居宅サービス介護給付費明細書，介護予防サービス介護給付費明細書，給付管理票

❷　医療保険請求関係

訪問看護療養費請求書（様式第一），訪問看護療養費請求書（様式第二），訪問看護療養費請求書（様式第三），訪問看護療養費明細書

❸　利用者への請求関係

訪問看護利用請求書，領収書

□ **事業管理記録**

訪問看護を円滑に進めるための記録や台帳には，業務日誌，訪問看護週間計画表，または訪問看護月間計画表，苦情受付・処理票，事故・ヒヤリハット報告書，市区町村へトラブル等報告書等がある。

◘ 訪問看護指示書
　訪問看護を開始する場合，利用者やその家族が主治医に利用希望を伝え，かかりつけ医が診察に基づいて出す書類。これに基づき訪問開始する[17]。

◘ 訪問看護記録書
　利用者に適切なケアが提供されるよう，訪問看護師等は，初回および訪問の都度利用者の状態やサービス内容，カンファレンス内容，訪問日，担当者名等記入しておく書類[18]。

◘ 訪問看護計画書，訪問看護報告書
　訪問看護の実施にあたり，利用者ごとにその月の計画書およびその月末の報告書を作成し，主要なポイントを利用者，家族に説明するとともに主治医にも提供する書類[19]。

❑ **定款，会計・経理，決算書や賃金台帳等経理・人事・総務に関する記録と保存**

　定款や登記関係書類，訴訟関係書類，社訓，特許等は，会社法において保存期間の定めはない。また税務申告書，税務届出書等についても，税法上の保存期間の定めはない。このため，それらの書類については，一般的に行われている形で示した（**表15-2**）。

## 5　経営管理

　塩次らは，「経営管理とは，人に働きかけて，協働的な営みを発展させることによって，経営資源の転換効率や環境適応の能力と創造性を高めて，企業の目的を実現しようとする活動である。（中略）経営管理は，個性的で具体的な人間が組織的な人間として振る舞い，組織の活力や創造性を高めるように働きかけようとする。こうして企業の協働的な営みは組織として展開され，個人の能力の総和以上の生産を実現するのである」としている。

　このような観点に立つと，会社設立は一人では達成できない目標に対して，じっくりと育て上げる面をもっている。また組織を社会に貢献し続け利益を得られるようにするには，遠藤が「経営」を定義するように「ビジョン」「戦略」「オペレーション」の3要素が重要となる。

　「訪問看護事業の開業を目指した」設立者は，設立者自らが個人で「ビジョン」を生み出し，どのような思いで創業したのか，自身の主観を大切にして考える。しかし，思いだけでは職員に安定した給与も支払えないため，「競争戦略（誰に・何を・どう届けるか）」で具体的な価値を生みだし他事業所と差別化をする。

　「訪問看護」は「訪問看護事業」であるが，看護は看護のみに特化して展開するのか，介護保険の一事業として展開するのか，地域に根付く保健医療福祉サービスの一事業として展開するのか等，その機能の整理が必要となる。加えて，日中のみ・24時間子どものみ・老人のみ・精神疾患のみとするのか，医療処置中心もしくは日常生活やリハビリテーションにウェイトをおくのか，これらすべて展開するのか等「人・物・資金の選択と集中」が必要となる。これを現場が実現できるよう落とし込み，日々の業務を信頼される質の高い内容に作り上げていく。オペレーションの中心に存在するのが訪問看護の現場であり，現場のもっている職員の能力により，戦略が実現されるか否かが左右

第15章 在宅ケアの効果的な運営管理

表15-2 会社および訪問看護事業の運営に必要な書類

| 保存期間 | 法令 | 文書の種類 |
|---|---|---|
| 永久 | 法令の定めがないが永久保存がのぞましい。 | ・定款，登記関係書類，訴訟関係書類，特許，出願，認可など知的所有権に関する書類，重要な権利・財産の得喪など<br>・社則・社規またこれに類する通達文書，株主名簿，新株予約権原簿，株券喪失登録簿，株主総会議事録，取締役会議事録，印鑑登録簿，稟議書，重要決済文書<br>・社報・社内報，重要刊行物，<br>・製品の開発・設計の重要文書，効力の永続する重要な契約文書<br>・人事・労務関係：重要な人事，労働組合との協定書<br>・財務諸表・付属明細書，税務申告書<br>・顧客名簿<br>・外部団体加入・脱退関係書類 |
| 10年 | 商法・総務・会社法 | ・商業帳簿：会計帳簿（総勘定元帳），計算書類（日記帳，現金出納帳，仕訳帳，貸借対照表，損益計算書，附属明細書<br>・営業に関する重要な書類：営業報告書，利益処分案（損失処理案），このほか紛争が生じた場合に重要な証拠となり得る書類（例：契約書）<br>・役員会議録など：株主名簿，社債原簿，株主総会議事録，取締役会議事録，監査役員議事録，委員会議事録，重要会議の記録，満期・解約の契約書 |
| 7年 | 法人税法，所得税法<br><br>国税通則法 | ・仕訳帳，総勘定元帳，現金出納帳，固定資産台帳，売掛帳，買掛帳，経費帳，<br>・棚卸表，貸借対照表，損益計算書，決算に関して作成された書類<br>・注文書，契約書，送り状，領収書，見積書，その他これらに準ずる書類（例：請求書）<br>・給与所得者の扶養控除等（異動）申告書<br>・給与所得者の保険料控除申告書兼給与所得者の配偶者特別控除申告書<br>・源泉徴収簿 |
| 5年 | 労働安全衛生法，会社法<br><br>身元保証に関する法律 | ・一般健康診断個人票　・委員会議事録　・監査報告（監査役設置の場合）・会計監査報告（会計監査人設置の場合）<br>・従業員の身元保証書　・誓約書など |
| 4年 | 雇用保険法 | ・雇用保険の被保険者に関する書類 |
| 3年 | 労働基準法<br><br>労働保険の保険料徴収等に関する法律<br>労働者災害補償保険法<br>労働安全衛生法<br>一般関係 | ・労働者名簿，賃金台帳，雇入・解雇・災害補償・賃金その他労働関係に関する重要な書類<br>・労働保険料の徴収に関する書類<br><br>・労災保険に関する書類<br>・安全委員会議事録，衛生委員会議事録，安全衛生委員会議事録<br>・会議録　・外部諸団体との連絡当初類 |
| 2年 | 健康保険法<br>厚生年金法<br>雇用保険法 | ・健康保険に関する書類<br>・厚生年金保険に関する書類<br>・雇用保険に関する書類 |

出所：参考資料①文章の保存年限，石松公認会計事務所ホームページ（ishimura-kaikei.jp）（2011.8末現在），②Vol.0 主な文書保存期間一覧表，(株)ワンビシアーカイブス「ワンビシくんのお役立ちブログ」文書管理・記録管理（www.wanbishi.co.jp）（2012.6.15現在），③安田大，最新版「帳票・書類の法定保存年限と電子保存の実務」実務情報，Series（www.njh.co.jp.kigyoujitsumu/service/sample/furoku_bn.pdf）（2011.1現在）。

図 15-2　競争戦略とオペレーション

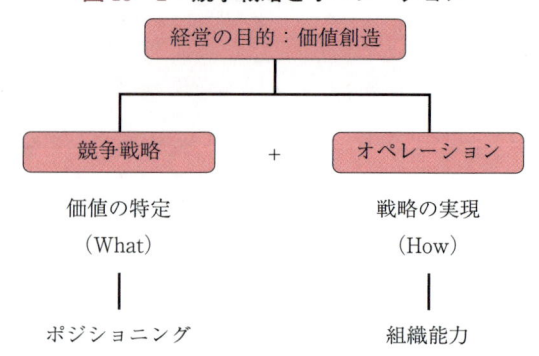

```
           経営の目的：価値創造
              ┌─────┴─────┐
           競争戦略    +    オペレーション
           価値の特定        戦略の実現
           (What)          (How)
              │               │
          ポジショニング      組織能力
```

される。

　また，オペレーションは，現場で実践されている看護やリハビリテーションの実践のみでなく，研究開発，営業，総務，企画等すべて含まれる。人材を採用し，業務プロセスを作りあげ，サービスの標準化やマニュアル作りに取り組み，利用者ニーズに近づくよう組織を設計したり強化を図る必要がある。

　遠藤は組織能力を「個人能力ではなく，チーム・組織としての能力」，および現場力を「オペレーションを遂行し，戦略を実現する組織能力である。具体的には①自ら問題を発見し，解決する（単に言われた仕事をこなすのではない問題解決に対するオーナーシップ），②全員参加の組織能力（一部の人による点の力ではなく全員参加の面の力），③独自の優位性につなげる（継続的改善でダントツ・チャンピオンを目指す）」[23]と定義している。信頼される質の高いチーム作りには，リーダーが目標達成に向けてリーダーシップを発揮することが求められる（**図 15-2**）。

## 注

(1) 渡部薫，IT・メディア　イマドキの起業のしかた　@sorahikaru（http://agora-web.jp/archives/929734.html）
(2) 平成19年5,745事業所：453中止（7.9％），22年5,962事業所：231中止（3.9％），23年6,151事業所：229中止（3.7％），全国訪問看護事業協会資料。
(3) 石川和幸（2010）：会社経営の基本が面白いほどわかる本，22，中経出版.
(4) 同前書，23.
(5) 新将命（2012）：伝説の外資トップが説く「勝ち残る経営の本質」，25，70-72，総合法令出版.
(6) 長田浩（2003）：医療・看護の経済論，132，勁草書房.
(7) 長田浩：前掲書，131.
(8) 島内節他（2002）：在宅ケア　アウトカム評価と質改善の方法，医学書院；内田恵美子他（2004）：日本版成人・高齢者用　アセスメントとケアプラン，331-351，日本訪問看護振興財団.
　　筒井孝子（2012）：ケアマネジメントの評価における基本的考え方，第2

回介護支援専門員の資質向上と今後のあり方に関する検討会資料.
(9) 高崎絹子他訪問看護検討委員（2000）：平成11年度訪問看護室評価モデル事業報告書. 日本看護協会（1992）：「訪問看護機能評価票」. 日本看護協会（1998）：「第3回全国における訪問看護・家庭訪問サービス定点モニター調査」日本訪問看護振興財団.
(10) ① Morquis & Huston（1994）：*Management Decision Making for Nurses*, J. B. Lippincott Company.
　② ANA（1994）：看護の基準, インターナショナル　ナーシング　レビュー, 17(4), 54-68.
　③ JCAHO（Joint Commission on Accreditation of Healthcare Organizations）（1988）：在宅ケアの認定基準.
(11) 内田恵美子他（2004）：日本版成人・高齢者用　アセスメントとケアプラン, 343-347, 日本訪問看護振興財団.
(12) リーボフ, W., スコット, G., 神尾友和, 杉浦和朗訳（1997）：医療の質とサービス革命, 3, 日本医療企画.
(13) 内田恵美子（2004）：日本在宅ケア教育研究所用満足度調査票.
(14) 白潟俊朗（2002）：図解最新版 ISO9001早わかり, 20, 中経出版.
(15) Jisc 日本工業標準調査会ホームページより作成。
(16) 石田昌宏（2006）：看護学事典, 日本看護出版協会.
(17) 社会保険研究所（2012）：訪問看護業務の手引, 社会保険研究所.
(18) 同前書.
(19) 同前書.
(20) 作成にあたって次の文献を参考にした。
①石松公認会計士事務所：文書の保存年限,（URL：ishimura-kaikei.jp）(2011.8.) 現在.
②Vol.0 主な文書保存期間一覧表, ワンビシアーカイブス「ワンビシくんのお役立ちブログ」文書管理・記録管理（最終改訂）,（URL：www.wanbishi.co.jp）(2012.06.15).
③安田大：最新版「帳票・書類の法定保存年限と電子保存の実務」実務情報 Series,（URL：www.njh.co.jp.kigyoujitsumu/service/sample/furoku_bn.pdf）(2011.1).
(21) 塩次喜代明, 高橋伸夫, 小林敏男（2009）：経営管理, 8-9, 有斐閣.
(22) 遠藤功（2012）：オペレーション　戦略を実現する組織力, 早稲田大学ビジネススクール, ビジネスマンの基礎知識としてのMBA入門, 154-174, 日経BP社.
(23) 同前書, 154-174.

# 第16章
# 在宅ケアにおける災害看護

# 1 大規模自然災害で発生する危機状況と在宅ケアニーズ

　日本列島は，環太平洋火山帯に位置しており地震が多発する地理的特徴を有している。台風や集中豪雨による水害，雪害などの気候的特徴による自然災害も受けやすい。2011年3月に発生した東日本大震災は，地震と津波による大規模自然災害に加えて，福島原子力発電所の事故による人為災害が加わった世界的に稀にみる複合災害であった。南海トラフ地震や首都直下型地震など，東日本大震災の被害を上回る災害の発生が予測されており，国家的な減災対策が求められている。

　災害時に支援を要する人は，**災害時要援護者**（以下，要援護者）と呼ばれており，そのうち自らの避難行動が困難で支援が必要な人を**避難行動要支援者**と呼んでいる。この中でも特に在宅ケアの対象となる人は，要介護高齢者，医療的処置を受けている難病者，障害児者である。要援護者を含めた被災者に対して，地域の復興も視野に入れた観点から支援していくことが求められる。

▶ **災害時要援護者**
　在宅や地域で生活をしており，災害時に避難行動や避難生活のために支援を必要とする人々のことである。その対象は要介護高齢者，障害児者，妊産婦，乳幼児，難病患者やアレルギー等の慢性疾患を有する者，外国人等と幅広い（「災害時要援護者の避難支援に関する検討会報告書」2013年3月より）。

▶ **避難行動要支援者**
　災害が発生し，または災害が発生するおそれがある場合に自ら避難することが困難な者であって，その円滑かつ迅速な避難の確保を図るため特に支援を要する人々のことである（「災害対策基本法等の一部を改正する法律」2013年6月より）。

## ◻ 災害急性期・亜急性期のケアニーズ

　災害サイクルとは，災害発生から災害への備えまでの一連の過程を示したものである。災害は発生直後だけでなく，被災者の健康・生活被害は広範かつ長期に影響をおよぼし，被災者のケアニーズは災害後の段階や生活する場によって変化する。また災害の種類や規模にもよりさまざまなため，災害サイクルの視点から，被災者のケアニーズを理解し，中・長期的な看護支援を行っていくことが求められる（**表16-1**）。

　発災直後から超急性期にはDMAT（Disaster Medical Assistance Team：災害派遣医療チーム）等による救護活動が行われる。東日本大震災では，津波に巻き込まれた人の多くは溺死し，外傷者が少なく，外科的なニーズよりも慢性疾患への対応など内科的なニーズが高かった。また死者の年齢構成比較では，60歳以上の高齢者が約65％と高いことも特徴的であった（2012年5月復興庁）。この期における看護の役割は，救護活動を行いつつ，被災者の安全な避難場所の確保や救護所・避難所の立ち上げ支援，要援護者の把握と対応，当面の飲料水と食糧の確保等多岐にわたる。

　亜急性期では，まずは在宅ケアの対象となる要援護者の把握が必要

表 16-1 災害サイクルと被災者のケアニーズ

| 災害サイクル | 被災者のケアニーズ | 看護の役割 |
|---|---|---|
| 超急性期 発生直後～48時間 | ・救出<br>・生命の維持，外傷の治療<br>・安全な避難場所<br>・飲料水と食糧<br>・在宅医療機器の機能維持，補完・補助 | ○医療現場：災害医療の3T<br>・トリアージ（Triage）：被災者の重症度・緊急度の評価，応急処置（Treatment），搬送（Transportation）：安全な場所への避難・移送<br>・救急看護・クリティカルケア<br>○生活の場（避難所・在宅）<br>・安否確認，要援護者の把握<br>・ライフラインの確保，救援物資の搬出・供給のサポート<br>・飲料水と食糧の確保<br>・在宅医療機器の電源確保，機能維持支援，代替使用の援助<br>・救護所・避難所の立ち上げ支援<br>・遺体の処置と対応 |
| 亜急性期 48時間～2・3週間 | ・生活環境の復旧と整備<br>・災害関連疾患，持病の悪化<br>・基本的な日常生活の確保と維持（食事・排泄・清潔・睡眠・移動など）<br>・感染症の発症<br>・不動，運動不足<br>・急性ストレス反応 | ・被災者・要援護者の健康状態把握と悪化防止<br>※必要に応じて福祉避難所・病院・保健福祉施設への移動の判断と移送<br>・在宅医療機器の電源・機能維持支援，代替使用の援助<br>・避難生活における日常生活上の問題への援助，環境面の整備（転倒予防等）<br>・防疫・感染症対策<br>・生活不活発病の防止，リハビリテーション<br>・心のケア<br>・巡回診療・家庭訪問の調整 |
| 中・長期<br>・慢性期（3週間～数ヶ月）<br>・復興期（数ヶ月～数年） | ・生活の建て直し（仮設住宅，災害公営住宅への移動）<br>・PTSD（外傷後ストレス障害） | ・生活再建に向けた支援<br>・健康維持のための支援<br>・長期的な心のケア，精神的支援<br>・地域社会の建て直し支援<br>・仮設住宅・災害公営住宅への移転の援助 |
| 静穏期（準備期） | ・災害知識の獲得<br>・災害の備え（医薬品・介護物品等の備蓄）<br>・地域の防災・減災活動への参加 | ・地域での要援護者の把握，避難支援体制の構築<br>・地域での防災・減災活動への参画・実施<br>・看看ネットワークづくり |

出所：小原真理子監修（2008）：いのちとこころを救う災害看護，学研メディカル秀潤社，を参考に作成。

となる。しかし，東日本大震災では，特に津波の被害が大きかった沿岸部において，病院・保健福祉施設・在宅支援機関（介護支援事業所，訪問看護ステーション等），行政機関の被害が大きく，医療・介護データが喪失したことにより，要援護者の把握ができず迅速な支援が困難な状況が生じた。

要援護者の安否確認は，自治体の保健医療福祉部署，居宅介護事業所，訪問看護ステーション等により各自の台帳や名簿を用いて行われる。その後，避難所の避難者の確認とともに，被災地域においてローラー作戦による在宅被災者の状況確認が行われることが多い。その際，

すぐに医療的対処が必要な人はもちろんのこと，ケアニーズの高い被災者を早期に発見することが重要である。それらの人々とは，身体介護・生活介護をする高齢者・障害者，介護予防が必要な高齢者，ケアが必要な認知症者，看護ニーズが高い人（在宅酸素療法を受けている人，難病者，医療依存度が高い人等）(2)であり，その後の支援につなげていくことが重要である。

しかし，在宅避難者は，行政的には被災者とみなされず，食料や物資の供給が受けられない。特に高齢世帯の場合には，食料や飲料水の調達に困窮している場合もあり，そのような人々に支援の手が入るように関係機関に伝えていくことも必要である。

要援護者のうち，避難所に避難してきた人に関しては，すぐにケアニーズを把握するとともに，避難所内で療養・介護ができるスペースを設けて救護班等によるケアが受けられるようにし，必要に応じて病院，**福祉避難所**，保健福祉施設に移送することが求められる。福祉避難所は，要援護者にとって特に重要なものであるが，東日本大震災で被害の大きかった東北三県では福祉避難所の事前指定率は全国平均より低く，そのため療養・介護を必要とする要援護者は一般の避難所もしくは病院に避難することになり，一部では十分なケアが受けられない状況があった。

一方で，避難したくてもできない，福祉避難所がない，一般避難所が満杯等のさまざまな事情で，自宅の療養・介護環境が不十分にもかかわらず，そこに留まらざるをえない要援護者も多数発生した。このような要援護者に関しては，できるだけ早期に自宅でのケアニーズを把握し，外部からの支援が届くようにする必要がある。しかし東日本大震災では，被害が広範かつ大きくて交通網が分断されたことから，特に在宅避難者に水や食糧，介護物資などの物的支援と，救護班や災害支援保健師・ナース，災害ボランティア等の人的支援が行き届かない状況が生じた。このような地域ではローラー作戦が行われた時点で，持病や褥瘡の悪化，身体機能低下等をおこしており，早急に対応が必要な人が多数発見された。

またこの時期は，災害直後の緊迫感・緊張感がとれて，悲惨な体験による急性ストレス反応や，近親者の喪失による悲嘆反応，家屋や仕事の喪失による将来への不安感など，様々な心理的反応が現れてくる。被災者の健康状態把握・日常生活支援をとおしたコミュニケーションを心がけ，被災者の話に十分耳を傾けながら心の健康状態の把握を行い，必要に応じて精神ケアの専門家へ紹介を行う等の対処が求められる。

■ **福祉避難所**
福祉避難所とは，既存の建物を活用し，介護の必要な高齢者や障害者など一般の避難所では生活に支障を来す人に対して，ケアが行われるほか，要援護者に配慮したポータブルトイレ，手すりや仮設スロープなどバリアフリー化が図られた避難所のことである（厚生労働省）。

## ❏ 中・長期的ケアニーズ

　災害後の中・長期的には，避難所，応急仮設住宅（以下，仮設住宅），災害公営住宅での健康状態悪化の防止や日常生活上の問題への援助を主体とした訪問活動や健康相談会の開催，閉じこもりや孤立化・孤独化の予防，そして継続的に心のケアを必要とする人への支援が求められる。さらには恒久的な生活再建に向けて，行政や地域の他機関との連携による支援が求められる。

## 2 日常生活の崩壊にともなう在宅ケアのニーズ，諸問題と看護

### ❏ 災害看護と在宅ケア

　災害看護とは，「災害に関する看護独自の知識や技術を体系的かつ柔軟に用いるとともに，他の専門分野と協力して，災害の及ぼす生命や健康生活への被害を極力少なくするための活動を展開すること」[3]である。

　在宅看護の役割として，在宅療養者・介護者のニーズにあわせた減災対策，避難時支援，発災直後からの安否確認と健康状態の把握，その後の在宅や避難所における療養・介護生活の安全性の確保と支援を行うことが求められる。在宅療養者・介護者の療養・介護状況の悪化を防ぐためには，災害前の備えをしておくことが重要である。自助としては，自宅に療養・介護に必要な医薬品や物品等を備蓄しておくこと，共助・公助としては発災時の避難先の確保，避難方法，避難時・避難後の支援について整備しておくことが求められる。

　自治体は，**避難行動要支援者名簿**の作成と個別の避難支援計画の作成に加えて，福祉避難所の整備と被災後の支援方法について具体的に検討しておくことが求められている。また，普段から地域の保健医療福祉機関・関係者の顔の見えるネットワーク作りをしておくことも重要である。東日本大震災では，被災前の自治体，保健医療福祉機関の関係性・ネットワークのありようが，被災者支援の質に影響をおよぼしていた[4]。今後の大規模自然災害に備えて，たとえば在宅ケアを中心的に担う訪問看護ステーションとしては，地域の関連機関とのネットワーク作りはもちろんのこと，地域や自治体の枠を超えて近隣市町村の訪問看護ステーション同士での看看ネットワーク作り，療養者・介護者の情報共有や緊急時支援の体制作りをしていくこと等も求められる。

❏ 避難行動要支援者名簿
　地域防災計画による避難行動要支援者について，避難の支援，安否の確認その他の避難行動要支援者の生命又は身体を災害から保護するために必要な対処を行うために用いられる名簿である（『災害対策基本法等の一部を改正する法律』2013年6月より）。

### ❏ 要介護高齢者の在宅ケアニーズの特徴

　災害後，避難所・自宅にいる要介護高齢者は，被災地の状況にもよるが，家族や専門職によるケアが十分に受けられないことが多く，災害後早期から健康・機能状態を悪化させることが多い。特に介護度の高い高齢者の場合には，早期に福祉避難所への移送や被災地外の介護保険施設等での緊急ショートステイを利用することも必要である。看護職は，要介護高齢者に対して直接的なケアを行うとともに，通常のケア体制に戻るまでのケア方法について家族等の介護者に対して必要な情報・知識の提供を行うことが求められる。しかし東日本大震災では，災害前より老老介護の家庭が多く家族介護力には限界があり，外部からの支援が必要であった。

　一方介護度の高くない高齢者であっても，通院やデイケア・デイサービスに行けない，周囲に迷惑をかけたくないという思いから動かない，周囲の環境悪化で外出する機会がない，すること自体がない等，閉じこもりがちになって容易に生活機能低下をおこしてしまう。このような状態は最近では生活不活発病と呼ばれている。東日本大震災では，南三陸町での震災7か月後の調査において，非要介護認定高齢者のうち23.9%に歩行困難が出現し，回復しないままであることが報告されている。[5]生活不活発病による生活機能の低下は，その後の生活再建にも大きな影響をおよぼす。そのため災害早期から生活不活発病を念頭において，身体を動かす機会をできるだけ設ける等，その予防に努めることが重要である。

### ❏ 難病者，障害児者の在宅ケアニーズの特徴

　在宅で生活する難病者，身体障害児者（内部障害含む）に対しては，その人の状態によって災害時に必要なケアは異なる。そのため，災害前から緊急時の対応について，本人・家族や関連機関と十分に話し合い，準備しておく必要がある。特に，在宅で医療機器を使用している人の場合，災害時に機器が使えないことは生命の危機につながるため，災害時の対応を綿密に相談しておくことと，個別の災害時支援計画を自治体・関連機関と作成していくことが求められる。

　発達・知的障害児者の場合，災害後の強いストレス状況下でパニックになったり，精神的に不安定になることも多く，事前に家族や精神保健福祉士等の関連職種とともに災害時のケア方法について確認しておく必要がある。

　精神障害者に関しては，特に服薬の管理が重要であり，災害時に薬やお薬手帳の持ち出しができるように準備しておくことや，災害後に

薬がなくなる前に，主治医・最寄り保健医療機関に相談すること等，災害時の対処方法について事前に確認しておくことが求められる。

### 妊産婦・乳児の在宅ケアニーズの特徴

妊婦については，災害時に強いストレスや避難行動によって負担がかかることによって，腹部の張りや痛みを生じたり，胎動が一時的に止まるまたは多動になることがある。まずは，できるだけ安静にして，腹部の張りや胎動を観察することをすすめる。その際出産が可能な医療機関や助産所の情報提供を行い，急な出産に備えることも必要である。災害時の食事は弁当やインスタント食品が中心となるため，塩分の摂取量が増えて浮腫を生じやすくなったり，野菜が少なく便秘になりやすい。塩分の濃いものは残したり，栄養補助食品を摂取する等の工夫が必要であることを伝えるようにする。

産婦に関して，災害時には母乳量が一時的に低下する場合もあるが，できるだけ母乳育児が継続できるように支援し，不足分は粉ミルクで補うようにする。調乳する際に電気やガスが使用できないときは，哺乳瓶や乳首は個人専用にする，薬液消毒をするなどして感染予防対策を行うようにする。

大規模自然災害時には，妊産婦・乳児等の少数者にはあまり目が向けられない傾向がある。東日本大震災では，プライマリ・ケア連合学会の妊産婦支援プロジェクトとして，被災地に継続的に助産師を派遣して妊産婦のサポートを行い，功を奏していたことが報告されている。[6]

## 3 災害地における医療器具使用者の医療処置の問題と看護

在宅で医療・介護機器を使用して生活している人にとって，大規模自然災害によるライフラインの途絶は，生命の危機にもつながる多大な影響をおよぼす。特に電源確保は，人工呼吸器や在宅酸素機器（HOT）等の電気医療機器を使用している人には文字通りの生命線となる。災害に備えて，災害時要援護者支援計画として，自治体地域レベルで医療依存度，介護依存度の高い難病者や要介護者を平常時から把握して，緊急時にどのように援助していくのかについて本人・家族，関係機関とともに事前に話し合い，計画を立てておくことが求められる。特に人工呼吸器を使用している人に関しては，地域を越えた広域搬送が必要となることも想定しておく必要がある。

表 16-2　在宅における電気医療機器の電源の備え

| 医療機器名 | 準備物品 | 電源 |
|---|---|---|
| 吸引器 | ・50 cc 注射器，吸引チューブ<br>・足踏み式，ピストル式吸引器 | ・内部バッテリー<br>・外部バッテリー<br>・インバーター<br>・発電機（できれば） |
| 酸素濃縮器 | ・ボンベ，液化酸素ボンベ | |
| 人工呼吸器 | ・蘇生バッグ | |

### 電気医療器具の電源確保

　在宅における非常時の電源としては，医療機器の内部バッテリー，医療用外部バッテリー，発電機，インバーター（直流電力を交流電力に変える機器：自動車からの電源確保）がある。

　東日本大震災のような大規模自然災害では，周辺の医療機関や医療関係者も被災していることや外部からの支援に時間を要することが想定されることから，最低でも72時間程度の電力維持を想定した準備が必要である。そのため，医療機器を購入の際は3電源式（電池・充電・手巻き充電機能）のものを選択したり，代替バッテリーに加えて定格電流が出力されるインバーターや発電機を備えておくことが望ましい。

　しかし，インバーターや発電機の駆動には，一般的にガソリンが必要である。東日本大震災では，交通網の崩壊により被災地でガソリンが不足する事態が生じた。最近では，家庭用のカセットボンベ（プロパンガス）で駆動できる発電機が販売されており手軽に使用できるようになっているため，代替品として備えておくことも必要である（**表16-2**）。

### 医療器具の備えと看護

#### ❶　人工呼吸器

　在宅で使用されている人工呼吸器について，まずはその種類と内部バッテリーの容量を確認しておく。初期型の人工呼吸器の内部バッテリーは1時間程度しかもたないものもあり，外部電源が確保できない場合は緊急入院が必要となる。

　在宅で人工呼吸器を使用している療養者のうち，約半数は酸素投与を必要としない神経筋疾患患者であると想定されるが，一方で酸素投与を必要とする療養者も半数いる。大規模自然災害時には，外部からの支援が遅れることが予測されるので，介護者に対して，電源途絶で人工呼吸器が作動しなくなった場合の蘇生バッグを用いた換気法（補助呼吸）と，その際の酸素の扱い方について知っておいてもらう必要

がある。しかし，家族や介護員による補助呼吸は数時間から半日が限界であり，電源の確保なしには在宅での継続療養は難しい。本人・家族の不安を受け止めつつ，非常時の対応について地域の医療関係者や消防隊も含めて検討しておくことが求められる。

❷ 吸引器

吸引器は，人工呼吸器使用者，重度要介護者にとって欠かせない器具の一つである。実際に東日本大震災では停電が長引いた地域で肺炎の発症が多くみられたことが報告されている。(9) 災害に備えて，電源が必要でない足踏み式やピストル式の人力吸引器や，50 cc 注射器と吸引チューブを準備しておくことが必要である。

❸ 酸素濃縮器

在宅酸素療法（HOT）を行っている療養者にとって酸素濃縮器は欠かせないものであるが，一般的に内部バッテリーはなく電気消費量が大きいことから，災害時には発電機やインバーターの利用が必要となる。また機器が比較的大型で使用の際に騒音が生じるため，避難所での使用が難しい場合があり，予備の酸素ボンベを確保しておく等の備えが必要である。

❹ エアマット

在宅の重度要介護者はエアマットを使用していることが多い。東日本大震災では，停電によりエアマットが使えなくなったことにより，重度の褥瘡が発生した要介護者が多数みられたことが報告されている。(10) 褥瘡予防のウレタンマットやグッズを備えておくことや，介護者とともに電源が復旧するまでの間の除圧方法として体位変換やポジショニング，通電後のエアマットの圧設定の方法を確認しておくことが必要である。

❺ その他の医療器具

PCA（自己調節鎮痛）ポンプ，経腸栄養ポンプ，輸液ポンプは，停電時に電池駆動による使用ができるため，電池を備蓄しておく。腹膜透析に関しては，停電によって自動腹膜透析装置や紫外線滅菌装置が使用不可能となるため，手動での対応方法や他の滅菌方法等についても事前に確認しておくことが必要である。

## 4 災害時における内服薬，他薬剤の問題と看護

　大規模災害時には，内服薬や他の薬剤を紛失したり，持出ができず治療の継続ができなくなる場合がある。東日本大震災では，慢性疾患を多数抱える高齢者が多かったにもかかわらず，特に津波による被害が大きかったところでは，薬だけでなくお薬手帳や処方箋の流出や，さらには医療機関や薬局も甚大な被害を受けて服薬情報がすべて喪失してしまう事態となった。以下では，休薬時にリスクを考慮すべき慢性疾患治療薬と，災害時の薬剤管理と看護について説明する。

### ◻︎ 休薬によるリスクが高い治療薬
#### ❶ 糖尿病治療薬
　災害によってインスリン注射ができなくなると，1型糖尿病ではケトアシドーシスによる昏睡，2型糖尿病では血糖コントロールができなくなるリスクがある。1型糖尿病の場合は，手持ちのインスリンがなければ，直ちにDMATや救護班，最寄りの医療機関からインスリンを入手できるようにする必要がある。肥満の2型糖尿病では，インスリン注射ができなくても内因性のインスリン分泌が比較的保たれていることが多く，直ちにケトアシドーシスに陥ることは少ないといわれている[11]。しかし，災害後の食事が偏っていたり，運動の機会が少なく血糖値が高値となってしまうことがあるため，できるだけ早くインスリン自己注射の再開が必要である。その際には，食事・活動のバランスを考慮し，低血糖に注意しながら血糖コントロールできるように支援していくことが求められる。

#### ❷ 副腎皮質ステロイド
　膠原病，ネフローゼ症候群，気管支喘息など，副腎皮質ステロイドを長期に服用している被災者に関しては，休薬によって血圧や血糖の低下，重症な場合にはショックをおこすこともあり，薬物治療の継続ができるように支援する必要がある。

#### ❸ 循環器用薬
　災害後にはストレスを引き金とした高血圧や血栓凝固亢進状態により循環器系疾患発症のリスクが高まることが知られている。災害前から循環器系疾患の既往があり，抗不整脈薬，降圧薬，抗血栓薬を服用していた場合には，これらのリスクがさらに高まることから，災害後

も服薬を継続することが重要である。しかし，高血圧や血液凝固亢進は自覚症状が乏しいため，災害後に服薬中断をしていても放置している場合も多いので，注意して観察していく必要がある。

#### ❹ 精神神経用薬

災害による抗うつ薬や抗精神病薬の急激な中止によって，症状の悪化や離脱症状（攻撃性，自傷・他害行為等）が生じることがある。パーキンソン病治療薬や抗痙攣薬の中断も，症状の悪化をもたらす。在宅で緩和ケアを受けているがん患者に関しては，オピオイドの中止による疼痛や禁断症状（下痢，呼吸困難等）が発現するおそれもある。

### ❏ 薬剤の管理と看護

災害への備えとしては，1週間程度の手持ちの薬や，お薬手帳・処方箋等薬の情報がすぐにわかるようなものを，携帯したり緊急時に持ち出せるように準備しておくことが必要である。特に高齢者の場合，服薬数も多く，薬物名も忘れていたり曖昧なことがあるので，日頃から薬の備えの重要性について伝え，危機管理意識をもってもらえるように啓発することが求められる。

また災害後には，巡回訪問や健康相談の機会をとおして，既往歴や服薬歴を聴取しながら，服薬が中断していないかどうか，健康障害のリスクはないかどうかを判断し，必要に応じて救護所や診療を再開している医療機関の情報提供を行い受診することをすすめる。

## 5 仮設住宅における健康と生活上のケアニーズと看護

### ❏ 仮設住宅のケアニーズ

仮設住宅は，避難所から自宅や災害公営住宅など恒久的な住まいに移行するまでの間に公的に提供される仮の住まい（**写真16-1**）で，入居期限は2年と定められている。しかし，大規模自然災害時には住宅再建や建設がさまざまな事情ですすまないこともある。東日本大震災では，津波地域での住宅建設が困難なことや，内陸部に平地が少ない地理的条件から，仮設住宅の建設が遅れて避難所生活が長引いた。同様の事情から災害公営住宅の建設も難しく仮設住宅での生活が延長することが予測されている。

仮設住宅への入居は，災害の規模や種類によっても異なるが，一般的に抽選で決まることが多い。阪神淡路大震災では，抽選による入居

**写真 16-1　仮設住宅**

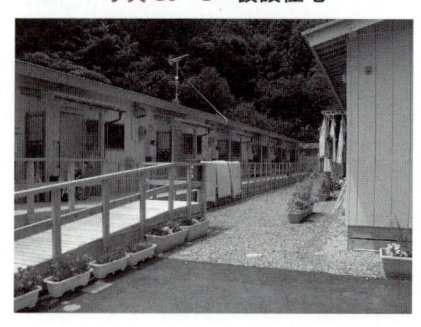

決定によって災害前の人やコミュニティのつながりが分断された結果，孤立化や孤独死が生じてしまった。この教訓を受けて，仮設住宅群を作る際には，できるだけ顔見知りの住民が住むように配慮したり仮設住宅群の中にコミュニティセンターや集会所など居住者が集える場を作って，人のつながりを保つ工夫が必要である。仮設住宅での孤立化や孤独死を防ぐためには，たとえば社会福祉協議会から派遣される地域の生活支援相談員，ボランティア，見守り隊などさまざまな人と連携して支援を行っていくことが求められる。その中での看護職の役割は，居住者の健康や身体機能の悪化を防止し，次の恒久的な生活の場に移行していけるように支援することである。

### ❏ 仮設住宅居住者のケアニーズの把握

仮設住宅の居住者への支援を行うにあたって，まずはその仮設住宅群にどのような居住者が住んでいるのか，それらの人々がどのようなニーズをもっているのかを把握する必要がある。その際仮設住宅は個人の居宅であることを念頭に置いて，一戸一戸個別に訪問して，健康チェックをしながらていねいに話を聞き，健康上の問題や，生活上の困りごとがないかどうかを聞き取っていく。個別訪問によって得られた情報は，支援マップやノートにまとめて，支援者が活用できるようにしておく。

個別訪問の際には，どのような目的でどのような人物が訪問に来るのかについて説明し，不信感をもたれないようにすることが重要である。一人ひとりの訪問者の態度がその後の継続的な支援につながることを忘れてはいけない。

### ❏ 仮設住宅での看護支援

#### ❶　仮設住宅環境の整備

仮設住宅の居住環境は，特に高齢者にとって不便なことが多い。まずは仮設住宅周囲の環境について，住宅玄関に段差がないか，道が砂

利で歩きにくくないか等について把握する。個別の聞き取りの際には，台所，風呂，玄関，室内の暑さ・寒さ，騒音などについて，具体的な生活状況を聞くことをとおして困りごとを把握するようにする。特に高齢者にとって，仮設住宅に設置された調理器具，冷暖房機，入浴設備・シャワーなどは使い慣れておらず困っていることもある。さらに，仮設住宅は不便な場所に作られる場合が多く，通院や買い物に行くための交通手段がなく，困っていることもある。これらの困りごと一つひとつについて，居住者の要望を聞きながら，特にはボランティア，地区担当保健師，行政の仮設住宅担当者と協力しながら一緒に解決していく必要がある。

❷ 個別の巡回訪問，健康相談・福祉相談会の開催

個別の巡回訪問は，居住者のニーズにより相談しながら頻度を決めていく。個別訪問では，これまでの健康状態や，仮設住宅に移ってきたことで通院・服薬が継続できているかどうかを聞く。交通手段がなく通院が途切れている場合は交通手段の確保について，行政やボランティアの協力を得たり，もしくは通院可能な新たなかかりつけ医をみつけるなど，必要な医療が途切れないように支援することが重要である。また，被災後に健康障害や身体機能低下をおこして介護が必要となった高齢者については介護保険の申請をすることも必要である。

健康相談会は，個別訪問の対象ではない居住者も気軽に訪れることができ，避難生活が続く中で居住者自身が健康を振り返る機会ともなる。できるだけ定期的に開催できるようなしくみ作りを行い，居住者の健康悪化を予防することが大切である。

居住者は，健康問題や日々の生活の困りごとに加えて，自宅の再建，仕事や学業の継続または復帰，経済的問題など社会生活における困難を抱えていることが多い。社会福祉協議会や地域包括支援センターなどの協力を得て，保健師・社会福祉士などによる福祉相談会を開催するようにし，必要に応じて行政の福祉事務所や関係機関のサービスにつなげていけるように支援する。

## 6 災害にともなう精神健康障害とこころのケア

　大規模自然災害では，突然の予期しない身近な人の死別，家屋やコミュニティの喪失，悲惨な光景の目撃等災害の直撃に起因するストレスに加えて，避難生活によるストレス，将来への不安感，過労などが重なって被災者は精神健康を害しやすい。

### ☐ 災害後に生じやすい精神健康障害

#### ❶ 災害後のストレス反応

　災害後には，災害時の状況を思い出していやな気分になる（再体験），イライラしたり敏感になったりする（過覚醒），ショックを思い出しそうな状況を避ける（回避），感情が湧かない，記憶が途切れる（解離）等の急性ストレス反応が生じる[12]。これらの反応は，こころの正常な反応であり，通常は時間とともに自然に回復していく。しかし反応が長引く場合には PTSD✚（心的外傷ストレス障害）やその他の精神疾患が疑われる。

#### ❷ 抑うつ状態，抑うつをともなう適応障害，うつ病

　災害後しばらくすると，急に心身の疲労を感じてやる気がなくなって茫然とする，自責の念や生き残ってしまったという罪悪感（サバイバーズギルト），希死念慮等の抑うつ状態の症状が出てくることがある。これらの症状は，急性ストレス反応と同様に，災害後に生じる正常なこころの反応である。しかし大規模自然災害では，被災時のトラウマや喪失体験，生活不安も含めた複合的なストレスが長期的にかかることで，抑うつをともなう適応障害，うつ病（大うつ病性障害）が増大する[13][14]。その症状は，うつ病特有の抑うつ気分や興味や喜びの著しい減退等の症状以外に，不眠，倦怠感，頭痛，めまい，食欲不振，肩こり，手足のしびれなどさまざまな身体症状として訴えられることが多い。

#### ❸ 悲嘆反応

　災害による死別は突然の予測されないものであり，悲嘆（愛着対象の喪失による悲しみや嘆き）が強く表れる傾向があるが，悲嘆は本来正常なこころの反応である。しかし大規模自然災害時には多くの被災者が同じような状況であるため，悲嘆が重度であっても本人が我慢したり，周囲も気がつかないことが多い。悲嘆が自然に回復していくた

✚ PTSD
　生死の脅威や死傷現場を目撃する等の体験によって強い恐怖感を感じるなどの心的外傷（トラウマ）となる体験にさらされた経験をもち，その出来事が繰り返し想い出されて持続的に恐怖を感じたり，出来事に関連することを避けたりする等の反応や，睡眠障害やイライラ感等の症状が少なくとも1か月以上続いて，社会生活の場面において重大な障害を引きおこすこころの傷の後遺症である[16]。

めには，現実生活の中で喪失に向き合うこと，そして今の生活に向き合うことの2つの過程が必要である。しかし，この悲嘆の過程が妨げられると，急性期の強い悲嘆が長期に持続する「複雑性悲嘆」と呼ばれる状態となる。複雑性悲嘆の場合，通常の悲嘆に比べてうつ病やPTSDの合併が多く，身体疾患と自殺のリスクが高い等，治療の必要性がある。

❹　子どものこころの反応

大規模自然災害では周囲の大人は生活再建に精一杯で，子どものこころの問題が見過ごされることも多い。災害後の子どものこころの反応は，精神症状よりも，食欲低下や頭痛などの身体不調や，夜泣き，爪かみ，かんしゃくなどの行動として表れることが多い。気になる子どもがいれば保護者とともに必要なケアについて一緒に考えていく姿勢が必要である。

### 災害時のこころのケアと注意点

災害後の精神健康の障害は，これまでみてきたようにさまざまな身体症状として表れることが多く，また精神の不調があってもこころのケア相談や精神科への受診は心理的な抵抗から避ける傾向があり重度化しやすい。看護職は，災害後に生じる精神健康障害の特徴を知っておき，必要な支援につなげていくことが重要である。

被災者に対して看護職ができるこころのケアとしてまずは「傾聴」があげられるが，意図的に感情を掘りおこすような「ききすぎ」はかえって心の傷を深める危険性があることが指摘されている。巡回訪問や訪問健康相談等の際には，日常的なケアやコミュニケーションをとおして被災者の話に耳を傾け，辛さに寄り添いながら，被災者のこころの状態を推し量り，精神健康障害が疑われる場合には精神医療の専門家につなげていくことが必要である。

### 注

(1) 西澤匡史（2012）：災害医療コーディネーター——医師の視点から，内科，110(6)，915-919．

(2) 中村順子（2011）：被災地に必要な支援，今とこれから——岩手県・陸前高田市での支援活動を通して（第1報），コミュニティケア，13(5)，65-69．

(3) 日本看護協会編（1998）：先駆的保健活動交流推進事業——災害看護のあり方と実践．

(4) 松岡千代（2012）：「東日本大震災と高齢者：多領域からのメッセージ」被災高齢者の健康・生活ニーズと看護支援，老年社会科学，33(4)，606-612．

(5) 大川弥生（2012）：生活不活発病——災害時医療の新たな課題である「防げたはずの生活機能低下」，内科，110(6)，1020-1025．

(6) 吉田穂波（2013）：被災地で，助産師さんが必要とされた理由，助産雑誌，67(4)，324-327.
(7) 川島孝一郎（2012）：「災害後の医療の課題――東日本大震災の経験を活かして」震災における在宅医療の機器管理，Geriatric Medicine，50(3)，321-326.
(8) 川井充（2012）：広域災害による大規模停電のときでも人工呼吸器装着の神経筋疾患患者が家ですごせるようにするために何が必要か，IRYO, 66(9)，475-481.
(9) 小野沢滋（2012）：在宅療養者，内科，110(6)，1032-1036.
(10) 同前書.
(11) 佐藤譲（2012）：インスリン自己注射，内科，110(6)，979-982.
(12) 荒木剛，笠井清登（2012）：急性期の精神医療的問題，内科，110(6)，1080-1084.
(13) 佐藤（2012），前掲書.
(14) 松本和紀他（2012）：大規模災害後のうつ病，内科，110(6)，1085-1089.
(15) 中島聡美，伊藤正哉（2012）：災害による死別者の悲嘆とケア，内科，110(6)，1090-1095.
(16) デビッド・ロモ（1995）：こころと災害のケア，アスク・ヒューマン・ケア.
(17) 松本他（2012），前掲書.

## 引用・参考文献

小原眞理子他（2009）：被災者への援助マニュアル――避難所・仮設住宅・地域との連携――，非特定営利活動法人　災害看護支援機構.

黒田裕子，神崎初美（2012）：事例をとおして学ぶ避難所・仮設住宅の看護ケア，日本看護協会出版会.

小原眞理子（2008）：いのちとこころを救う災害看護，学研メディカル秀潤社.

## おわりに

　訪問看護は歴史的にも看護の原点であるが，その時代の施策を受けた保健医療制度の変遷とともに現在まで発展してきたといえる。少子超高齢社会であるわが国にとって，慢性疾患や認知症等の加齢とともに発症率が高まる疾患をもつ者の増加は今後とも不可避である。また，医療費抑制政策により，在院日数の短縮化がさらに進み，十分なリハビリテーションが行われる前に退院となるケースが増加する。そのため，今後必要とされる在宅ケアは，24時間安心して自宅で療養生活を送るための利用者ニーズに応じたきめ細かい看護サービスであり，また医師，歯科医師，介護福祉士，社会福祉士，理学療法士，作業療法士，薬剤師，栄養士，歯科衛生士等，保健医療福祉専門職種間の密接な連携・協働による複合的なサービスが求められる。

　今後もきめ細かい看護サービスのため，看護師の役割拡大が期待される。特に在宅の場では，看護師は単独でアセスメントを行い，的確に判断してケアを提供する必要がある。その判断に基づいて，高度で適切な看護を提供することで，患者の満足度が向上すると考えられる。

　また，情報通信技術（ICT）を看護に利用した在宅慢性疾患患者へのテレナーシング（遠隔看護），テレメディシンの導入が進んでいる。国土が広大な諸外国では，慢性疾患等をもつ退院患者が遠隔医療を希望し選択すれば，自宅のPCを利用して，テレヘルスセンターの医師や看護師，心理士等との遠隔対面診療を受けることができるしくみがあり，患者は遠隔医療を好んで選択しているという。これは受診に要する患者の時間と費用の節約や家族の負担の軽減にもつながり，慢性疾患の増悪予防の効果があるためである。わが国でも，急速に遠隔診察やテレナーシングが増えており，患者が自宅に居ながらにして，必要な専門職から診療を受けることも今後増え，新たな在宅看護の方法となるであろう。

　医療ニーズと介護ニーズをあわせもつ中重度の在宅療養者を対象とした療養通所介護も今後さらに必要とされる。看護師が入浴，排泄等の日常生活上の世話や機能訓練を行う療養通所介護は，医療機関，訪問看護ステーションと連携して訪問と通所サービスを一体的に提供するものであるが，在宅で終末期を過ごす患者への看護師による支援方法として，拡大が期待される。

　また，訪問看護のエキスパートである訪問看護認定看護師はわずかずつではあるが増加しており，現在377人（2013年12月1日現在）が国内で活動し，在宅療養者のQOLの向上に大きな役割を果たしている。

　将来的には，薬剤の処方権等をもつ米国ナースプラクティショナー（NP）と同様の高度実践能力を有する看護師が必要な人に，必要なときに，必要なケアを行えるようにしていくことが望めるかもしれない。

このように在宅看護に専門性の高い看護師が増え，地域に暮らす人々に対して予防的ケアからエンド・オブ・ライフ・ケアまで，医療と生活の視点から在宅療養者を支援する看護職の発展を期待したい。

　最後になったが，本書の発刊にあたっては，株式会社ミネルヴァ書房北坂恭子氏には，大変きめ細くお世話になったことに，この場を借りてお礼申しあげる。

　本書が看護を学ぶ学生諸姉の学びに，役に立てていただければ，編著者として望外の喜びである。

2013年12月吉日

編著者代表　亀井　智子

# さくいん

色つき数字は，用語解説を示す。

### ◆ あ 行 ◆

アートセラピー 139
アウトカム 24
アウトリーチ 239
暁現象 196
悪性関節リウマチ 221
アクティビティ 114
アセスメント 24
　——（看護計画における） 66
　——（ケアマネジメントにおける） 54
アドヒアランス 238
安静時振戦 223
意識障害 121
医師の意見書 34
異常呼吸 90
痛み
　——のコントロール 220
　——のフェイススケール 205
一次予防 13,70
1日に適正なエネルギーの算出方法 232
意欲低下 126
　——予防 127
意欲の指標（Vitality Index） 26
医療制度の概要 40
医療提供体制 40
医療保険 4
　——制度 39-43
　——と介護保険の訪問回数のちがい 42
　——と介護保険の訪問看護 42,43
　——における訪問看護 63
　　——の利用者 63
胃瘻 154
　——からの経管栄養の手順 154,155
　——のトラブルとその対処 157
　——の日常管理 157
胃瘻チューブの種類 157
陰圧呼吸 169
インクルーシブ教育 252
インシデント 77
インスリン専用注射器 192
インスリンリポジストロフィー 194
インスリン療法 191,232
インターフェロンβ 188

インテーク 53
咽頭反射 121
インフォーマルな社会資源 44,59
インフォームド・チョイス 52
うつ 130
　——症状 219
　——と憂うつのちがい 132
　——の早期発見のチェックポイント 132
　——の予防 132
うつ病 236,304
　——の治療 237
　——予防 134
　——予防対応の流れ 135
エアマット（災害時） 299
衛生材料 146
　——等の調達方法 147
　——の種類 146
液体酸素 164
エネルギー低栄養状態（PEM） 117
嚥下 178
　——機能の評価 180
　——とケア 80-83
嚥下障害 178
　——のアセスメント 179
嚥下造影検査（VF） 29,182
嚥下内視鏡検査（VE） 29
嚥下リハビリテーション 181
エンド・オブ・ライフ（アメリカ合衆国） 258
　——（日本） 258
エンド・オブ・ライフ・ケア 256
オピオイド 203
主な介護者と要介護者等との続柄 15

### ◆ か 行 ◆

開業申請，事業中止，事業所の変更等に必要な書類 284
介護給付 34
介護サービス計画 57
介護サービスの基盤強化のための介護保険法等の一部を改正する法律 177
介護サービスの利用手続き 36
介護支援専門員 56,58
　——の役割 57

　——の倫理 58
介護者が行っている日常的な介護の種類 17
介護者の休息 11
介護者の身体的・精神的介護負担 219
介護職員等による経管栄養の実施 158
介護職員等による痰の吸引 177,244
介護認定審査会 5
介護福祉士 257
介護報酬 273
　——加算 7
介護保険（制度） 4,5,34-39
　——におけるサービス 37
　——における地域密着型サービス 39
　——による居宅サービス等 38
　——による要支援・要介護 13
　——の財源 35
　——のしくみ 35,36
　——の対象外 40
　——の特定疾病 223
　——の保険者 35
介護保険事業計画 34
介護保険法第1条 52
介護保険法第2条 52
介護予防 127
開始期（エンド・オブ・ライフ・ケアにおける） 260
回想法 140
改訂長谷川式簡易知能評価スケール（HDS-R） 27,141,142
外用薬 108
過呼吸 90
仮設住宅 301
　——居住者のケアニーズ 302
　——での看護支援 302
家族の生活の質の維持 11
カテーテル留置中のスキントラブル 160
カートリッジ製剤 192
カフ 174
カフアシスト 246
寛解 238
看看ネットワーク 295
看護計画 66
　——の立案 63

看護目標　66
がん事例のエンド・オブ・ライフ・ケア　262
　　──におけるニーズ　261
関節可動域訓練　113
関節可動域制限　113
関節リウマチ　221
　　──の診断　222
　　──の治療　222
感染性下痢　88
浣腸　87
漢方薬　107
管理栄養士　117
緩和ケア　208
既往歴　120
気管カニューレ　174
　　──（小児）　245
気管支肺胞呼吸音　123
気管切開（小児）　245
気管切開カニューレの分類　174
気管切開式陽圧人工呼吸療法（TPPV）　170
　　──の日常点検でのチェック項目　171
起座位　91
器質性便秘　86
基礎疾患　120
気道クリアランス　123
機能性便秘　86
機能的自立度評価法（FIM）　112
吸引　176,180
　　──の方法　176
急性期　57
急性増悪　120
　　──がおこる理由　120
強化インスリン療法　197
胸式呼吸　90
胸痛　122
居宅介護支援　38,56
　　──事業者　45
　　──のプロセス　57
居宅介護住宅改修費（住宅改修）　38
居宅サービス　37
居宅療養管理指導　38
切れ目のない（シームレス）ケア　19
緊急時訪問看護加算　124

筋肉注射　188
　　──部位　190
グリーフケア　15
クリニカルパス　19
ケア計画の調整　63
ケア・コーディネーション　46
ケアの終結　55
ケアプラン（介護保険）
　　──作成の原則　60
　　──作成の要点　60
　　──の作成　54
　　──の作成方法　60
　　──の実行　54
ケアマネジメント　44-46,53,56
　　──（アメリカにおける）　55
　　──（イギリスにおける）　55
　　──（カナダにおける）　55
　　──制度　4
　　──の評価　55
　　──の方法　53
ケアマネジャー（介護支援専門員）　4,6,45,46,53,56
経管栄養　182
　　──（小児）　247
　　──法の管理　182
継続看護　19
経腸栄養法　154
軽度認知障害（MCI）　137
経皮的酸素飽和度（SpO$_2$）　121
ケースマネジメント　53
ケースマネジャー　53
血液透析　230
減呼吸　90
権利擁護　58
高カロリー輸液　184
口腔ケア　94
高次脳機能障害　216,218,219
拘縮　114
抗精神病薬の副作用　239
厚生労働大臣が定める疾病等　40
行動・心理症状（BPSD）　96,137
公費負担医療制度　40,43
高齢者のインスリン注射　195
高齢者の低栄養状態　117
高齢者の独居　124
高齢者夫婦の世帯　124

高齢世帯　3
誤嚥性肺炎　123,179
誤嚥防止策　82
呼吸器（災害時）　299
呼吸困難　121
　　──の種類　90
呼吸のケア　90,91
呼吸不全急性増悪　169
コストコントロール　45
骨折　221
骨盤底筋体操　85
コミュニティ　2
雇用管理　279

◆　さ　行　◆

サーカディアンリズム　88
サービス担当者会議　62
サービスの報酬回収　268
再アセスメント　55
災害看護　295
災害後に生じやすい精神健康障害　303
災害サイクルと看護の役割　293
災害時
　　──における内服薬　299-301
　　──の心のケア　305
　　──の電源確保　297
　　──の要介護高齢者の在宅ケアニーズの特徴　296
災害時要援護者　292
在宅医療において積極的役割を担う医療機関　41
在宅医療連携拠点　41
在宅エンド・オブ・ライフ・ケアにおける緊急ニーズ　265
在宅看護
　　──と施設看護のちがい　10
　　──のアセスメント　24
　　──の対象　13,39
　　──の場　10,17
在宅ケア　2
　　──（デンマークにおける）　6
　　──制度（日本における）　3
　　──に使用できる公的保険　4
　　──の現状（日本における）　6
在宅酸素療法　162

在宅自己注射　188
在宅自己注射指導管理料　188
在宅重症児の医療処置　243
在宅重症児の病因　243
在宅人工呼吸療法（小児）　244
在宅ターミナルケア　208
在宅中心静脈栄養指導管理料　184
在宅中心静脈栄養法　→　HPN
在宅におけるがん緩和ケアの特徴　208
在宅における緩和ケア　208
在宅療養支援診療所　41
在宅療養指導管理料　147
在宅療養者の服薬支援　106
サイドチューブ（気管切開カニューレ）　174
三次予防　13，70
酸素供給器　163
酸素濃縮器　164
　──（災害時）　299
残尿測定　86
ジェネリック医薬品　100
死腔　174
指交差法　180
自己免疫疾患　221
指拭法　180
姿勢，遊び，コミュニケーションなどの支援（小児）　247
施設サービス（介護保険）　37
施設利用者への訪問看護サービス　40
シックデイ　195，233
指定居宅サービス事業者指定要件　269
指定訪問看護に係る厚生労働大臣が定める疾病　64
指導看護師　177
市販薬　107
死別期（エンド・オブ・ライフ・ケアにおける）　260
社会資源　44
社会保険方式　34
社会保障　34
シャワーチェアー　93
集学的チーム　11
住宅改修　95

終末期に出現しやすい症状　15
障害者基本法　244
障害者自立支援法　251
障害老人の日常生活自立度（寝たきり度）判定基準　25，26
小規模多機能型居宅介護　39
小康期（エンド・オブ・ライフ・ケアにおける）　260
消毒剤の効力　150
消毒薬　109
消毒用品　149
小児在宅医療
　──における社会資源　250
　──の対象者　242
　──の特性　243
小児在宅ケアの実際　244
小児のインスリン注射　195
小児のための緩和ケア　251
静脈栄養法　154
静脈注射　188
食事介助　82
褥瘡　29，151
　──のアセスメント　151
　──のケア　151-153
　──の処置　152
　──の予防　152
自立度のアセスメント　25
新型うつ病　236
神経難病　233
　──における医療処置の選択　234
　──の終末期　235
人工肛門　→　ストーマ
人工呼吸器
　──（災害時）　298
　──の構造理解　169
　──の作動原理　171
人工鼻　170
侵襲的陽圧呼吸療法（IPPV）　170
申請手続き（介護保険）　34
身体障害者手帳　167
診断群分類別包括評価　17
浸透圧調節系　115
診療報酬　65
睡眠時無呼吸症候群　88
睡眠のケア　88，89

ストーマ　198
　──に関する社会福祉制度　202
　──に関連したトラブルと主な対処方法　201
　──のスキントラブル　200
ストーマ装具　198
　──交換　198
ストレス　2
生活圏　2
生活障害　2
生活の質（QOL）　10
整形外科的疾患　220
清潔ケア　92-94
世界人権宣言第1条　34
舌根沈下　121
摂食・嚥下障害のアセスメント　80
摂食・嚥下障害のプロセス　80
セルフケア　73，186
セロトニン　130
全身性炎症反応症候群　123
全人的苦痛（トータルペイン）　202，204，256
せん妄　119
　──症状の程度や特徴　119
　──の早期発見　119
　──の予防法　119
相互作用　104
創洗浄　152
ソモジー効果　196

◆　た　行　◆

体圧分散寝具　153
第1号被保険者（介護保険）　5，35
第2号被保険者（介護保険）　5，35
体位ドレナージ　166，176
退院支援　17-19
　──計画　63
　──指導加算　65
退院時カンファレンス　65
退院時共同指導加算　65
退院時共同指導料　65
退院調整　19
　──のスクリーニング　19
退院当日の退院支援指導　65
退院前訪問指導　64
　──料　64

多職種合同カンファレンス　47
多職種連携　11, 249
脱水　115
　　──状態への対処　116
　　──の種類と症状　115
多発性硬化症　188
短期入所生活介護（ショートステイ）　38
短期入所療養介護（ショートステイ）　38
チアノーゼ　227
地域医療支援病院　41
地域包括ケア　47
地域包括支援センター　34, 48, 70
地域密着型介護老人福祉施設入所者生活介護　39
地域密着型サービス　37
地域密着型特定施設入居者生活介護　39
地域連携クリティカルパス　63
チームアプローチ　11
チームケア　2
チェーンストークス呼吸　90
蓄尿障害　84
窒息予防・吸引　180
中心静脈栄養法　184
調節呼吸　171
賃金管理　280
鎮痛剤使用の5原則　206
通所介護（デイサービス）　38, 89
通所リハビリテーション（デイケア）　38, 89, 218
低音性連続性ラ音　124
定期巡回・随時対応型訪問介護看護　39
低血糖　194, 232
摘便　87
テレナーシング　168, 307
同居している介護者の介護時間　15
統合失調症　237
　　──の治療　238
　　──の特徴的な症状　238
透析療法　229
　　──導入基準　229
疼痛　202
　　──管理　203

　　──管理が必要な対象者　202
　　──のアセスメント　203
　　──の評価シート　204
糖尿病　231
　　──の運動療法　232
　　──の感染や合併症の予防　233
　　──の食事療法　231
　　──の薬物療法　232
トータルペイン　→　全人的苦痛
特定疾病（介護保険制度）　35
特定福祉用具販売　38
特別訪問看護指示書　66
独居・老夫婦の孤立化の予防　125
ドライスキン　92

◆　な　行　◆

ナースプラクティショナー（NP）　307
内服薬　108
ニーズ　52
2型糖尿病　231
24時間対応体制加算　6, 266
24時間対応定期巡回・随時対応サービス　48
24時間連絡体制加算　6, 266
二次予防　13, 70
日本国憲法第25条　34
入院時スクリーニング　63
入眠時の環境　89
入浴　93
尿道カテーテル留置中のケア　159
尿道留置カテーテル　159
尿パッド　85
尿路感染　159
認知機能のアセスメント　141
認知症　137
　　──対応型共同生活介護（グループホーム）　39
　　──対応型通所介護　39
　　──の周辺症状　137
　　──の中核症状　137
　　──予防　137
認知症老人の日常生活自立度判定基準　25, 26
認知症高齢者への環境支援のための指針（PEAP）　31, 96

認定特定行為業務従事者　177
脳血管障害　216
　　──の再発予防　216
　　──の種類　217
　　──発症後の回復過程　216
能力開発　279

◆　は　行　◆

パーキンソン病　223
　　──の主な症状　223
　　──の薬物療法　223
バーセルインデックス（Barthel Index: BI）　24
排泄のケア　83-87
排尿（出）障害　84
排尿のアセスメント　83
排尿のしくみ　83
ハイムリック法　181
廃用症候群　112
　　──のアセスメント　112
　　──の予防のための看護　112
バスボード　93
発達課題　14
発熱　122
鼻カニューラ　164
パルスオキシメーター　90, 164
ピアグループ　59
ピークフロー　164
皮下埋め込み型ポート　185, 186
皮下注射　188
　　──部位　193
非がん事例　263
　　──のエンド・オブ・ライフ　263
　　──におけるニーズ　264
非感染性下痢　88
被災者のケアニーズ　292
非侵襲的陽圧呼吸療法（NPPV）　170
　　──（小児）　245
悲嘆反応　304
避難行動要支援者　292
　　──名簿　295
ヒヤリハット　76
ヒュー・ジョーンズ分類　91
病院　41
頻呼吸　90

ファーラー位　91, 183
フォーマルな社会資源　44
複合型サービス　39
複雑性悲嘆　304
副作用　104
腹式呼吸　90
福祉避難所　294
福祉用具　95
　　──貸与　38
腹膜透析（CAPD, APD）　231
服薬アセスメントツール（MAT）　102
服薬アドヒアランス　102
服薬支援　103
浮腫　227
不定愁訴　134
プレフィルド製剤　192
プロトコル　12
分野横断チーム　11
ヘッジ　268
変形治癒　221
ベンチレーター　169
便秘薬　87
包括的呼吸リハビリテーション　166
法人登記　269
訪問介護（ホームヘルプサービス）　38
訪問看護　38
　　──記録書　285
　　──計画書　66, 67, 285
　　──事業の運営に必要な書類　284
　　──指示書　63, 66, 285
訪問看護ステーション　6, 43
　　──の特徴（日本における）　6
訪問看護認定看護師　307
　　──の重要な役割（子どもの在宅療養生活における）　243
　　──報告書　66, 67, 285
　　──療養費　65
訪問看護評価基準　274, 276
訪問診療医　259
訪問入浴　93
　　──介護　38

訪問リハビリテーション　38, 218
保湿剤　92
補助呼吸　171
ホスピタル・プレイ・スペシャリスト（HPS）　247

◆　ま　行　◆

慢性腎不全　228
　　──の原因疾患　229
　　──の進行予防のための食事療法　230
慢性閉塞性肺疾患（COPD）　226
　　──増悪期の治癒　227
　　──病期分類　227
　　──の安定期の治療　226
無呼吸　90
メディケア　258
メディケイド　258
メラトニン　89
モニタリング　54

◆　や　行　◆

ヤールの重症度分類　225
夜間対応型訪問介護　39
薬物代謝への加齢の影響　105
陽圧呼吸　169
要介護状態　34
要介護度のアセスメント　25
要介護の世帯構造　15
要支援状態　34
予防給付　34

◆　ら　行　◆

ライフサイクル　13
ラ音　166
ラップ療法　153
リスクアセスメント　75
リスク予防　75
利用者・家族への支援　77
利用者満足度の評価　275
臨死期（エンド・オブ・ライフ・ケアにおける）　260
レスキュー・ドーズ　203

レスパイトケア　249, 250
レセプト　284
老研式活動能力指標　26, 27
労働基準法　281
老老介護　11

◆　欧　文　◆

ADL（日常生活動作）　28, 65
ALS（筋萎縮性側索硬化症）　234
　　──療養者の療養行程　235
BMI（Body Mass Index）　30
DESIGN-R　29, 151
DMAT（災害派遣医療チーム）　292
GDS（Geriatric Depression Scale）　27
HOT にかかる医療費　165
HPN（在宅中心静脈栄養法）　184
　　──のアセスメント　184
　　──の対象者　184
　　──の必要物品と手順　185
ICF（国際生活機能分類）　71
IPPV　→侵襲的陽圧呼吸療法
ISO（国際標準化機構）　275
IADL（手段的日常生活動作）　25, 65
MNA（Mini Nutritional Assessment）　31
MMSE（Mini-Mental State Examination）　27, 28, 141
MRC 息切れスケール　163
NPPV　→非侵襲的陽圧呼吸療法
NSAIDs（非ステロイド性抗炎症薬）　203
PEAP　→認知症高齢者への環境支援のための指針（PEAP）
PTSD（心的外傷ストレス障害）　304
TPPV　→気管切開式陽圧人工呼吸療法
WHO 3 段階除痛ラダー　206
WHO の小児緩和ケア　242
Zarit 介護負担尺度日本語版（J-ZBI）　29

**執筆者紹介**（所属：分担，執筆順，＊印は編著者）

＊島内　　節（編著者紹介参照：はじめに，第1章第1節，第14章）

　安藤　純子（広島文化学園大学看護学部教授：第1章第2節）

＊亀井　智子（編著者紹介参照：第2章，第11章第6，10節，第12章第4節，おわりに）

　内田　陽子（群馬大学大学院保健学研究科准教授：第3章，第6章，第7章，第10章
　　　　　　　第2節）

　岡平美佐子（広島大学大学院医歯薬保健学研究科博士後期課程：第4章）

　中谷　久恵（広島大学医学部教授：第5章第1～3節）

　永井眞由美（広島大学医学部准教授：第5章第4～6節）

　湯澤　八江（埼玉医科大学保健医療学部教授：第8章）

　梶井　文子（聖路加看護大学看護学部准教授：第9章）

　薬袋　淳子（岐阜医療科学大学保健科学部看護学科教授：第10章第1節）

　内田恵美子（日本在宅ケア教育研究所代表取締役兼研究所長：
　　　　　　　第11章第1，2節，第15章第1，2，4，5節）

　林　みつる（昭和大学保健医療学部講師：第11章第3，5節）

　小長谷百絵（昭和大学保健医療学部教授：第11章第4節）

　中山　優季（東京都医学総合研究所主席研究員：第11章第7～9節，第12章第7節）

　高砂　裕子（南区医師会訪問看護ステーション：第11章第11節）

　山口真紀子（元　南区医師会訪問看護ステーション：第11章第12節（共著））

　池田　里美（南区医師会訪問看護ステーション：第11章第12節（共著））

　小林　宏栄（昭和大学病院褥瘡ケアセンター：第11章第13節）

　平野　和恵（南区医師会訪問看護ステーション：第11章第14，15節）

　牛久保美津子（群馬大学大学院保健学研究科教授：第12章第1～3節）

　谷口　好美（金沢大学医薬保健研究域保健学系准教授：第12章第5，6節）

　木戸　芳史（聖路加看護大学看護学部助教：第12章第8節）

　鈴木眞知子（京都大学医学研究科教授：第13章）

　内田　英邦（日本在宅ケア教育研究所取締役兼総務部長：第15章第3節）

　松岡　千代（佛教大学保健医療技術学部教授：第16章）

## 編著者紹介

**島内　節**（しまのうち・せつ）
高知女子大学家政学部衛生看護科卒業。
国立衛生院室長，東京医科歯科大学教授，保健衛生学研究科長，
国際医療福祉大学教授等を経て
現　在　広島文化学園大学大学院看護学研究科教授，同科長。
　　　　医学博士（昭和大学），社会学修士（立教大学）。
主　著　「地域看護学講座全10巻」（編者）医学書院，1995-2000年。
　　　　『在宅ケア　クリニカルパスマニュアル』（編著）中央法規出版，2000年。
　　　　『訪問看護管理マニュアル』（監修者）日本看護協会出版会，2002年。
　　　　『在宅エンド・オブ・ライフケア』（共編著）イニシア，2008年。
　　　　ほか訪問看護系出版物多数。

**亀井　智子**（かめい・ともこ）
聖路加看護大学，同大学院前期博士課程修了。
昭和大学医学部公衆衛生学教室特別研究生修了。
東京医科歯科大学医学部保健衛生学科助手，講師，聖路加看護大学助教授を経て
現　在　聖路加看護大学看護学部教授。聖路加看護大学看護実践開発研究センターPCC実践開発室長（兼務）。
　　　　日本在宅ケア学会理事長。
　　　　医学博士。日本公衆衛生学会認定専門家，呼吸ケア指導士。
主　著　『新看護学13　老年看護』（共著）医学書院，2012年。
　　　　『根拠と事故防止からみた老年看護技術』（編著）医学書院，2012年。
　　　　『改訂　高齢者看護学』（編著）中央法規出版，2007年他。
　　　　『在宅ケア　クリニカルパスマニュアル』（共著）中央法規出版，2000年。
　　　　『高齢者のせん妄ケアQ&A』（編著）中央法規出版，2013年。
　　　　『テレナーシング実践ガイドライン』（編著）ワールドプランニング，2013年。
　　　　『在宅看護論』（編著）医学芸術社，2003年。
　　　　『エクセルナース在宅呼吸ケア編』（編著）メディカルレビュー社，2004年。

---

これからの在宅看護論

2014年3月10日　初版第1刷発行　　〈検印省略〉

定価はカバーに
表示しています

編著者　島内　　　節
　　　　亀井　智　子
発行者　杉田　啓　三
印刷者　田中　雅　博

発行所　株式会社　ミネルヴァ書房
607-8494　京都市山科区日ノ岡堤谷町1
電話代表　(075)581-5191
振替口座　01020-0-8076

©島内節，亀井智子ほか，2014　　創栄図書印刷・藤沢製本

ISBN978-4-623-06944-6
Printed in Japan

野﨑和義／柳井圭子 著
# 看護のための法学〔第3版〕
B 5 判美装カバー　192頁　本体2200円

多田ゆかり／村澤孝子 著
# 対人援助職のメンタルケア
四六判美装カバー　256頁　本体2200円

ミネルヴァ書房編集部 編
# 社会福祉小六法〔各年版〕
四六判美装カバー　本体1600円

――――― ミネルヴァ書房 ―――――
http://www.minervashobo.co.jp/